JN196311

系統看護学講座

専門分野

女性生殖器

成人看護学 **9**

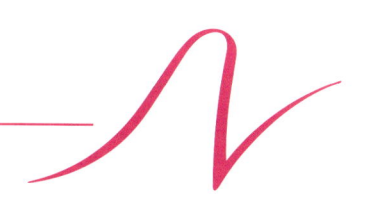

鈴木　　直　　聖マリアンナ医科大学主任教授

加藤恵里子　　慶應義塾大学病院看護部長

阿部　典子　　慶應義塾大学病院看護部看護師長

佐々木麻子　　慶應義塾大学病院看護部

櫻庭　くみ　　慶應義塾大学病院看護部主任

野上　侑哉　　慶應義塾大学助教

山上　　亘　　慶應義塾大学教授

坂井　健良　　慶應義塾大学助教

神野　浩光　　帝京大学教授

末岡　　浩　　静岡社会健康医学大学院大学教授

大原　　樹　　聖マリアンナ医科大学准教授

野口　靖之　　愛知医科大学周産期母子医療
　　　　　　　センター准教授

佐久間玲奈　　慶應義塾大学病院看護部

藤野　萌美　　慶應義塾大学病院看護部

内藤　幸子　　慶應義塾大学病院看護部

宮崎　敬子　　慶應義塾大学病院看護部主任

黒澤　真紀　　慶應義塾大学病院看護部主任

大沼恵里奈　　慶應義塾大学病院看護部副主任

白倉　美凡　　慶應義塾大学病院看護部

渡邉真紀子　　慶應義塾大学病院看護部

中田　帆南　　慶應義塾大学病院看護部

佐々木さな枝　慶應義塾大学病院看護部看護師長

神山　桂子　　慶應義塾大学病院看護部

医学書院

発行履歴

1968 年 3 月 25 日	第 1 版第 1 刷	1994 年 2 月 1 日	第 8 版第 3 刷
1969 年 8 月 15 日	第 1 版第 4 刷	1995 年 1 月 6 日	第 9 版第 1 刷
1970 年 1 月 1 日	第 2 版第 1 刷	1998 年 2 月 1 日	第 9 版第 5 刷
1972 年 9 月 1 日	第 2 版第 6 刷	1999 年 1 月 6 日	第 10 版第 1 刷
1973 年 1 月 15 日	第 3 版第 1 刷	2002 年 2 月 1 日	第 10 版第 4 刷
1976 年 9 月 1 日	第 3 版第 6 刷	2003 年 1 月 6 日	第 11 版第 1 刷
1977 年 2 月 1 日	第 4 版第 1 刷	2006 年 2 月 1 日	第 11 版第 5 刷
1978 年 2 月 1 日	第 4 版第 2 刷	2007 年 1 月 6 日	第 12 版第 1 刷
1979 年 2 月 1 日	第 5 版第 1 刷	2011 年 2 月 1 日	第 12 版第 10 刷
1982 年 2 月 1 日	第 5 版第 5 刷	2012 年 1 月 6 日	第 13 版第 1 刷
1983 年 1 月 6 日	第 6 版第 1 刷	2015 年 2 月 1 日	第 13 版第 4 刷
1986 年 2 月 1 日	第 6 版第 4 刷	2016 年 1 月 6 日	第 14 版第 1 刷
1987 年 1 月 6 日	第 7 版第 1 刷	2018 年 2 月 1 日	第 14 版第 3 刷
1991 年 4 月 1 日	第 7 版第 6 刷	2019 年 1 月 6 日	第 15 版第 1 刷
1992 年 1 月 6 日	第 8 版第 1 刷	2024 年 2 月 1 日	第 15 版第 6 刷

系統看護学講座　専門分野

成人看護学[9]　女性生殖器

発　　　行　2025 年 2 月 1 日　第 16 版第 1 刷©

著者代表　鈴木　直

発 行 者　株式会社　医学書院

　　　　　代表取締役　金原　俊

　　　　　〒113-8719　東京都文京区本郷 1-28-23

　　　　　電話　03-3817-5600（社内案内）

　　　　　　　　03-3817-5650（販売・PR 部）

印刷・製本　三報社印刷

本書の複製権・翻訳権・上映権・譲渡権・貸与権・公衆送信権（送信可能化権を含む）は株式会社医学書院が保有します。

ISBN978-4-260-05678-6

本書を無断で複製する行為（複写，スキャン，デジタルデータ化など）は，「私的使用のための複製」など著作権法上の限られた例外を除き禁じられています。大学，病院，診療所，企業などにおいて，業務上使用する目的（診療，研究活動を含む）で上記の行為を行うことは，その使用範囲が内部的であっても，私的使用には該当せず，違法です。また私的使用に該当する場合であっても，代行業者等の第三者に依頼して上記の行為を行うことは違法となります。

[JCOPY] 〈出版者著作権管理機構　委託出版物〉

本書の無断複製は著作権法上での例外を除き禁じられています。複製される場合は，そのつど事前に，出版者著作権管理機構（電話 03-5244-5088，FAX 03-5244-5089，info@jcopy.or.jp）の許諾を得てください。

＊「系統看護学講座／系看」は株式会社医学書院の登録商標です。

はしがき

● 発刊の趣旨

　1967 年から 1968 年にかけて行われた看護学校教育課程の改正に伴って，新しく「成人看護学」という科目が設けられた。

　本教科のねらいとするところは，「看護の基礎理論としての知識・技術・態度を理解し，これを応用することによって，病気をもつ人の世話あるいは健康の維持・増進を実践・指導し，看護の対象であるあらゆる人の，あらゆる状態に対応していくことができる」という，看護の基本的な理念を土台として，「成人」という枠組みの対象に対する看護を学ぶことにある。

　したがって，看護を，従来のように診療における看護といった狭い立場からではなく，保健医療という幅広い視野のなかで健康の保持・増進という視点においてとらえ，一方，疾患をもった患者に対しては，それぞれの患者が最も必要としている援助を行うという看護本来のあり方に立脚して学習しなければならない。

　本書「成人看護学」は，以上のような考え方を基礎として編集されたものである。

　まず「成人看護学総論」においては，成人各期の特徴を学び，対象である成人が，どのような状態のもとで正常から異常へと移行していくのか，またそれを予防し健康を維持していくためには，いかなる方策が必要であるかを学習し，成人の全体像と成人看護の特質をつかむことをねらいとしている。

　以下，「成人看護学」の各巻においては，成人というものの概念を把握したうえで，人間の各臓器に身体的あるいは精神的な障害がおこった場合に，その患者がいかなる状態におかれるかを理解し，そのときの患者のニーズを満たすためにはどのようにすればよいかを，それぞれの系統にそって学習することをねらいとしている。

　したがって，「成人看護学」の学習にあたっては，従来のように診療科別に疾病に関する知識を断片的に習得するのではなく，種々の障害をあわせもつ可能性のある 1 人ひとりの人間，すなわち看護の対象としての人間のあらゆる変化に対応できる知識・技術・態度を学びとっていただきたい。

　このような意味において，学習者は対象の健康生活上の目標達成のために，より有効な援助ができるような知識・技術を養い，つねに研鑽を続けていかなければならない。

　以上の趣旨のもとに，金子光・小林冨美栄・大塚寛子によって編集された「成人看護学」であるが，日進月歩をとげる医療のなかで，本書が看護学の確立に向けて役だつことを期待するものである。

● カリキュラムの改正

　わが国の看護・医療を取り巻く環境は，急速な少子高齢化の進展や，慢性疾患の増加などの疾病構造の変化，医療技術の進歩，看護業務の複雑・多様化，医療安全に関する意識の向上など，大きく変化してきた。それに対応するために，看護教育のカリキュラムは，1967 年から 1968 年の改正ののち，1989 年に全面的な改正が行われ，1996 年には 3 年課

程，1998 年には 2 年課程が改正された。さらに 2008 年，2020 年にも大きく改正され，看護基礎教育の充実がはかられるとともに，臨床実践能力の強化が盛り込まれてきた。

●改訂の趣旨

　今回の「成人看護学」の改訂では，カリキュラム改正の意図を吟味するとともに，1999 年に発表され，直近では 2022 年に改定された「看護師国家試験出題基準」の内容をも視野に入れ，内容の刷新・強化をはかった。また，日々変化する実際の臨床に即し，各系統において統合的・発展的な学習がともに可能となるように配慮した。

　序章「この本で学ぶこと」では，事例を用いて，これから学ぶ疾患をかかえた患者の姿を示した。また，本書で扱われている内容およびそれぞれの項目どうしの関係性が一見して把握できるように，「本書の構成マップ」を設けている。

　第 1 章「女性生殖器の看護を学ぶにあたって」では，系統別の医療の動向と看護を概観したあと，患者の身体的，心理・社会的特徴を明確にし，看護上の問題とその特質に基づいて，看護の目的と機能が具体的に示されている。

　第 2〜5 章では，疾患とその医学的対応という視点から，看護の展開に必要とされる医学的な基礎知識が選択的に示されている。既習知識の統合化と臨床医学の系統的な学習のために，最新の知見に基づいて解説されている。今改訂では第 5 章の冒頭に「A. 本章で学ぶ女性生殖器疾患」を新設し，第 5 章で学習する疾患の全体像をつかめるように工夫をこらした。

　第 6 章「患者の看護」では，第 1〜5 章の学習に基づいて，経過別，症状別，検査および治療・処置別，疾患別に看護の実際が提示されている。これらを看護過程に基づいて展開することにより，患者の有する問題が論理的・総合的に理解できるように配慮されている。とくに経過別については「A. 疾患をもつ患者の経過と看護」として，事例を用いて患者の姿と看護を経過別に示すとともに，それらの看護と，疾患別の看護などとの関係を示してある。

　第 7 章「事例による看護過程の展開」では，1〜3 つの事例を取り上げ，看護過程に基づいて看護の実際を展開している。患者の有するさまざまな問題を提示し，看護の広がりと問題解決の過程を具体的に学習できるようにしている。

　また，昨今の学習環境の変化に対応するために，成人看護学においても積極的に動画教材を用意し，理解を促すようにした。

　巻末には適宜付録を設け，各系統別に必要となる知識を整理し，学習の利便性の向上をはかっている。

　今回の改訂によって看護の学習がより効果的に行われ，看護実践能力の向上，ひいては看護の質的向上に資することをせつに望むものである。ご活用いただき，読者の皆さんの忌憚のないご意見をいただければ幸いである。

　2024 年 11 月

著者ら

目次

第3章 症状とその病態生理

鈴木直

第4章 診察・検査と治療・処置

野上侑哉・山上亘・坂井健良

第 5 章　疾患の理解

第6章 患者の看護

佐久間玲奈・藤野萌美・内藤幸子・宮崎敬子・黒澤真紀・大沼恵里奈・白倉美凡

第7章 事例による看護過程の展開

渡邉真紀子・中田帆南・佐々木さな枝・神山桂子

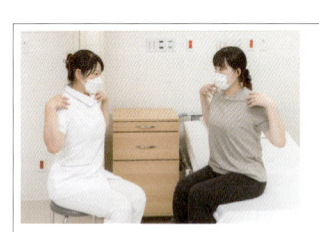
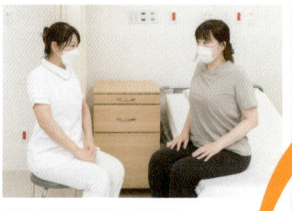

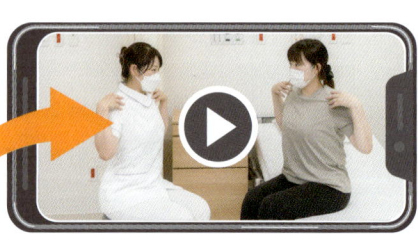

①肩回し(10回程度)
鎖骨が動くようにゆっくり大きくまわす。

②腹式呼吸(10回程度)
腹部の奥にあるリンパ液の流れをよくする。

○ **図 6-3 上肢・下肢のリンパドレナージに共通する動作**
図6-3～6-5および動画では着衣の上から動作を示しているが, 実際には衣類を脱いだ状態で行う。また, ベッド柵を適宜用いて安全に配慮する。

MOVIE

本文中または, 巻末の動画一覧のQRコードから動画を視聴することができます

序 章

この本で学ぶこと

女性生殖器疾患をもつ患者の姿

　この本では，女性生殖器に疾患をもち，その機能に障害のある患者に対する看護を学ぶ。女性生殖器に疾患をもつ患者とは，どのような人なのだろうか。ある患者の例について，考えてみよう。

　Aさんは 32 歳の女性で，医療事務職として病院で勤務している。入職して 10 年がたち，職場では主任の役割を担っている。結婚して 3 年目で，子どもはまだいないが，職場の環境も落ち着いているため，そろそろ妊娠したいと思っていた。

　Aさんは，ここ数年で月経痛が徐々にひどくなってきており，市販の鎮痛薬を飲まないと仕事ができないほどになっている。月経血の量が多くなったことも感じていて，立ちくらみの回数も多い。先日は，吐きけや冷や汗が出てきて，職場で倒れてしまった。また，慢性的な腰痛もひどくなっている。
　上司が心配して，婦人科への受診をすすめてくれたため，「恥ずかしいし，嫌だな」とも思ったが，あまりにもつらいので受診してみることにした。

　婦人科では，医師によって内診と超音波検査が行われた。すると子宮に大きな筋腫がある可能性が疑われ，MRI 検査も受けることになった。その結果，子宮に 10 cm 大の筋層内筋腫があることがわかった。
　医師からは，おそらくがんではないが，筋腫が大きいことや，生活に支障をきたす症状が出ていること，また将来の妊娠の可能性を残すためにも，侵襲性の低い内視鏡下の手術で，筋腫を取ることをすすめられた。内視鏡下の手術で筋腫が取りきれない場合には，開腹手術に切りかえることがあるとことも説明された。

　結局，Aさんは内視鏡下の手術では筋腫が取りきれず，開腹手術が行われた。術後に医師からは，今回の筋腫は取りきれたが，ほかに小さな筋腫があることと，さらに重度の子宮内膜症も判明したことから，妊娠は希望通りにできるとは限らない可能性があることが話された。

　Aさんは，これまで月経痛を軽く考えて様子をみてきたが，妊娠にまで影響してしまうのかと後悔し，落胆した。また，今後も筋腫が再発する可能性があると聞くと，不安でいっぱいな気持ちになった。夫もAさんの落胆ぶりを心配している。

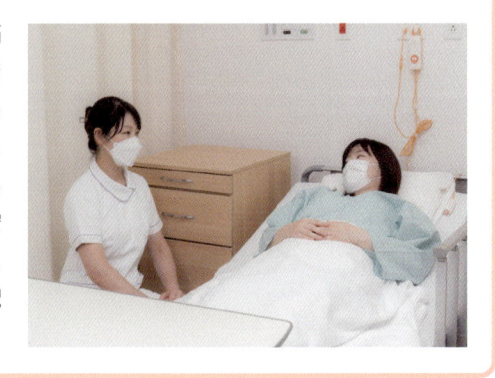

　看護師になったとき，皆さんも A さんのような患者に出会うことがあるかもしれない。そのとき看護師である皆さんは，なにをすることができるのだろうか。

> ### A さんや家族に対して，看護師はなにをすることができるだろうか。
>
> - A さんが，自身の病状や治療について理解できるように援助する。
> - 身体的な回復とともに，心理的な課題をのりこえ，社会生活に戻れるように援助する。
> - A さん本人だけでなく，家族やパートナーなどの話を聞き，キーパーソンとなる人の不安も軽減できるように援助する。
> - 術後急性期の合併症予防のための看護を実践する。
>
> 　ほかにも，なにができるかを，考えてみよう。

　A さんのような患者に適切な看護を実践していくためには，女性生殖器疾患とその看護に関するさまざまな知識や技術，考え方を身につけていくことが大切である。

> ### A さんの看護を実践するために，以下のようなものを学んでいこう。
>
> - ライフサイクルにおける特徴と女性を取り巻く社会環境の変化
> - 女性生殖器の構造と機能
> - 女性生殖器疾患のおもな症状とその病態生理
> - 女性生殖器疾患に対して行われるおもな診察・検査と治療・処置
> - 女性生殖器疾患の病態・診断
> - 患者の身体面・心理面・社会面からの統合的なアセスメント
> - 看護活動を展開するための方法論，看護技術

　近年，女性生殖疾患領域では，医療の標準化が進み，また低侵襲の手術方法が確立され，がん治療においても集学的な治療が行われるようになった。女性生殖器疾患患者は新生児期から老年期にわたり，治療の選択も年代によって異なる可能性がある。そのため，ライフサイクルに合わせた治療の選択ができるように支援することも，看護の大きな役割である。

　女性生殖器疾患をもつ患者の看護にあたっては，さまざまな知識や技術が必要となる。これらを本書では次ページの「構成マップ」のように整理した。患者のかかえる思いを理解し，根拠をもって看護を実践できるように学習を進めてほしい。

本書の構成マップ

第1章 女性生殖器の看護を学ぶにあたって
A 医療の動向と看護　B 患者の特徴と看護の役割

第2章 女性生殖器の構造と機能
A 外性器・内性器の構造と機能
B 乳房の構造と機能
C 生殖機能の発達と調節

第3章 症状とその病態生理
① 性器出血
② 帯下
③ 外陰部瘙痒感
④ 下腹部痛，下腹部膨満感・腫瘤感
⑤ 自律神経症状・不定愁訴
⑥ リンパ浮腫
⑦ 排尿障害

第4章 診察・検査と治療・処置
A 診察・検査
B 治療・処置

第5章 疾患の理解
A 本章で学ぶ女性生殖器疾患
B 性分化疾患
C 臓器別疾患
　① 外陰の疾患
　② 腟の疾患
　③ 子宮の疾患
　④ 卵管の疾患
　⑤ 卵巣の疾患
　⑥ 骨盤内炎症性疾患（PID）
　⑦ 乳房の疾患
D 機能的疾患
　① 月経異常・月経随伴症状
　② 更年期障害
　③ 不妊症
　④ 不育症
E 性感染症

第6章 患者の看護
A 疾患をもつ患者の経過と看護
B 症状に対する看護
　① 性器出血のある患者の看護
　② 帯下・外陰部瘙痒感のある患者の看護
　③ 下腹部膨満感・腫瘤感のある患者の看護
　④ 自律神経症状・不定愁訴のある患者の看護
　⑤ リンパ浮腫のある患者の看護
　⑥ 排尿障害のある患者の看護
C 診察・検査を受ける患者の看護
　① 問診を受ける患者の看護
　② 外診を受ける患者の看護
　③ 内診を受ける患者の看護
　④ 検査を受ける患者の看護
D 治療・処置を受ける患者の看護
　① ホルモン療法を受ける患者の看護
　② がん薬物療法を受ける患者の看護
　③ 内性器・外性器の手術を受ける患者の看護
　④ 乳房の手術を受ける患者の看護
　⑤ 放射線療法を受ける患者の看護
　⑥ 腟洗浄を受ける患者の看護
　⑦ ダグラス窩穿刺を受ける患者の看護
E 疾患をもつ患者の看護
　① 性分化疾患患者の看護
　② 生殖器の発生・発育・発達の異常をもつ患者の看護
　③ 子宮内膜症患者の看護
　④ 子宮筋腫患者の看護
　⑤ 子宮悪性腫瘍患者の看護
　⑥ 異所性妊娠患者の看護
　⑦ 卵巣腫瘍患者の看護
　⑧ 乳がん患者の看護
　⑨ 月経異常・月経随伴症状のある患者の看護
　⑩ 更年期障害患者の看護
　⑪ 萎縮性腟炎患者の看護
　⑫ 性感染症患者の看護

第7章 事例による看護過程の展開
A 子宮頸がん患者の看護
B 乳房全切除術を受けた患者の看護

第 1 章

女性生殖器の看護を
学ぶにあたって

本章の目標	□ 近年の女性生殖器疾患の患者の動向について理解する。
	□ 近年の女性生殖器疾患の治療の動向について理解する。
	□ 身体的問題や心理・社会的問題，家族への援助における看護の役割を理解する。
	□ 発達段階ごとの特徴と疾患，治療・看護の特徴を学習する。

A　医療の動向と看護

　女性生殖器は，妊娠・分娩・出産および授乳といった女性の正常な生殖の
しくみに直接かかわる臓器であるとともに，内分泌器官として，生殖機能の
発達や調節にも大きな役割を果たしている。女性生殖器疾患患者の療養にお
いては，患者が果たしている社会的役割や，患者のもつ価値観をふまえた支
援が必要であり，看護師には女性の健康を全人的にみていくという考え方が
必要となる。

　ここではわが国における近年の患者および治療の動向を述べていく。

1　患者の動向と看護

1　女性を取り巻く社会的環境とその変化

　近年，女性を取り巻く社会的環境は変化してきている。わが国の出生率は
低下傾向にあり，2023（令和 5）年の合計特殊出生率は 1.20 となった。平均初
婚年齢は上昇傾向にあり，2023（令和 5）年には男性が 31.1 歳，女性が 29.7
歳である。また，50 歳時の未婚割合は男女とも大きく上昇しているが，女
性は 2000（平成 12）年までは 5％台までであったものが，2020（令和 2）年には
17.81％にまで上昇している（●図 1-1）。

　女性の就業については，内閣府による男女共同参画社会の実現に向けたさ
まざまな取り組みが行われてきたこともあり，わが国では就業率は先進
諸国と同程度にまで上昇しつつある。

　看護の対象となる女性生殖器疾患患者の社会的背景も同じように変化して
きており，患者のかかえる心理・社会的問題はより多様になっている。看護
師には，そのような患者の背景を理解し，それに応じた適切な看護の提供が
求められている。

2　疾患の動向

　近年の死因順位における第 1 位は，男女ともに悪性新生物（がん）である。
女性の悪性新生物による死因では，部位別では大腸が最も多いが，乳房や子
宮のがんの死亡率の年次推移は上昇傾向にある（●図 1-2）。

　これらの女性生殖器に発生するがんは，思春期・若年成人 adolescent and

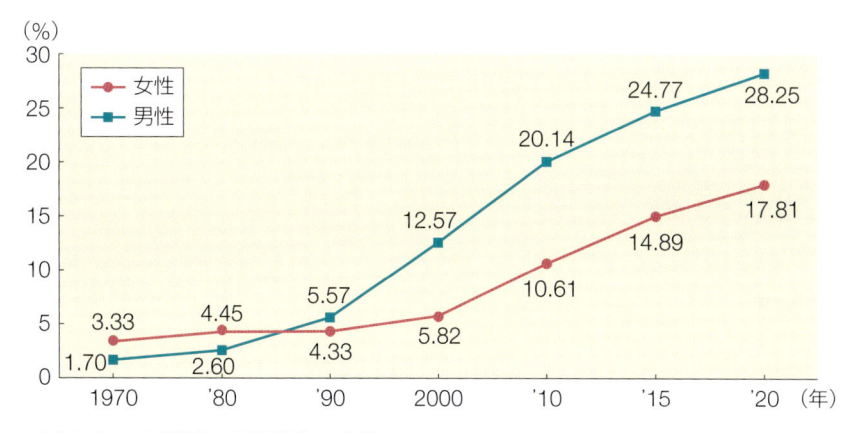

◎図 1-1　50 歳時の未婚割合の変化
「50 歳時の未婚割合」とは，45〜49 歳の未婚割合と 50〜54 歳の未婚割合の平均値をいう。2015 年と 2020 年は，配偶関係不詳補完結果に基づく値である。
（国立社会保障・人口問題研究所：人口統計資料集．2024 年版をもとに作成）

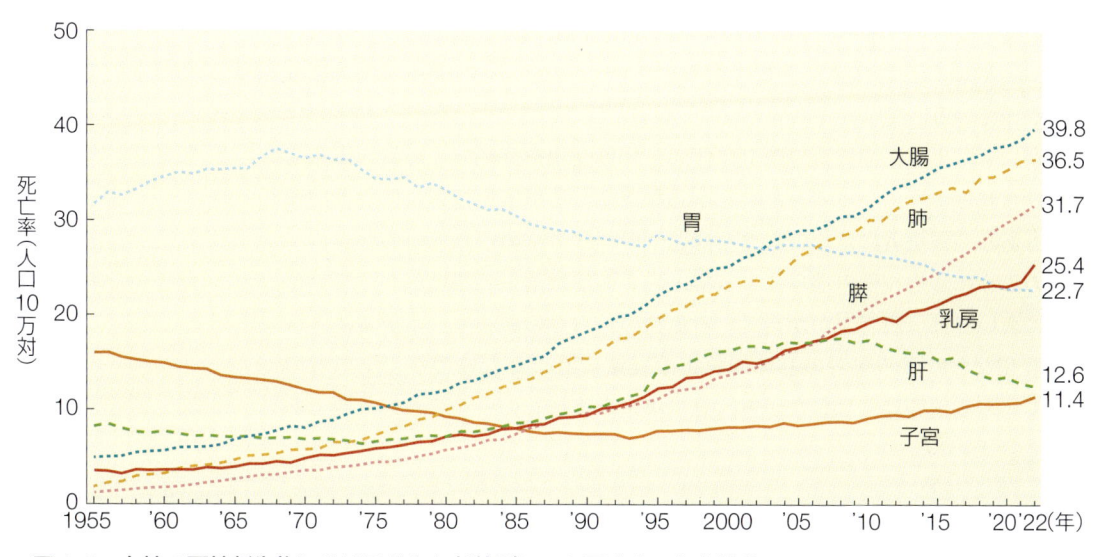

◎図 1-2　女性の悪性新生物におけるおもな部位別にみた死亡率の年次推移
大腸の悪性新生物は，結腸の悪性新生物と直腸 S 状結腸移行部および直腸の悪性新生物を示す。ただし，1967 年までは直腸肛門部の悪性新生物を含む。1994 年以前の子宮の悪性新生物には胎盤を含む。
（「人口動態統計」をもとに作成）

young adult（AYA）世代❶の患者が多いという特徴があり，とくに 30 代以降で乳がんや子宮頸がん，卵巣がんなどへの罹患率が高くなる。つまり看護師は，就労に関する支援や，子育てにおける支援についても，患者の状況に合わせて行っていく必要がある。子どもに自身の疾患をどのように伝えればよいかを悩む患者も多く，子どもの心理に精通した専門家であるチャイルドライフスペシャリスト child life specialist（CLS）と連携することが，近年注目されている。

　また，女性生殖器疾患には先天的に生じるものや，成長の過程で生じるものもある。その場合には，発達段階やライフステージを考慮しながら治療の選択がなされることになり，看護師には，意思決定支援や治療の支援といっ

NOTE
❶思春期・若年成人（AYA）世代
　一般的には 15 歳から 30 代までをさす。

た役割を担うことも求められる。ほかにも，性感染症などの性行動に関連する疾患では，疾患の治療だけでなく，再発を避けるための教育的活動を行うことも看護の役割の1つである。

2 治療の動向と看護

1 診療における技術革新

　診断や治療における技術革新によって，近年は侵襲や副作用を抑えた治療ができるようになってきた。たとえば手術においては，従来の方法に比べて侵襲の小さい腹腔鏡手術やロボット手術が行われるようになり，患者への身体的負担を大きく減らせるようになった。侵襲を抑えた手術が可能となったことで，治療が適応できる年齢は上昇している。

　また，薬物療法や放射線療法によって腫瘍を縮小させてから手術を行う集学的治療も一般的になり，治療成績の向上と，摘出範囲の縮小という成果に結びついている。これは，患者の術後の生活の質（QOL）の維持・改善にもつながっている。

　ほかにも，生殖医療技術の向上に伴い，体外受精や高齢での妊娠・出産もよくみられるようになってきた。しかしながら，生殖医療技術には倫理的な課題もあり，医療者にはそのような課題への理解も求められている。

　このように診療技術の進歩によって，患者の治療選択の幅は広がっている。看護においては，患者がかかえている症状のつらさの緩和や，ボディイメージの変化などによる患者の心理的負担の軽減に努めるだけでなく，患者のもっている価値観に着目しながら，意思決定を支援していくことも重要である。

2 妊孕性への配慮と治療選択

　女性生殖器疾患では，悪性疾患の場合だけでなく，良性疾患の場合でも，出血などの症状を制御するために，臓器の摘出が必要になることもある。しかし若年患者の場合は，臓器の摘出による妊孕性❶の喪失が重大な問題になる場合もある。そこで治療選択においては，薬物療法などを行いながら，生

NOTE
❶妊孕性
　妊娠するための能力のことをいう。患者が将来に子どもをもつことを希望する場合には，その温存が治療法の選択の判断材料の1つとなる。

---

column　女性特有のがんの検診受診率

　検診は疾患の早期発見に有効な手段であり，女性特有のがんのうちでは子宮頸がんや乳がんの検診が行われている。検診の機会には，就業先の企業や団体によるものや，地方自治体によるものがあるが，女性生殖器に関連するという特徴から，受診をためらう傾向がみられており，2022年の「国民生活基礎調査」によると検診受診率はどちらも40%台と高くない。

　そのため，検診を受ける風土の構築が必要であり，検診受診率を高めることで適切な治療につなげることが課題となっている。

殖機能の温存をできる限り重視することもある。

　また，妊孕性の問題以外にも，内分泌系への影響による若年での更年期症状(●15ページ)の出現なども考えられるため，治療後におこりうる影響までを理解したうえでの看護が求められている。

　患者は自身の疾病について，さまざまな選択肢のなかから，自身にとって最良の治療を受けたいと考えている。がん患者の場合には，がん診療拠点病院にはがん相談センターなどがあり，患者の知りたい情報の提供や治療につながる支援をがん相談員が行っている。また，情報を得る手段の発達に伴い，自身の選択が可能となる医療機関を検索したり，セカンドオピニオンを得るための受診をしたりすることも多く行われている。

3　地域との連携

　女性生殖器疾患患者の多くは，治療を受けながら自宅で生活していくことになるが，疾患が進行すると，患者が自身の力だけで生活することが困難になってくる。たとえば，自宅に医療機器を配置したり，患者自身や家族が処置などを行ったりすることが必要となったときには，訪問医療や訪問看護などの地域の医療者との協力が必要となりうる。

　看護師は，なにをどのように調整すれば，患者の希望をかなえることができるのかを考え，家族や地域の医療者との連携を進めていく必要がある。そのためには，治療開始後に早期からアセスメントを行い，必要となる支援を考え，医療ソーシャルワーカーなどと協働して調整を行っていくことが重要である。

B　患者の特徴と看護の役割

　女性の性と生殖に関する機能と過程のすべての側面が，身体的・心理的・社会的に良好な状態にあり，生殖課程が遂行されることを**リプロダクティブヘルス** reproductive health という。そして，このリプロダクティブヘルスを享受する権利を，**リプロダクティブライツ** reproductive rights という。**リプロダクティブヘルス/ライツ❶** reproductive health/rights は，女性生殖器疾患患者の看護を学ぶうえで，欠かせない考え方になっている。また，近年では性に関する心理や行動を意味するセクシュアリティまでを含めた，セクシュアル・リプロダクティブヘルス/ライツ sexual and reproductive health/rights (SRHR)という考え方も提唱されている。

　リプロダクティブライツには，子どもを産むかどうかや，産む場合にはその時期や間隔，子どもの数などを，すべての人が責任をもって自由に決めること，そしてそのために必要な情報とサービスを十分に得られることが含まれている。また，リプロダクティブヘルス/ライツは，妊娠・出産の時期にある人だけを対象とした考え方ではなく，思春期や更年期の女性も含めて，女性の生涯を通じた健康と権利を保障するものである。

NOTE

❶リプロダクティブヘルス/ライツ

　1960年代からの女性の健康運動の高まりを受け，1994年にエジプトのカイロで開催された第3回国際人口開発会議で公式に採択された。今日の日本においても，第5次男女共同参画基本計画にて言及され，リプロダクティブヘルス/ライツの保障は政策として重視されている。

　妊娠・出産や，子宮・乳房の疾患は女性に特有であり，そのため女性は男性とは異なる健康問題に直面する。看護師には，リプロダクティブヘルス/ライツの理念のもと，それぞれの発達段階にある患者の特徴や，身体および心理・社会的側面からみた問題について理解し，健康の増進や疾患の予防・治療における支援をしていくことが求められる。

1 身体的問題とその援助

1 疾患の理解と治療への援助

　女性生殖器疾患は大きく，感染症，腟炎・子宮脱・子宮内膜症・子宮筋腫などの良性疾患，子宮頸がん・子宮体がん・卵巣がん・乳がんなどの悪性疾患，そして月経異常・更年期障害・不妊症などの機能性疾患に分けられる。いずれの疾患であっても，患者のニーズを理解した個別性の高い看護を実践するためには，患者が疾患をどのように受けとめ，治療にのぞんでいるのかを理解することが重要である。

　患者が病態と治療を正しく理解し，さらに適切な治療と援助へとつなげるためにも，看護師は，これらの疾患や治療に関する十分な知識をもっておく必要がある。また，疾患や治療に伴って生じる症状の発見には，患者自身による観察が重要であり，治療の過程では患者によるセルフケアも不可欠である。そのため，看護師には，患者に対する情報提供や教育も求められている。

2 検査・処置時の援助

　女性生殖器疾患の患者に行われる検査・処置には，内診や腟鏡診などがあり，ほかの診療科とは異なる診察体位による苦痛や羞恥心を伴うことが多い(○46ページ)。検査・処置がとどこおりなく行えるよう，看護師には必要物品の準備や，プライバシーの保護された診察環境の整備が求められる。

　検査中・検査後には，患者をよく観察し，処置に伴う体調の変化や異常の早期発見と，その対処に努めることが重要である。

3 苦痛の緩和への援助

　女性生殖器疾患においては，疾患および手術による腹痛や腰痛といった局所的な疼痛や，化学療法やホルモン療法による吐きけ・倦怠感・めまいなどの全身におよぶ苦痛といった症状を呈することがある。

　看護師は，症状の原因のアセスメントを行い，原因に応じて，医師の指示に従って正しく薬物療法を行ったり，体位の工夫や温罨法，マッサージなどを提供したりすることにより，苦痛の緩和に努めることが大切である。

2　心理・社会的問題とその援助

1　不安の軽減と緩和

　女性生殖器疾患と診断された患者は，疾患の進行や治療内容，社会的役割の変化，経済的な問題などのさまざまな不安をかかえている。看護師は，患者の生活の背景や社会的役割を理解したうえで，患者がかかえている不安を把握し，共感的態度でかかわるとともに，不安の軽減および緩和に向けて援助していく必要がある。

2　妊孕性の喪失およびボディイメージの変化への援助

　女性生殖器疾患とその治療のなかには，生殖機能に影響を及ぼすものがあるため，将来子どもを授かることがむずかしくなる場合がある。したがって，妊孕性の温存が治療選択の要素となる場合もあることから，看護師は患者の意向を聞きとり，希望にそった意思決定を支援することが必要である。

　また，乳がん患者では，乳房を切除する手術により，ボディイメージの変化を生じる場合が多いことから，患者の希望を理解したうえで，治療のメリットとデメリットを慎重に判断しながら，治療の意思決定を支援していく必要がある。

3　治療と仕事の両立への援助

　すでに述べたように，女性の社会進出に伴い，女性の就業率は年代を問わず，年々上昇している。しかしながら，疾患そのものの影響に加えて，通院や治療は就職や就労の継続に影響を及ぼすことから，社会的な役割の遂行が困難となる要因になる。そのため，看護師は，患者が治療と仕事を両立できるように支援していく必要がある。

　看護師は，労働者が利用できる医療費支援・生活支援・就労支援といった支援制度❶や，がん相談支援センターや産業保健総合支援センター，ハローワーク，ピアサポートなどの相談可能な支援機関について理解し，患者の相談に対応していく必要がある。

> **NOTE**
> ❶医療費支援には，高額療養費制度，限度額認定証の交付，高額療養費貸付制度などがある。また，生活支援には傷病手当金，生活福祉資金貸付制度がある。

3　発達段階別の看護と役割

　女性のライフサイクルは，それぞれの発達段階における生殖機能をもとに，乳児期，幼児期，学童期，思春期，成熟期，更年期，高齢期に分けることができる。おこりやすい身体的問題や心理・社会的問題はライフサイクル各期で異なり，また，疾患や治療による影響が長期に及ぶ場合には，複数の期をまたいだ支援を考慮する必要がある。そのため，各期における患者の特徴と看護の役割を理解しておくことは重要である。

ⓐ 乳児期・幼児期の特徴と看護

乳児期とは，出生から 1 歳未満の時期をいい，**幼児期**とは，1 歳から 6 歳までの就学前の時期をいう。

1 身体的問題とその援助

乳児期は急速に身体の成長がみられる時期であり，体重は生後 3 か月で出生時の約 3 倍，身長は約 1.5 倍になる。幼児期になると，身体の成長だけでなく，運動機能の発達も著しい。食事や排泄などの日常生活は自立できるようになり，活動性が高くなる。乳児期・幼児期においては，第一次性徴[1]以外に，身体的な性差はほとんどない。

乳児期・幼児期の女性生殖器疾患は，そのほとんどが性分化疾患である。性分化疾患は，染色体や性腺，内性器および外性器の分化が非典型的である状態をいう（●99 ページ）。出生直後に非典型的な外性器をみとめることで，性分化疾患が疑われることが多い。その場合には，法律上の性を選択したのち，内科的・外科的治療が進められる。

性分化疾患は生殖機能に影響を及ぼしうるほか，自己免疫疾患や認知機能の低下などの発症率の上昇と関連することがわかっているものがある。それらはまず家族に伝えられることになるが，その際には次に述べる心理・社会的な援助が求められる。

2 心理・社会的問題とその援助

乳児期・幼児期は，母親の存在を認識し，愛情・安心を得ることで愛着が深まり，基本的信頼[2]を学ぶ時期である。このような愛着の形成は，その後の心理的発達や人間関係の構築などに大きく影響する。性分化疾患と診断されたことによる家族のとまどいは大きいが，検査や治療があわただしく進んでいくなかでも，母親を中心に，家族が子どもと親密なかかわりを積み重ね，愛着が形成できるように，定期的な通院を通して支援していくことが重要である。

性自認[3]が確立するのは 2 歳ごろであると考えられているため，性分化疾患をかかえる子どもでも，それまでの時期に病識はない。しかし，性自認が確立してくると，集団生活をきっかけに，自認した性と法律上選択した性が異なることを認識し，心的葛藤が生じる可能性がある。

自認した性と法律上選択した性が異なることを認識し，言葉や行動にあらわれると，子どもだけでなく，家族にも心理的負担が生じる可能性がある。看護師は，遺伝医療の専門家である臨床遺伝専門医や認定遺伝カウンセラーなどの他職種と協働し，法律上選択した性の再考を含めて，患者・家族への心理・社会的サポートを適切に行う必要がある。

ⓑ 学童期の特徴と看護

学童期とは，就学する 6 歳ごろから 12 歳ごろまでをいう。

NOTE

[1] 第一次性徴
男性では精巣や陰茎，女性では子宮，卵巣などの生殖器の違いのことをいう。

NOTE

[2] 基本的信頼
基本的信頼は，不信感にまさる信頼感を得るうえでの信念や希望の源泉であり，母親や母親的役割の人物を中心とした家族に愛情をもって見まもられ，不快や不安などの負の感情を取り除いてもらうことで獲得されるものである。

[3] 性自認
自身の性別を自分でどのように認識しているかをさし，「心の性」ともいわれる。

1 身体的問題とその援助

　学童期前半(小学校低学年)は，幼児期に比べると身体の発育がゆるやかになるが，学童期後半(小学校高学年)になると，身長・体重ともに著しい発育を示す第二発育急進期(成長スパート)を迎える。とくに女子は学童期後半から，後述する第二次性徴を迎えるため，第二発育急進期が早く訪れ，一時的に男子の発育量を上回る。

　学童期の女性生殖器疾患は，第二次性徴の出現に関連するものが多い。たとえば，女子の第二次性徴は通常 10 歳ごろからとされているが，2〜3 年早く出現する思春期早発症では，一部に脳腫瘍や卵巣病変によるものもある。思春期早発症の場合，身体の成熟が早いため，将来的に低身長になったり，骨粗鬆症になったりする可能性が高い。また，急速な体型の変化や初経(初潮)の発来により，周囲との差を感じることで，心理的負担が大きくなることが予想される。そのため，心理・社会的な援助が必要である。

2 心理・社会的問題とその援助

　学童期は，思春期までの準備期間として，心理・社会的にも非常に重要な時期である。心理的には両親を中心とした大人への信頼が強く，依存した状態であるが，学校生活を通じて社会性を身につけ，自立性が発達していく。

　家族への依存と，家族からの自立という両価性❶のなかで，思春期早発症などの疾患をかかえた場合には，身体的・社会的な不安があっても，家族に相談できない可能性がある。看護師は，このような患者の気持ちに配慮し，診察や治療が適切に受けられるように支援していくことが求められる。

　学童期は，自身の性の特徴を感じはじめる時期でもある。第二次性徴を迎えたのちに初経を迎えるが，月経時の不衛生は，生殖器や尿路の感染症を引きおこす可能性があり，将来的に骨盤内炎症性疾患や不妊症につながるリスクが高くなる。また，望まない妊娠や性感染症による心身の負担は大きいことから，性行動に対する正しい知識の獲得も必要である。看護師には，学校の養護教諭と協働し，教育活動を行う役割も求められている。

C 思春期の特徴と看護

　思春期とは，12 歳ごろから 18 歳ごろまでをさし，第二次性徴が出現する時期である。

1 身体的問題とその援助

　女性の第二次性徴は，卵巣の発達により，性ホルモンの分泌が増加することで身体にあらわれてくる成熟徴候のことであり，一般的には乳房の発育，陰毛の発生，初経の順に進行する。また，ホルモンの影響で皮下脂肪が蓄積され，女性らしい丸みを帯びたからだつきに変化し，身体的な性差が著明にあらわれる。

　思春期における女性生殖器疾患は，初経遅延や無月経，月経不順，月経困

NOTE

❶両価性
　同一の対象に対して相反する心的傾向や感情が生じたり，態度をとったりすることをいう。思春期の成長過程でよくみられる状態である。アンビバレンスともいう。

難症などの月経に関する疾患が多く，また，性交渉によって性感染症に罹患するリスクもある。これらの疾患は治療が困難であったり，不妊症につながったりする可能性がある。

　また，正しい知識がないまま性交渉を行うことで，望まない妊娠や人工妊娠中絶などの問題が生じてくる。看護師は，前述したリプロダクティブヘルス/ライツの理念のもとに，対象者が自身の身体をまもるための方法を具体的に学べるように支援する必要がある。

　思春期は，自身の性の特徴を認識する段階であることから，乳房や陰部などの診察では，必要最低限の露出にとどめるなど，羞恥心に配慮することが必要である。

2　心理・社会的問題とその援助

　思春期は，学校や社会，家族などから影響を受けながら，自分らしさを確立し，社会に関心が向いて，家族から自立したいという欲求が高まる時期❶である。そのため，心理的には不安定となる。

　思春期にある女性は心理的な不安定さから，摂食障害やうつ病を発症することも多い。看護師は，妊娠や人工妊娠中絶，疾患などの身体的な問題だけでなく，心理的な問題をかかえた思春期の女性に対し，正しい性教育を行うことと，適切に治療が受けられるように支援する役割を担っている。

d　成熟期の特徴と看護

　成熟期とは，18歳ごろから45歳ごろまでの時期をいい，就職や結婚，妊娠などの人生における主要なライフイベントにより，生活が大きく変化する時期である。患者の年齢および疾患の幅が広い成熟期の患者の看護では，患者が担っている社会的な役割を理解し，治療とこれからの生活に向けた支援をすることが求められる。

1　身体的問題とその援助

　成熟期はエストロゲン分泌量によって，成熟期前期と成熟期後期に分けて考えられる。

　成熟期前期は，エストロゲン分泌量がピークを迎える時期であり，月経周期が維持される妊娠・出産に適した時期である。心身ともに充実している時期ではあるが，ストレスや不規則な生活で，ホルモンのバランスがくずれやすいため，月経の周期や性状に注意が必要である。それとともに，性感染症の予防や適切な避妊を行うことにも注意する必要がある。

　成熟期後期は，エストロゲン分泌量が徐々に減少することで，月経周期の乱れや不正性器出血，性交痛などの症状がみられることがあり，身体的な変化や疾患が増えはじめる時期である。しかし，それらの背景には，生理的なものだけでなく，成熟期によくみられる子宮内膜症や子宮頸がん，子宮筋腫，乳がんなどの疾患が隠れていることもある。これらの疾患およびその治療は，妊孕性に影響を与えることが多い。そのため，定期的に検診を受け，疾患の

NOTE
❶成熟期にある母親には，思春期の子どもの変化を見まもり，受けとめて，ときにはアドバイスをすることで子どもが社会に順応していくのを支援するという社会的役割が求められる。

早期発見につなげていくとともに，症状が出現した場合には，早期に受診し，治療を行う必要がある。

2 心理・社会的問題とその援助

　成熟期の女性はまさに働き盛りの世代であることから，就職や就労の継続への不安をもつ患者が多い。また，治療にかかる費用などの経済面への不安をかかえている患者もいる。

　そのため看護師は，治療と仕事の両立を社会的に支援していく必要がある（●11ページ）。

e 更年期の特徴と看護

　更年期とは，一般的に45歳ごろから55歳ごろまでの，閉経の前後5年間の10年間をさす。

1 身体的問題とその援助

　更年期は，ホルモンの分泌が成熟期から大きく変化するため，心身ともに体調をくずしやすい時期である。この時期は，卵巣機能の低下に伴うエストロゲン分泌量の低下に加えて，心理・社会的，環境的要因が複雑にからみ合い，器質的疾患がないにもかかわらず，ホットフラッシュ❶，動悸，手足の冷え，全身倦怠感，イライラ感などの症状が出現する。これらを更年期症状といい，個人差はあるが，日常生活に支障が出る場合を更年期障害とよぶ（●169ページ）。

　適切な治療につなげるためには，これらの症状とその程度を正しく把握することが必要となる。また，症状は生活環境に影響を受けていることも多いため，患者の生活の状況を理解し，原因へのはたらきかけも大切である。なお，更年期障害は数年続くが，高齢期に近づくとともに症状は軽快していく。

2 心理・社会的問題とその援助

　更年期にある女性は子育てを終えており，家庭内での母親役割には一段落ついている。しかし，自身の親の加齢による病気や介護などの新たな問題に直面するなど，社会的役割に変化を生じながらも，家庭では中心的な役割を果たしている時期である。そのため，更年期にある女性は，なんらかの症状を自覚しても，自身の健康問題に向き合う時間を確保するのがむずかしく，受診できない場合がある。しかし，症状の背後には悪性疾患がひそんでいる可能性もある。

　そのため看護師は，更年期の女性に対して，職場や自治体の定期健康診断の受診をすすめ，症状があればがまんをしないで受診するように促し，診断・治療につなげていくことが大切である。また，更年期障害には，心理・社会的な要因も大きくかかわっているため，患者の悩みをカウンセリングし，睡眠・食事・運動などの生活習慣の改善に向けた援助も重要である。

□ NOTE
❶**ホットフラッシュ**
　のぼせやほてりの症状をいう。

f 高齢期の特徴と看護

高齢期とは，更年期を過ぎた50代半ば以降をいう。体調は安定するが，加齢に伴う疾患の割合が増加してくる。

1 身体的問題とその援助

高齢期の女性は，女性特有の疾患が問題となりうるだけでなく，エストロゲン分泌量の低下によって，脂質異常症や動脈硬化症などの生活習慣病のリスクが高まる。

また，個人差はあるが，加齢に伴う認知機能の低下もみられる。そのため，疾患を正しく理解し，治療の意思決定をすることがむずかしい場合がある。看護師は，患者が疾患をどのように理解し，受けとめているのかを確認することが必要である。患者だけでは治療の意思決定がむずかしいと判断される場合には，家族も含めて情報提供を行い，同意を得るインフォームドコンセントの場を設け，治療の意思決定を支援していくことが大切である。

検査においては，加齢に伴う関節・骨の老化や運動機能の低下により，診察に必要な体位が保持できない場合もある。看護師は，患者の身体の状態を観察・アセスメントし，安全に検査が行えるように援助する必要がある。認知機能が低下している場合は，患者が検査の内容を正しく理解しているかを確認していく。検査中・検査後には観察を行い，安全に検査が行えているかの確認や，処置に伴う体調の変化や異常の早期発見と対処に努めることが重要である。

ほかにも，高齢期にある患者は，治療の副作用や苦痛な症状が強く出やすく，せん妄❶を発症する場合もある。看護師は，安全に治療が行えるよう，せん妄の発症予防に努めていくことも大切である。また，治療後の安静によって筋力低下が進み，寝たきりや歩行ができない状態となり，セルフケアに介助を要する場合がある。そのため入院中から残存機能を維持できるよう，積極的にリハビリテーションを行うといった早期回復に向けた援助も必要である。

NOTE

❶せん妄
　一過性の見当識障害で，自分のいる場所や現在の時刻などがわからなくなり，思考が混乱した状態をいう。

2 心理・社会的問題とその援助

高齢期にある患者は罹患をきっかけに，介護を要する状態になる場合がある。そのため，看護師はこのようなセルフケア能力の低下を意識して，疾患の治療への援助のみではなく，介護の視点をもちながら，家族も含めた指導を行う必要がある。

独居の高齢者も多いことから，状況に応じて地域包括支援センターや居宅介護支援事業所，または社会福祉士に相談する。それとともに，身体機能の評価を行い，どの程度の介護が必要なのか，家族の協力は得られるのかをアセスメントし，必要に応じて介護サービスの導入や療養環境の調整を進めていく必要がある。

4　家族への援助

　家族の1人が女性生殖器疾患に罹患すると，ほかの家族の社会的役割や心理的役割にも影響を与え，生活に変化を及ぼす。そのため，家族のかかえる不安も大きい。家族への援助は，患者のライフサイクルを把握し，家族の不安の内容を理解することが，その第一歩になる。

　看護師は，家族に対しても傾聴的・共感的な態度で接し，家族が看護師に対して気持ちを話すことができるような環境をつくることが重要である。

1　思春期・若年成人世代のがん患者の家族への援助

　思春期・若年成人（AYA）世代の女性は，就学や就労，妊娠，出産，子育てなど，人生における重要なライフイベントの多い時期にある。その時期にがんを発症した場合には，1人ひとりの患者がその人らしい生活を送りながら治療を継続できるように，多角的に支援をしていく必要がある。とくに成熟期にある患者は，子育てなどにおいて家族の中心的役割を果たしている場合が多く，患者の両親やパートナーなどがかかえる不安は大きい。

●**インフォームドコンセントと意思決定支援**　多くの場合には，患者だけでなく，家族にも病名や病状，治療内容，治療による生活の変化についてのインフォームドコンセントが求められており，看護師はその過程に大きくかかわっている。患者・家族が治療の内容を理解し，納得して治療にのぞむことができるよう，意思決定を支援し，治療の過程を支えていくことが大切である。

　また，親ががん患者となった子どもにとって，親の病気は大きなストレスとなり，学業や生活に影響を与える場合がある。そのため看護師は，患者と相談しながら，子どもの年齢や発達段階に応じて，子どもにどのように病気を伝え，支えていくかについても支援していく必要がある。

●**社会資源の情報提供と活用**　AYA世代の患者は経済的に安定していない年代でもあるため，患者や家族が安心して治療にのぞめるよう，看護師は公的助成制度や療養費の減免制度について理解し，患者が利用できるように情報提供をすることが大切である。経済面のほかにも，子どもの養育支援や親の介護支援など，患者のライフサイクルに応じた必要な援助を理解し，適切な社会資源について情報提供をする必要がある。

2　更年期障害患者の家族への援助

　更年期障害では，多岐にわたる身体症状・精神症状があらわれ，日常生活に支障をきたす場合がある。そのため，家族はどのように患者に接すればよいのかというとまどいや不安を感じ，家族の関係性に影響を与えることがある。

●**家族への指導**　看護師は，家族に対して更年期障害の症状について指導を行うことで，家族が患者のつらい気持ちを理解し，話をていねいに聞き，

患者に寄り添えるように支援していくことが大切である。家族が患者の気持ちに寄り添うことで，患者の気持ちは安らぎ，つらい症状を緩和させることとなり，また家族との信頼関係が深まることにもつながる。

● **家事などの支援**　更年期障害になると意欲が低下し，いままで問題なく行えていた家事などが急にできなくなることがあり，家族は不安になることがある。看護師は，家族の不安な思いを傾聴し，患者に対してできないことをせめるのではなく，つらい症状や気持ちを理解することを促していく。また，家事を分担するなど，患者の負担を軽減できるように家族が協力し，更年期障害の時期をのりこえることができるよう，助言する必要がある。

3　性感染症患者の家族への援助

　性行為で感染する病気を総称して性感染症 sexually transmitted infections (STI) という（● 189 ページ）。近年，若年での性活動の活発化によって，性感染症は比較的若い年代に多い疾患となっている。性に関する疾患であるため，羞恥心から受診が遅れがちであり，また性感染症の多くは無症状であるため，知らないうちに患者の家族やパートナーに感染を広めてしまう危険性がある。そのため，性感染症に罹患していることが判明した場合には，看護師は患者の家族やパートナーに対しても早期に受診を促し，検査・診断・治療につなげていく必要がある。

　また，感染を繰り返さないための感染予防行動の指導も重要であり，とくにコンドームの使用などを指導していくことが大切である。

✏ work　復習と課題

❶ 看護の対象となる女性を取り巻く環境の変化と，近年の疾患の傾向について説明しなさい。

❷ 近年の治療の動向と，それに対する看護の役割の変化を説明しなさい。

❸ 女性生殖器疾患患者がかかえる身体的問題と心理・社会的問題とその援助について，それぞれ述べなさい。

❹ 発達段階別にとくに留意すべき身体的問題と心理・社会的問題についてまとめなさい。

❺ 女性生殖器疾患患者の家族に必要な援助について，おもなものを説明しなさい。

第 2 章

女性生殖器の構造と機能

本章の目標　□ 女性生殖器の構造と機能を理解し，各部位の名称などを学習する。
　　　　　　　□ 性分化の過程での性腺の発育について学習する。
　　　　　　　□ 月経周期・卵巣周期・子宮内膜周期を調節する性ホルモンについて学ぶ。
　　　　　　　□ 卵子の形成から受精，着床にいたる妊娠の成立の機構について学ぶ。

A　外性器・内性器の構造と機能

女性生殖器は外性器と内性器からなる。また，乳房にある乳腺は補助器官に含まれ，後述する（○25ページ）。

1　外性器

生殖器のうち，外から見える部分を**外性器** external genitalia といい，**外陰** vulva（外陰部）ともよばれる。女性の外性器は恥丘（ち きゅう），大陰唇，小陰唇，腟前庭（てい），会陰（え いん）からなり，腟前庭には陰核，外尿道口，腟口，処女膜がある（○図 2-1）。

● **恥丘**　**恥丘** mons pubis は，恥骨結合の前方の膨隆した皮膚の部分で，思春期になると陰毛が発生する部位である❶。

● **大陰唇・小陰唇**　恥丘から肛門までの間には**大陰唇** major lip of the pudendum（labium majus pudendi）がある。大陰唇は弓状に隆起した部分で，左右両側にあり，褐色あるいは暗褐色である。脂腺・汗腺を有するが，陰毛は恥丘に比べて少ない。

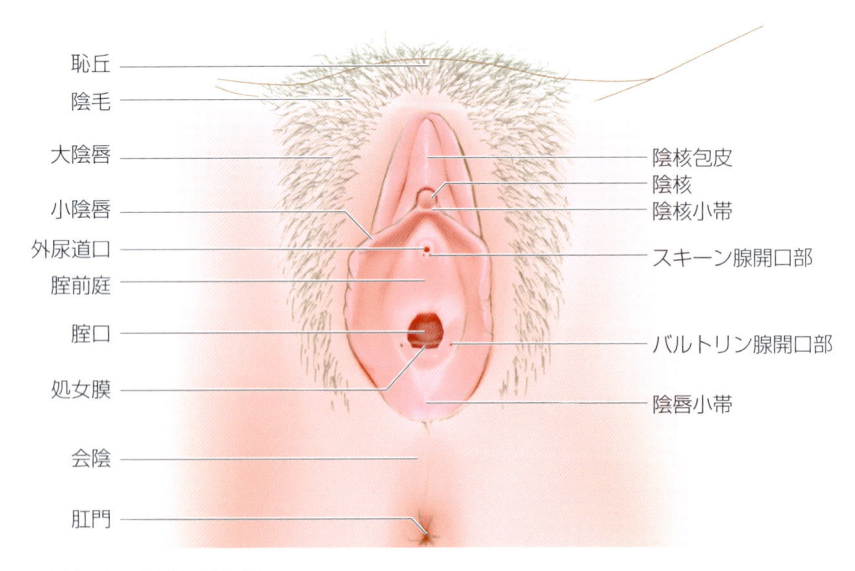

○**図 2-1　女性の外性器**

恥丘
陰毛
大陰唇
小陰唇
外尿道口
腟前庭
腟口
処女膜
会陰
肛門

陰核包皮
陰核
陰核小帯
スキーン腺開口部
バルトリン腺開口部
陰唇小帯

NOTE
❶女性の陰毛は通常，前方から見て逆三角形型となり，上部は水平である。男性の陰毛の分布は菱形となることが多い。

左右の大陰唇の内側には，一対のやや薄い弁状のヒダからなる**小陰唇❶**minor lip of the pudendum（labium minus pudendi）が位置する。小陰唇は前方と後方で接しており，前方では陰核を包む陰核包皮を形成している。後方で左右が接する部分は**陰唇小帯**とよばれる。

● **腟前庭**　左右の小陰唇に囲まれた部分は，**腟前庭** vestibule of vagina とよばれ，浅いくぼみになっている。腟前庭には，外尿道口および腟口が開口している。

陰核❷clitoris は海綿体を含む組織で，血管と神経に富み，性的興奮によって勃起する。陰核よりも肛門側には，**外尿道口**が開口している。なお，外尿道口の左右には**スキーン** Skene **腺**（小前庭腺）の開口部がある。

さらに肛門側には，腟の開口部である**腟口** ostium vaginae がある。腟口の側方には，**バルトリン** Bartholin **腺**（大前庭腺）からの分泌管の開口部が存在する。バルトリン腺は腟前庭の後側方に左右1個ずつあるエンドウ豆大の分泌腺で，性的興奮によって透明な粘液を分泌し，腟口を潤滑にするはたらきをもつ。

処女では腟口のすぐ内側に薄い粘膜ヒダがあり，これを**処女膜** hymen という。形態は個人差が大きいが，一般には処女膜は性交で破れ，分娩後は一部が痕跡状になる。

● **会陰**　一般的に腟口から肛門までの部分を**会陰** perineum とよぶ。伸展性に富む部位であり，分娩時には児の通り道をつくるために広がるが，分娩時には裂傷を生じやすいことから，児娩出時に会陰切開を行うことが少なくない。

2　内性器

生殖器のうち，骨盤内に存在し，外から直接には見えない部分を**内性器** internal genitalia という。女性の内性器は，腟，子宮，卵巣，卵管，子宮支持組織からなる（●図2-2）。

1　腟

腟 vagina は，子宮頸管と腟前庭をつなぐ長さ7〜8 cm の管状の器官である。性交時の交接器官として，また月経血や子宮からの分泌物の排泄器官としての機能のほか，分娩時には胎児の通路にもなる。腟の表面は重層扁平上皮からなる粘膜である。腟の内腔である腟腔は前後に扁平になっているが，腟壁には無数のヒダがあり，著しい伸展性がある。

● **腟円蓋**　腟の上端には子宮の下部が突出しており，腟腔はその周囲で円蓋状に広がっている。この部位を**腟円蓋** vaginal fornix という。腟円蓋は前・後・左・右に分けられ，後腟円蓋は腹膜腔の最底部にあたる**ダグラス** Douglas **窩**（直腸子宮窩）に近接している**❸**。

● **腟の自浄作用**　腟粘膜上皮には，エストロゲン（●29ページ）のはたらきにより，多量のグリコーゲンが含まれている。このグリコーゲンは，腟内に常

□ NOTE
❶小陰唇には陰毛がない。

□ NOTE
❷陰核
　男性の陰茎の背側部に相当する組織である。

□ NOTE
❸ダグラス窩は解剖学的特徴から，ダグラス窩穿刺（●91ページ）や，腟を経由して内性器の手術を行う腟式手術など，穿刺・切開の対象部位になっている。

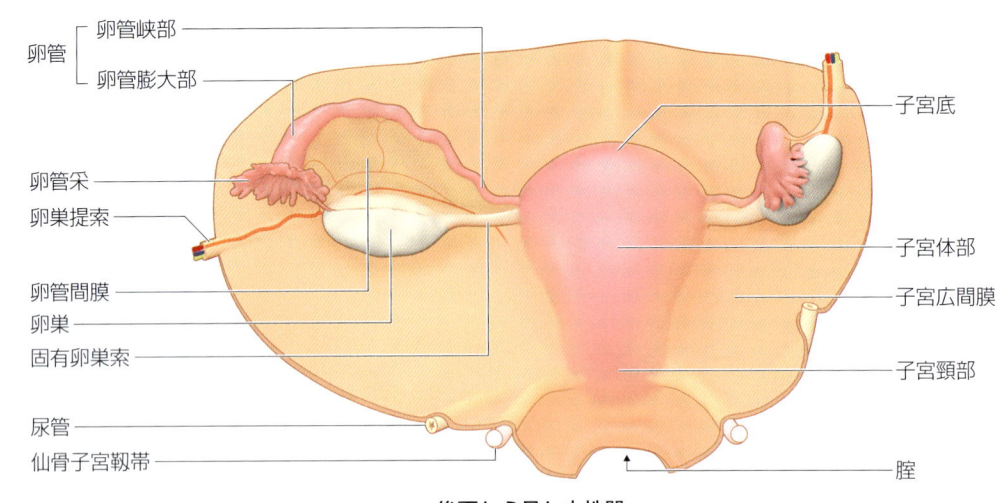

a．後面から見た内性器

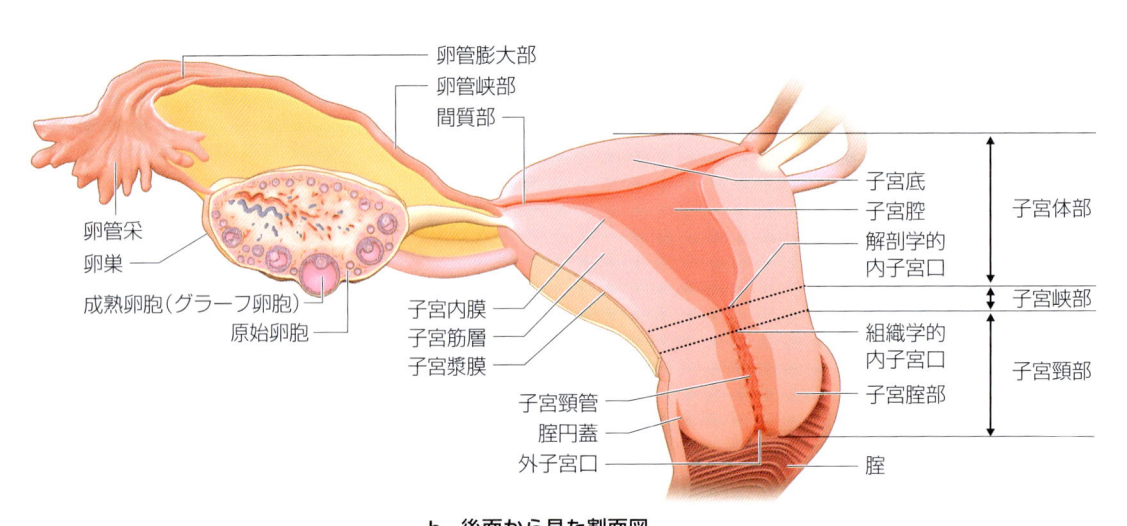

b．後面から見た割面図
子宮広間膜を取り除いている。

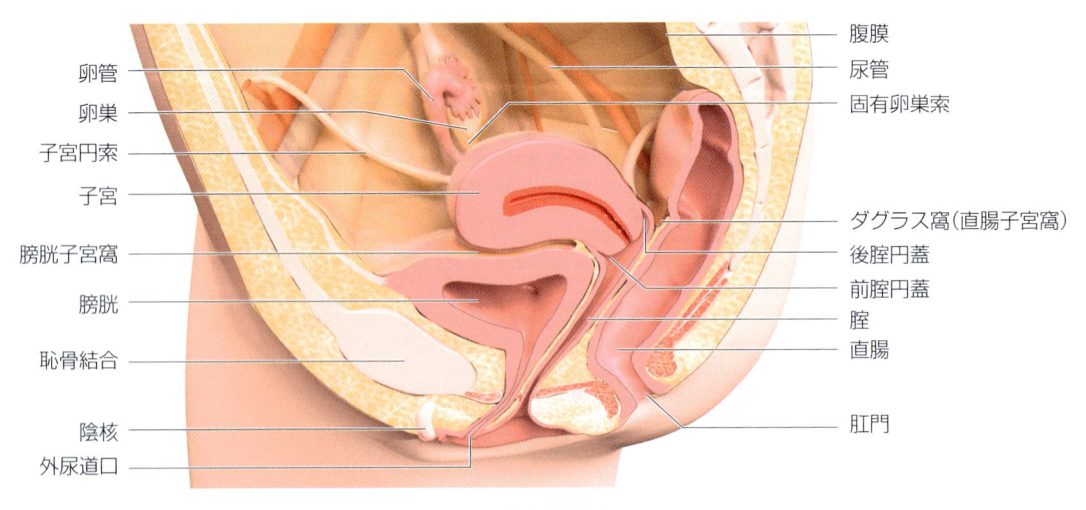

c．正中断面図

図2-2　女性の内性器

在するデーデルライン Döderlein 桿菌^❶によって分解され，乳酸に変換される。この乳酸によって，成熟した女性の腟分泌物は，pH4.0 程度の酸性を呈する。一般の病原菌は酸性の環境では生存しにくいため，腟内が酸性であることは，内性器への感染防止に役だっており，この作用を**腟の自浄作用**という。

2 子宮

　子宮 uterus は，膀胱と直腸の間に存在する器官で，妊娠時には胎児を養育する機能をもっている。非妊娠時は，前後にやや扁平で西洋ナシを逆にしたような形を呈し，全長約 7 cm，幅約 4 cm で，通常は下部で前方に屈曲した前傾前屈の状態になっている。

● **子宮頸部と子宮体部**　子宮のうち，腟につながる下部約 1/3 の部分を**子宮頸部** uterine cervix という。腟腔に突出している部分は子宮腟部とよばれ，最下端は外子宮口として腟腔に開口している。上部約 2/3 の部分は**子宮体部** uterine body といい，筋層に富んだ組織である。子宮体部のうち，上部の丸く膨隆した部分を**子宮底** uterine fundus という。

　子宮頸部と子宮体部の境界は**子宮峡部**とよばれ，解剖学的内子宮口^❷と組織学的内子宮口^❸の間をいう。

● **子宮腔**　子宮は中空の器官であり，その腔を**子宮腔**という。子宮腔は逆さまの二等辺三角形をしているが，子宮壁が厚いため，子宮の大きさに比べて内腔は小さい。上部の両端は卵管に通じており，この部位は**子宮卵管角**とよばれる。

　三角形の下端の頂点の下方は，子宮峡部を経て**子宮頸管**に移行している。

● **子宮壁**　子宮体部の子宮壁は，子宮漿膜，子宮筋層，子宮内膜の 3 層からなっている。

　1 子宮漿膜（子宮外膜）　子宮漿膜は子宮の表面をおおっている膜である。

　2 子宮筋層　子宮筋層は 1 cm をこえる厚い平滑筋からなっている。子宮壁の厚みの大部分は子宮筋層である。妊娠時には細胞が増殖し，筋線維も肥大することで厚みが増す。

　3 子宮内膜　子宮体部の子宮腔をおおう部分が，**子宮内膜** endometrium とよばれる粘膜である。月経時に剝落する機能層とその下の基底層に分けられ，機能層は内腔側から緻密層と海綿層に分けられる。子宮内膜は月経周期において著しく変化^❹する（●32 ページ）。

● **子宮支持組織と骨盤底**　子宮を固定しているのは，**子宮広間膜（子宮広靱帯）**，**子宮円索**，**基靱帯**，**仙骨子宮靱帯**などの子宮支持組織である（●図 2-3）。子宮広間膜は子宮から側方の骨盤腔内壁に向かうヒダ状の組織であり，以降で述べる卵管や，子宮円索などにもつながっている。また，子宮支持組織のうち，とくに子宮頸部と腟円蓋の外側部から側方にのびる基靱帯が重要な役割を果たしている。なお，骨盤の開口部は，筋肉・筋膜・結合組織によって閉鎖されており，これを**骨盤底**という。

● **頸管粘液**　子宮頸管の内膜は，頸管粘液とよばれる粘液を分泌している。頸管粘液の性状および量は，卵巣から分泌されるホルモンによって変化する。

NOTE

❶デーデルライン桿菌
　乳酸桿菌の一種で，非病原性細菌である。

NOTE

❷解剖学的内子宮口
　子宮体筋が比較的薄く，解剖学的に最も狭くなっている部分をさす。
❸組織学的内子宮口
　子宮体部内膜が子宮頸管内膜に移行する部分をいう。産科的内子宮口ともよばれる。

NOTE

❹子宮内膜の厚みは月経周期の過程で 1〜8 mm と大きく変化する。

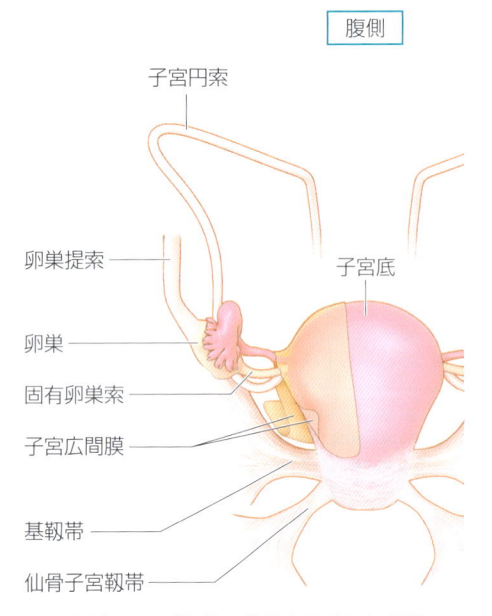

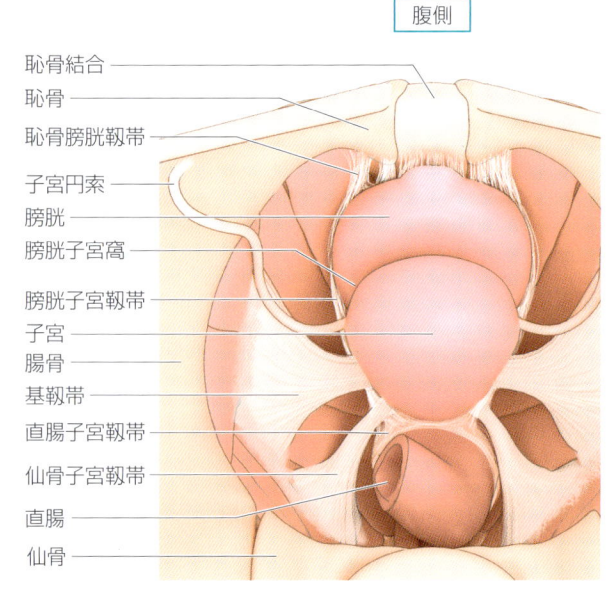

a. 子宮および卵巣に接続するおもな組織

b. 女性骨盤の靱帯

○図2-3　子宮支持組織
子宮はさまざまな子宮支持組織によって固定されている。(a)では子宮広間膜を一部のみ示し，(b)は卵巣と卵管を除いて示した。

月経周期における排卵期には，鶏卵の卵白状の透明な頸管粘液となり，精子が貫通しやすくなる。

3 卵管

　卵管 fallopian tube は，子宮底の両端から側後方に向かう左右一対の彎<ruby>曲<rt>わんきょく</rt></ruby>した約10〜12 cm の細い管で，腹腔内に開口している。形状は部位によって異なり，子宮筋層内を直進する部分を**間質部**といい，そこから連続した細く直行する部分を**卵管峡部**，ついで彎曲して広くなる部分を**卵管膨大部❶**という。さらにその先は，先端が房状になっている**卵管采**へとつながる。
　●**卵管の機能**　卵管の内腔は線毛上皮でおおわれており，卵子は卵管内に入ると，線毛上皮と卵管の筋層の運動によって子宮腔へと運ばれる。卵管膨大部は受精の場となる（○34ページ）。

4 卵巣

　卵巣 ovary は，子宮の両側に1対存在し，卵管の後下方にある器官である。ウメの実ほどの大きさで，大部分は腹膜におおわれていない。卵子の成熟にかかわり，またエストロゲン（卵胞ホルモン）とプロゲステロン（黄体ホルモン）を産生する器官である（○29ページ）。
　●**卵巣を支持する組織**　卵巣は**固有卵巣索**（子宮卵巣索）に支持されて子宮とつながっており，**卵巣提索**（骨盤漏斗靱帯）によって後腹壁につながっている（○図2-3-a）。

□ **NOTE**
❶卵管膨大部の外側部で，卵管采につながる漏斗状の部分は卵管漏斗部とよばれる。

● **排卵**　卵巣表面には多数の原始卵胞がある。原始卵胞が発育して成熟卵胞（グラーフ Graaf 卵胞）となり，卵胞表面が破れることで，卵子が卵胞内から卵胞外に排出される。これを**排卵** ovulation という（●32 ページ）。

● **黄体と白体**　排卵後の卵胞壁❶は黄色を呈する**黄体** corpus luteum となり，プロゲステロンを分泌する。黄体は約2週間で萎縮し，しだいに白色を呈する**白体** corpus albicans というかたい組織となる。妊娠した場合には，黄体は萎縮せずに妊娠黄体となって存続する（●32 ページ）。

NOTE
❶卵胞は卵子とそのまわりを取り囲む卵胞壁からなり，卵胞壁は内側から順に顆粒膜層，基底膜，内莢膜層，外莢膜層となっている。

5　骨盤腹膜・骨盤結合織

　骨盤腔および子宮などの骨盤内の諸臓器は腹膜におおわれており，これを**骨盤腹膜**という。骨盤腹膜，骨盤壁，骨盤底で形成される空間は，**骨盤結合織**とよばれる結合組織で満たされており，この部位に存在する子宮頸部，尿管，膀胱，直腸，血管，リンパ管，神経は骨盤結合織によって固定されている。骨盤結合織のうち，子宮頸部周囲の組織をとくに子宮傍組織（子宮傍結合組織）という。

B　乳房の構造と機能

　乳房 breast は胸部にある一対の半球状の隆起をさす。乳房は乳汁の分泌を担う乳腺と，乳汁を排出するための乳管，および脂肪組織からなっている（●図 2-4）。

● **乳頭**　乳房の中央に突出している部分が**乳頭**❶である。乳頭には 12～20

NOTE
❶乳頭
　いわゆる乳首のことである。

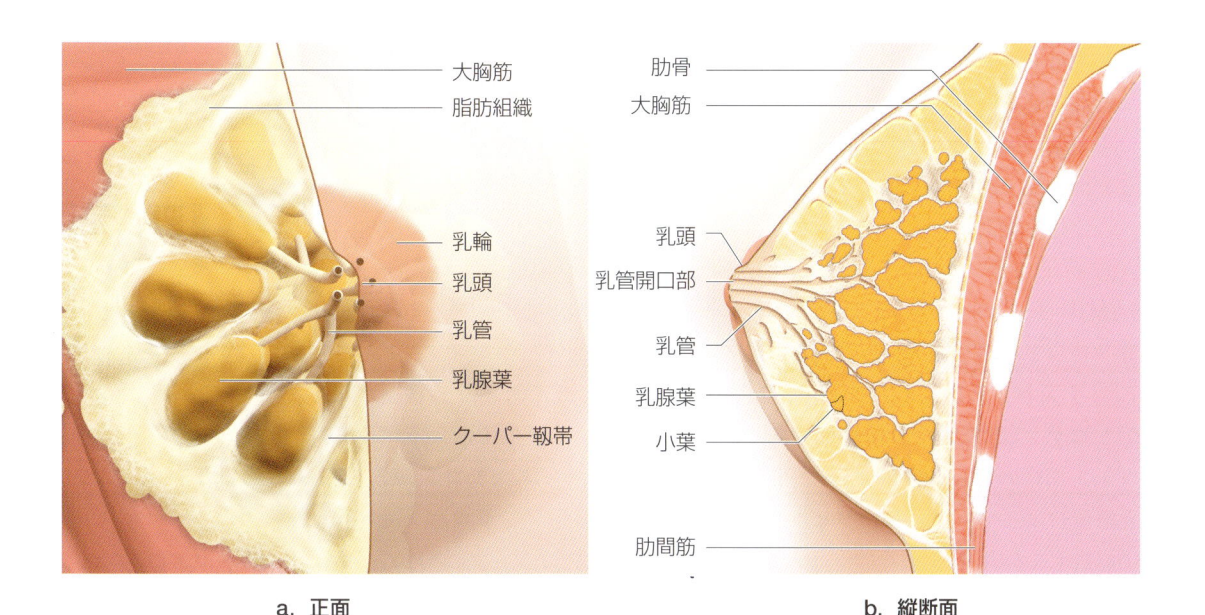

a. 正面　　　　　　　　　　b. 縦断面

● **図 2-4　女性の乳房の構造**
乳腺葉は小葉とよばれる分画からなり，小葉のなかに腺房という腺組織がある。

本の**乳管**が開口し、乳汁の排出口となる。乳頭の周囲には色素に富んだ乳輪があり、この部位には脂腺や汗腺、アポクリン汗腺である乳輪腺が存在する。

● **乳腺**　乳腺 mammary gland は、乳汁を産生する組織であり、女性生殖器の補助器官に含まれる。乳腺は12〜20個の乳腺葉からなり、それぞれの乳腺葉は小葉とよばれる分画に分けられる。小葉のなかには腺房という腺組織があり、乳汁はこの腺房でつくられている。それぞれの乳腺葉からは乳管がのびており、乳頭を中心として放射状に配列している。

● **乳房のリンパ系**　乳房を出たリンパ管は、主として腋窩リンパ節などにいたり、鎖骨上リンパ節などに接続する。あるいは反対側の腋窩リンパ節に向かう❶。

● **ホルモンによる影響**　乳房の発育は、エストロゲンとプロゲステロン（▶29ページ）によって促進され、乳汁の産生は下垂体から分泌されるプロラクチンによって促進される。

◗ **NOTE**
❶乳がん手術時のリンパ節郭清の際には、これらの各リンパ節への転移の有無が問題となる。

C　生殖機能の発達と調節

1　性の分化と性腺の発生

個体の性別は両親に由来する性染色体の組み合わせによって決まる。性染色体にはX染色体とY染色体があり、X染色体を2本もつ個体は女性へ、X染色体とY染色体を1本ずつもつ個体は男性へと分化していく❷。発生の初期には、精巣・卵巣に分化しうる性腺原基と、**ウォルフ管** Wolffian duct、**ミュラー管** Müllerian duct が形成される（▶図2-5）。

内性器の分化が始まるのは受精後6〜7週からであり、次のような因子がはたらいている。

〔1〕**精巣決定因子**　精巣決定因子（*SRY* 遺伝子❸）は、Y染色体短腕上にある遺伝子で、次に述べる抗ミュラー管ホルモンの産生を促進することで男性への分化を促進する。

〔2〕**抗ミュラー管ホルモン**　抗ミュラー管ホルモン anti-Müllerian hormone（AMH）は、精巣のセルトリ細胞から分泌される糖タンパク質で、ミュラー管の発育を抑制して男性への性分化を進めるはたらきをもつ。

〔3〕**テストステロンとアンドロゲン受容体**　精巣のライディッヒ細胞がアンドロゲン（▶29ページ）の一種であるテストステロンを産生するようになり、ウォルフ管の発達に作用する。テストステロンと、テストステロンが5α還元酵素によって変換されたジヒドロテストステロンは、アンドロゲン受容体に結合して作用を示す。

● **性の決定**　Y染色体をもつ場合は、*SRY* 遺伝子のはたらきにより、性腺原基は精巣へと分化していく。精巣からはAMHおよびテストステロンが分泌され、ミュラー管の退縮とウォルフ管の発育がおこる。12週までに精巣

◗ **NOTE**
❷Y染色体の有無が遺伝的な性の決定因子であり、Y染色体をもつと男性型に、もたないと女性型に分化していく。

❸*SRY* 遺伝子
　SRYはsex determining region Yの略称である。欠失するとY染色体が存在しても女性の表現型をとる（XY女性）。X染色体上に転座していると、性染色体がXXでも男性の表現型をとる（XX男性）。

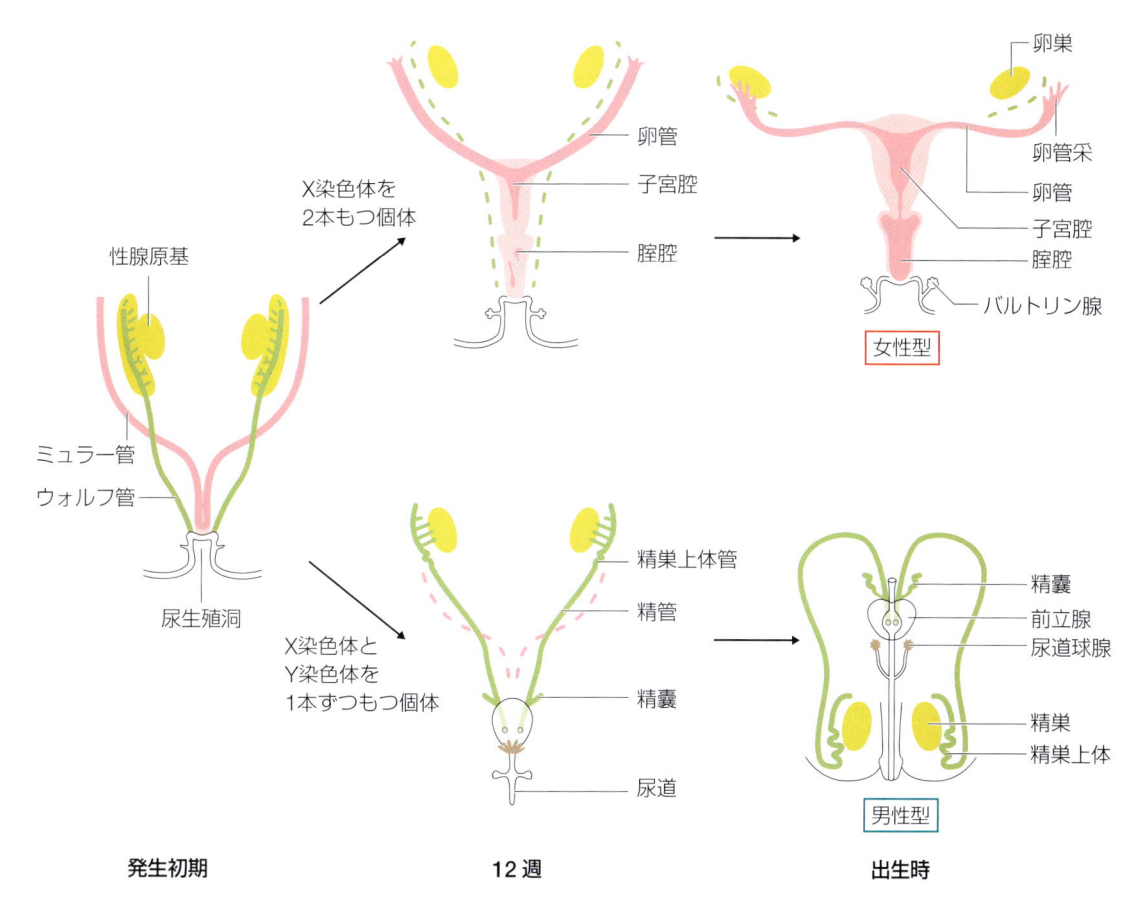

◎図2-5　内性器の分化
内性器は受精後6〜7週から分化が始まり，X染色体を2本もつ個体はミュラー管から卵管・子宮が形成されていき，ミュラー管の一部と尿生殖洞の一部から腟が形成される。X染色体とY染色体を1本ずつもつ個体はウォルフ管が発育し，精巣上体・精管・精嚢が形成される。

上体・精管・精嚢^{せいのう}が形成される（◎図2-5）。

　一方で，Y染色体をもたず，これらの作用がおこらないとウォルフ管の発育は生じず，女性へと分化が進んでいく。性腺原基は卵巣へと分化し，ミュラー管は10週から発達して，卵管と子宮を形成する。なお，腟はその上部2/3はミュラー管から，下部1/3は尿生殖洞から形成される。ウォルフ管は痕跡として遺残する（◎図2-5）。

　なお，外性器は男女とも共通の原基から形成され，テストステロンおよびジヒドロテストステロンの作用があると男性型に，そうでないと女性型に分化していく。

２　女性の性機能とライフサイクル

　女性の生殖器は出生時には形成されている。しかし，その機能が成熟するのは，発達が思春期まで進んでからであり，性機能はライフサイクルの進行に伴って大きく変化していく。

● **乳児期・幼児期・児童期**　乳児期・幼児期・児童期には，性腺や内分泌

系の活動はわずかにみられるものの，性機能は発現していない。

● **思春期**　思春期になると性機能の発現を生じるようになる。思春期は第二次性徴が出現し，初経❶が発来し，月経周期が整うまでの時期で，年齢としては18歳ごろまでをいう。

　各ホルモンのはたらきは後述するが，内分泌系では，下垂体から卵胞刺激ホルモン（FSH）と黄体化ホルモン（LH）の分泌が生じ，これらの刺激によって卵巣からエストロゲンとプロゲステロンの分泌がおこる。それが身体の各組織に作用して性機能が成熟し，卵巣からは排卵を生じるようになる❷。また，乳房もエストロゲンやプロゲステロンなどによって発達が促される。

● **成熟期**　その後は成熟期となり，内分泌系のはたらきによって月経が定期的に発来する。妊娠および分娩が可能となる。

● **更年期**　45〜55歳ごろになると卵巣の機能が衰退し，月経が停止する。これを閉経❸といい，月経が12か月以上こなくなった時点で判定される。閉経前後の時期を**更年期**といい，この時期は，成熟期から高齢期への移行期である。

● **高齢期**　それ以上の年齢になると高齢期となり，生殖機能は失われる。卵巣の萎縮および退行が生じる。

3　性ホルモンの機能とその調節

1　性ホルモンの種類と機能

　女性の性機能は内分泌系によって調節されており，この調節にかかわるホルモンを**性ホルモン**という。性ホルモンは，間脳の視床下部および下垂体から分泌される中枢性ホルモンと，卵巣から分泌される性ステロイドホルモン（性腺ステロイドホルモン）からなる（●30ページ，図2-6）。

◆　中枢性ホルモン

　性ホルモンのうち，中枢性ホルモンには次の3種類があり，性機能や性周期の調節にはたらく。

1　ゴナドトロピン放出ホルモン　ゴナドトロピン放出ホルモン gonadotropin-releasing hormone（**GnRH**，性腺刺激ホルモン放出ホルモン）は，ゴナドトロピン（性腺刺激ホルモン）の放出を促進するホルモンである。視床下部ホルモンであり，次に述べる卵胞刺激ホルモンと黄体化ホルモンの下垂体前葉からの分泌を促進する。

2　卵胞刺激ホルモン　卵胞刺激ホルモン follicle stimulating hormone（**FSH**）は，下垂体前葉から分泌されるゴナドトロピンの一種❹で，FSH受容体に作用する。

3　黄体化ホルモン　黄体化ホルモン❺ luteinizing hormone（**LH**）も下垂体前葉から分泌されるゴナドトロピンの一種❹で，LH受容体を介して作用する。

　FSHとLHは協調して卵巣に作用し，性ステロイドホルモンの分泌を促

📓**NOTE**
❶一般的には，12歳ごろに初経を迎えることが多い。

📓**NOTE**
❷初経からしばらくは性機能が未熟で，排卵を伴わない無排卵性月経のことがある。

📓**NOTE**
❸閉経がおこるのは，一般的には50歳ごろが多い。

📓**NOTE**
❹FSHやLHのほか，ヒト絨毛性ゴナドトロピン（hCG，●32ページ）がゴナドトロピンとしての機能をもつ。hCGは妊娠時に合成・分泌される。
❺**黄体化ホルモン**
　生理学では黄体形成ホルモンとよばれる。

進する。

◆ **性ステロイドホルモン**

　性ステロイドホルモンには，女性生殖器の機能を制御するエストロゲンとプロゲステロンがあり，いずれも卵巣から分泌される。ほかにアンドロゲンも性ステロイドホルモンに含まれる。

　1 **エストロゲン**　エストロゲン（**卵胞ホルモン**）は，ゴナドトロピンの作用を受けて，卵胞の内側にある顆粒膜細胞から分泌されるホルモンである。エストロゲンは複数のホルモンの総称であり，最も活性の強いエストラジオール estradiol（E_2）がその代表である。おもな機能には，①子宮内膜の増殖の促進，②子宮頸部における頸管粘液の分泌の促進，③腟粘膜の肥厚などがある。また，女性の性機能の発育を促し，第二次性徴を発現させるはたらきももつ。骨吸収を抑制し，骨形成を促進するはたらきもある。

　2 **プロゲステロン**　プロゲステロン（**黄体ホルモン**）は黄体から分泌されるホルモンで，ゴナドトロピンの刺激を受けて増加する。エストロゲンと協調してはたらき，子宮内膜に対しては増殖期から分泌期へと変化させるはたらきや，妊娠を維持させるはたらきをもつ。さらに，体温を上昇させる作用もあり，排卵後から月経開始までの基礎体温の上昇はプロゲステロンの作用による（●31 ページ，図2-7）。

　3 **アンドロゲン**　前述のようにアンドロゲンは，男性ではおもに精巣から分泌されるホルモンで，テストステロンがその代表である。女性では副腎・卵巣から少量が分泌される。

2 性ホルモンの分泌の調節

　性ホルモンの分泌は次のようなフィードバック機構によって調節されている。

■フィードバック機構

　末梢ホルモンであるエストロゲンとプロゲステロンは，中枢性ホルモンであるゴナドトロピンの刺激を受けて分泌される。つまり，ゴナドトロピンが増加するとエストロゲンとプロゲステロンの分泌が増加する。しかし同時に，このエストロゲンとプロゲステロンは，ゴナドトロピンの分泌量を変化させる作用をもっている。フィードバック機構にはネガティブフィードバックとポジティブフィードバックがあり，性ホルモンの調節にはどちらの機構もかかわっている。

　1 **ネガティブフィードバック**　末梢ホルモンの増加により，中枢性ホルモンの分泌が減少するフィードバック機構は，ネガティブフィードバック（負のフィードバック）の1つである（●図2-6）。ゴナドトロピンの分泌は，多くがこのネガティブフィードバックによって調節されている。たとえば，エストロゲンが過多になるとゴナドトロピンの分泌が減少し，エストロゲンの分泌が低下する。

　2 **ポジティブフィードバック**　末梢ホルモンの増加により，中枢性ホル

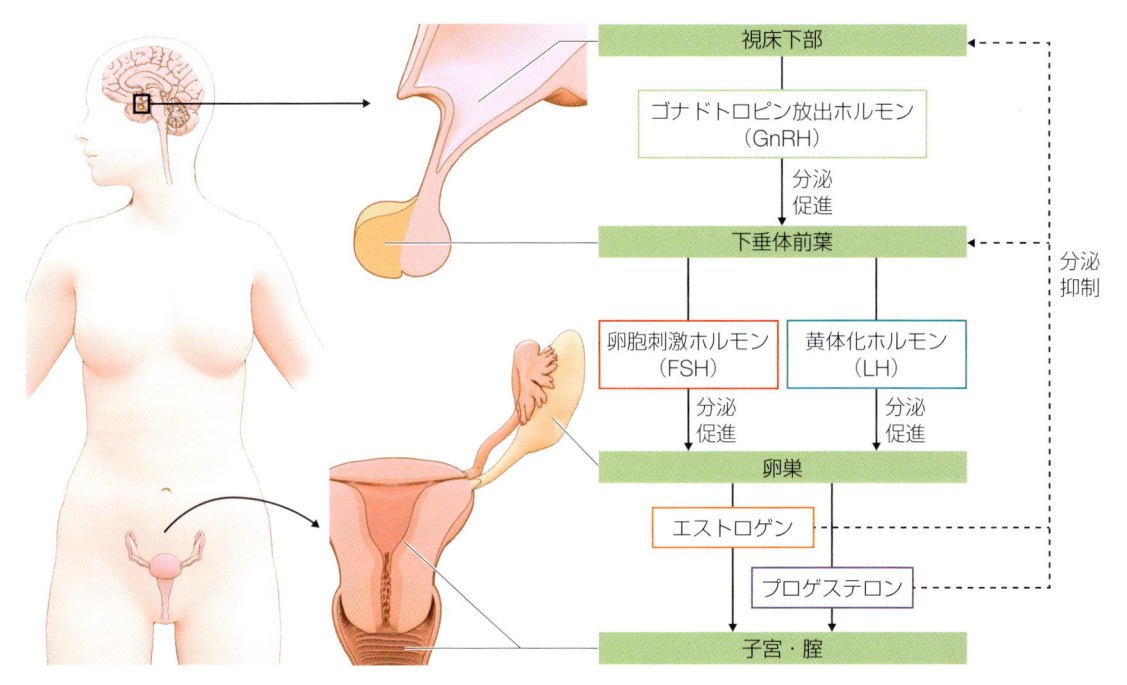

● 図 2-6　性ホルモンのネガティブフィードバック調節
視床下部から分泌されたゴナドトロピン放出ホルモン(GnRH)は下垂体前葉にはたらき, 卵胞刺激ホルモン(FSH)と黄体化ホルモン(LH)の分泌を促進する。FSH と LH は卵巣に作用し, エストロゲンとプロゲステロンの分泌を促す。分泌されたエストロゲンとプロゲステロンはフィードバック機構により上位のホルモンの分泌量の抑制にはたらく。

モンの分泌が増加するフィードバック機構は, ポジティブフィードバック(正のフィードバック)の1つである。たとえば, 排卵直前に生じる LH サージ(● 32 ページ)は, エストロゲンの増加が LH の増加を引きおこし, それによりさらにエストロゲン分泌が促進されるという調節によるものである。

4 月経周期と卵巣周期・子宮内膜周期

　月経の周期を**月経周期**とよぶ。性ホルモンのはたらきにより, 卵巣や子宮内膜には周期的な変化があらわれる(● 図 2-7)。月経周期において, 卵巣に生じる周期的変化を**卵巣周期**, 子宮内膜に生じる周期的変化を**子宮内膜周期**(子宮周期)という。また, 卵巣周期と子宮内膜周期を合わせて**性周期**という。

1 月経周期

　月経周期は, 月経開始初日から次の月経開始の前日までの期間をいう。前述した視床下部–下垂体–卵巣系のホルモンのフィードバック機構による調節を受けており, エストロゲン分泌には, 2回のピークがある(● 図 2-7)。一方で, プロゲステロンは後述する黄体期にのみ分泌される。また, FSH と LH は, 排卵直前をピークに上昇する。

　月経周期は 28〜30 日が平均的であるが, 周期には個人差があり, 変動する場合もある。

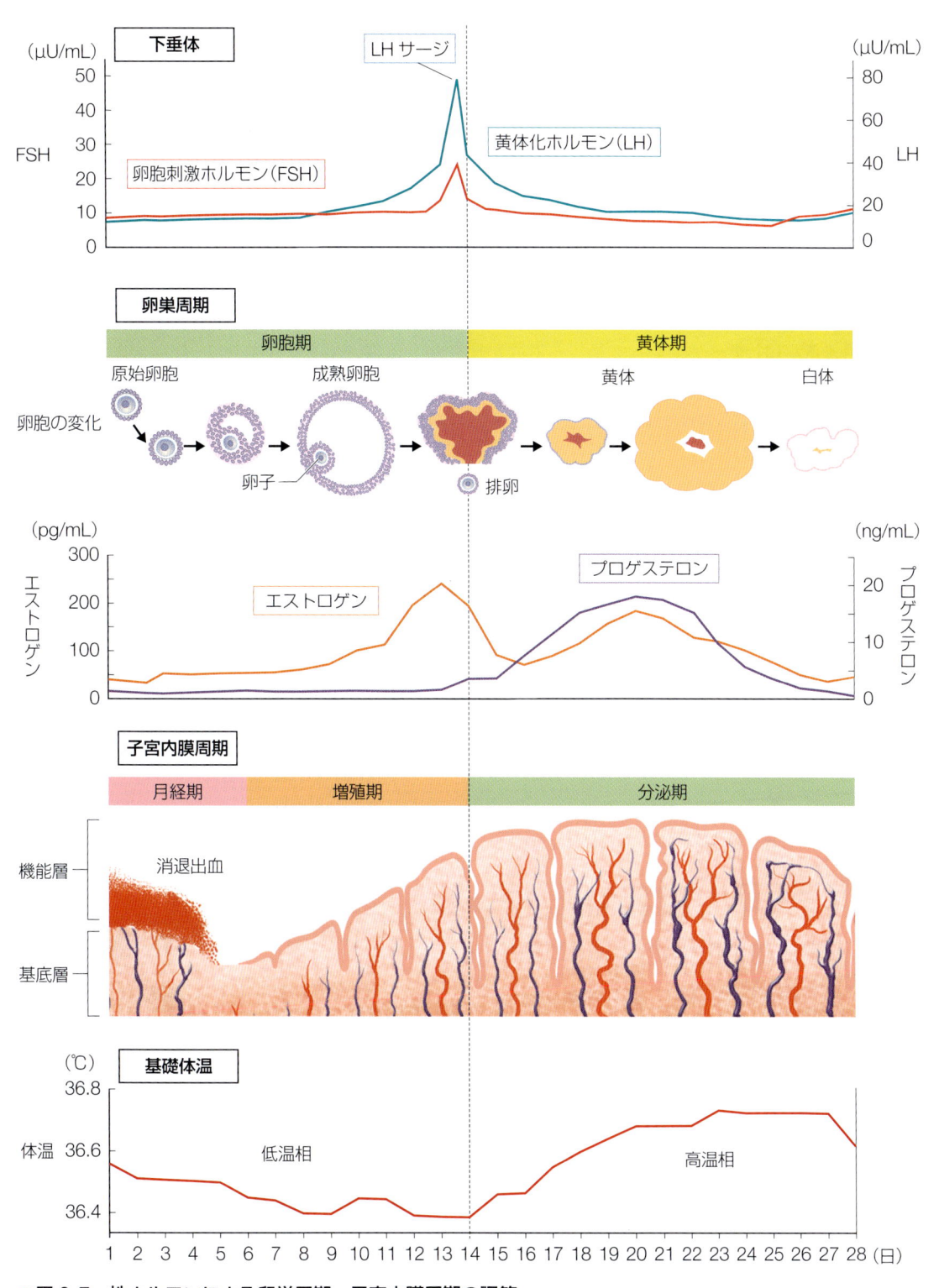

● 図 2-7　性ホルモンによる卵巣周期・子宮内膜周期の調節

2 卵巣周期

　卵巣周期は，排卵を境に卵胞期と黄体期に分けられる。

● **卵胞期**　**卵胞期**は，月経開始から排卵までの時期をいい，個人差や周期差があるが，約14日間である。月経開始前からFSHが上昇し，ついでLHが上昇することで，卵巣では多数の原始卵胞の発育が促され，発育卵胞へと成長する（●31ページ，図2-7）。卵胞の発育とともにエストロゲンの分泌が上昇し，排卵前には成熟卵胞●（グラーフ卵胞）になる。

　月経周期が変動するおもな原因はこの卵胞期の長さによる。

● **排卵**　卵胞が発育するとエストロゲン分泌が急激に増加し，ポジティブフィードバック機構がはたらくことによって，下垂体から多量のLHが分泌される（●図2-7）。これを**LHサージ**とよび，LHサージの37〜40時間後に**排卵**が始まる。LHサージによって黄体の形成が促され，黄体からプロゲステロンの産生が開始される。

● **黄体期**　**黄体期**は，排卵から次の月経開始までの期間であり，排卵後の卵胞から**黄体**が形成され，プロゲステロンの分泌が上昇していく（●図2-7）。またエストロゲンも分泌され，ともに黄体期の中ごろにピークとなる。黄体は14日間ほど維持されたのちに退縮して，月経が発来する。このころには黄体は退縮して，**白体**となる。なお，妊娠が成立した場合は**ヒト絨毛性ゴナドトロピン** human chorionic gonadotropin（**hCG**）のはたらきにより黄体は退縮せず，妊娠黄体となって，その機能が維持される。

□ **NOTE**
●成熟卵胞
　成熟卵胞の大きさは約2cmである。成熟卵胞へと発育する卵胞は1回の周期につき通常1個であり，これを主席卵胞（優位卵胞）という。

3　子宮内膜周期

　子宮内膜周期は，増殖期，分泌期，月経期からなる（●図2-7）。

● **増殖期**　**増殖期**は，卵胞から分泌されたエストロゲンの作用により，子宮内膜が増殖・肥厚していく時期である。子宮内膜の厚さは通常，排卵前には4mm以上に達する。

● **分泌期**　排卵後，プロゲステロンが分泌されるようになると，子宮内膜はエストロゲンとプロゲステロンの作用でさらに肥厚し，約8mm以上に達する。この時期が**分泌期**であり，腺細胞が活発な分泌活動を行い，血管の新生も生じる。

● **月経期**　排卵から約14日間が経つと，エストロゲンとプロゲステロンが減少していく。すると子宮内膜に変性・壊死が生じて脱落し，出血とともに子宮外へ排出される。この消退出血が**月経**であり，この期間を**月経期**という。通常，月経血は30〜150mLである。

5　妊娠の成立

　妊娠とは，受精卵の着床から胎児の分娩，および胎盤などの付属物の排出までの期間をさす。ここでは妊娠が成立するまでの過程について述べる。

1　卵子の形成

　生殖細胞である卵子の成熟は，胎生期の段階から始まっている。女性では，生殖細胞のもとになる始原生殖細胞は，胎生期の卵巣で分裂を繰り返して卵

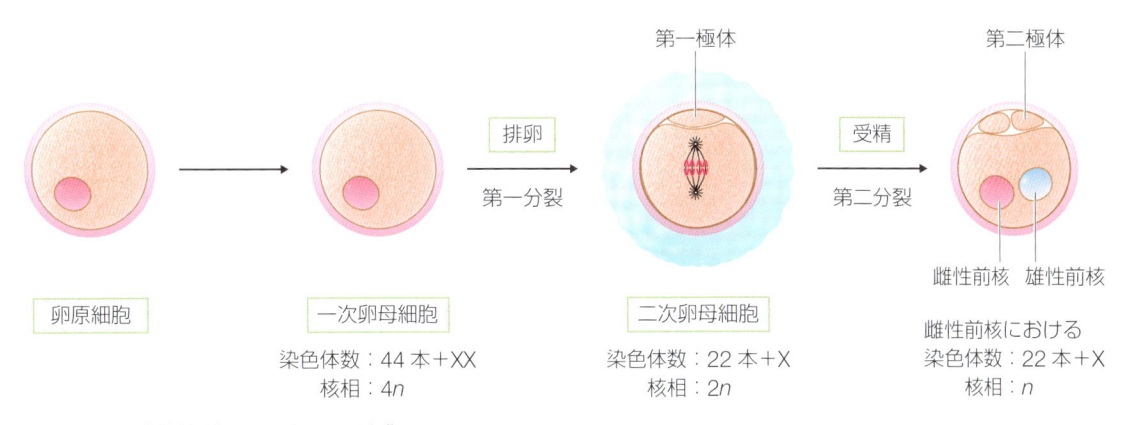

◎ 図 2-8　減数分裂による卵子の形成

生殖細胞は 2 回の分裂からなる減数分裂の過程を経て，染色体数・核相が体細胞の半分になる。卵子の形成の過程では，核相が 2 倍($4n$)の一次卵母細胞が排卵と同時に第一分裂をおこし，染色体数・核相が半分になる。続いて受精と同時に第二分裂が進行し，雌性前核は核相が半分の n になる。

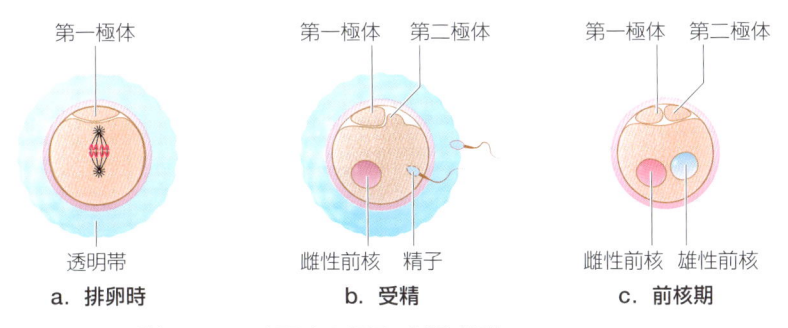

a. 排卵時　　　　**b. 受精**　　　　**c. 前核期**

◎ 図 2-9　受精によって完了する卵子の減数分裂

卵子の減数分裂は，排卵時には第二分裂の途中で停止した状態である。受精がおこると同時に第二分裂が再開し，第二極体を放出して減数分裂が完了する。その後，卵子由来の染色体は雌性前核に，精子由来の染色体は雄性前核になる。

原細胞(卵祖細胞)となり，原始卵胞の状態になる。思春期以降になると，原始卵胞は FSH の作用によって成長を開始し，成熟卵胞となったのちに LH サージによって排卵がおこる。

▮ 減数分裂

生殖細胞は，染色体数が半分になる減数分裂の過程を経て形成される(◎図 2-8)。卵子の場合，1 個の卵原細胞から 1 個の成熟卵子がつくられていく。

減数分裂は，第一分裂と第二分裂の 2 段階で進行する。まず，卵原細胞は DNA の複製を行う。これにより，常染色体 44 本 + X 染色体 2 本からなり，核相[1]は $4n$(2 倍体)の一次卵母細胞となる。この段階までは胎生期に進む。

その後，思春期以降に成熟した卵胞が LH サージを受けると，一次卵母細胞は第一分裂を再開する。排卵と同時に染色体は二次卵母細胞(成熟卵子)と第一極体に分配され，それぞれ常染色体 22 本 + X 染色体 1 本からなり，その核相は $2n$ になる。

続いて核相が n へと半減する第二分裂へと進むが，卵管内に取り込まれた時点では，第二分裂は途中で停止している(◎図 2-9)。これ以降の過程は，次に述べる受精とともにおこり，第二極体が放出されることで第二分裂が完

NOTE

❶核相

細胞が染色体のセットをいくつもつかという状態を核相という。体細胞は通常，2 セットの染色体をもつ $2n$ の状態であり，生殖細胞は n の状態である。

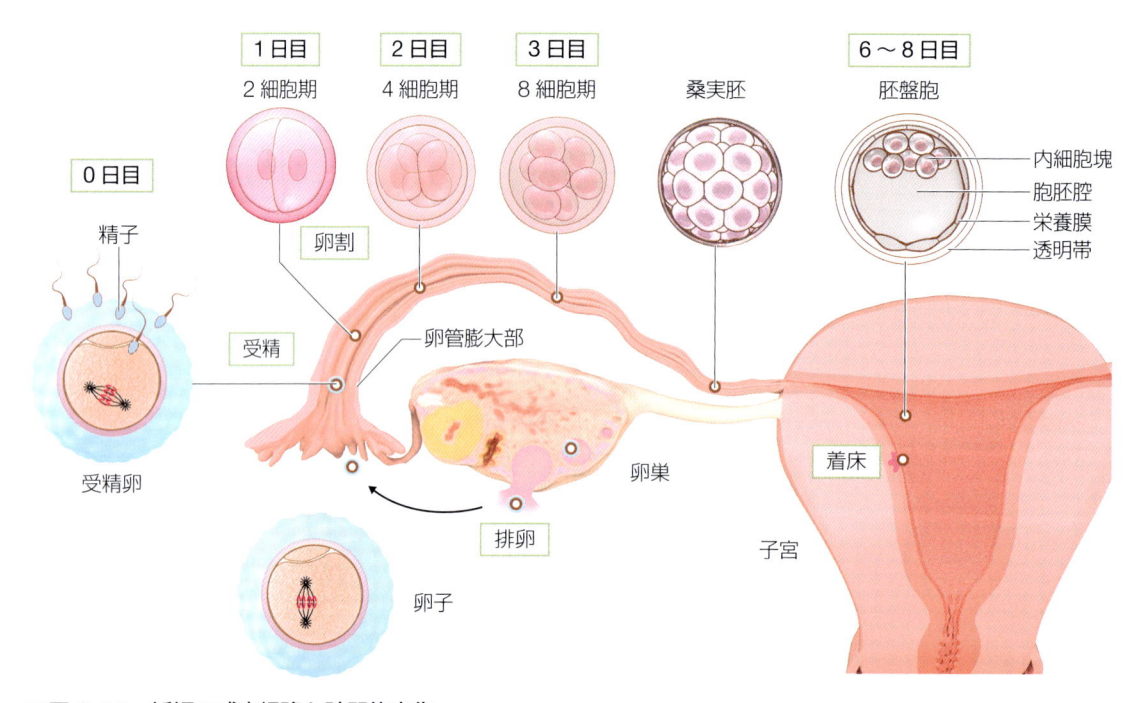

◐図 2-10　妊娠の成立経路と時間的変化
卵管へと取り込まれた卵子と，腟内に射出された精子が卵管膨大部で遭遇し，受精が成立する。受精卵は卵割を繰り返しながら胚盤胞へと変化していく。子宮へと運ばれた胚盤胞は受精後 6～8 日目ごろに子宮内膜に接着し，着床がおこる。

了する。

2　受精

　排卵された二次卵母細胞（成熟卵子）は，卵管采によって卵管へと取り込まれる。また，腟内に射出された精子は，子宮頸管を経由して卵管膨大部へと到達する。そして卵管膨大部で卵子と精子が遭遇し，精子が卵子に進入すると，新たな遺伝子構成をもつ細胞が形成される。これを**受精**という（◐図 2-9，2-10）。受精がおこると，卵子は第二極体を放出し，残りの染色体で雌性前核を形成する。また，精子由来の染色体は雄性前核を形成する。その後，雌性前核と雄性前核が融合し，受精卵となる。

　なお，卵子は糖タンパク質から構成される透明帯によって保護されており，精子はこの透明帯を分解する酵素をもっている。これにより精子は透明帯を通過できるが，受精が生じた瞬間に卵子からは透明帯の性質をかえる酵素が分泌される。この機構によって，複数の精子の進入を防いでいる。

3　胚の発育

　受精卵は体細胞分裂による卵割❶を行うことで，細胞数が増えていく。2 細胞，4 細胞，8 細胞と倍々に分裂していき，桑実胚を経て胞胚となる。胞胚は，将来胎児になる内細胞塊と，胎盤などになる栄養膜細胞に分化していく。胚の内部に液体が進入し，腔ができる段階まで発育したものを胚盤胞という（◐図 2-10）。

▭ NOTE
❶卵割
　受精卵の初期には，細胞質の総量が一定で，細胞数のみが増加する様式の細胞分裂がおこり，これを卵割という。

受精後 6 日目ごろに胚は透明帯の外に脱出し，これを孵化という。

4　着床

　胚盤胞が子宮内膜と接着して侵入し，絨毛を形成する過程を**着床**という（●図 2-10）。子宮内膜への接着は受精後 6～8 日ごろにおこり，栄養膜細胞から形成される絨毛からは，ヒト絨毛性ゴナドトロピン（hCG）が分泌され，黄体が維持される。

5　妊娠の診断

　着床が成立すると hCG が分泌されるため，hCG の検出❶は妊娠の診断に役だつ（●64 ページ）。また，すでに述べたように，hCG は黄体の消退を防ぐため，基礎体温の高温相が持続する。高温相が 2 週間以上❷持続した場合には，妊娠が疑われる。超音波断層法では，妊娠 5 週で胎嚢を子宮内にみとめ，6 週には胎児心拍を確認できる（●60 ページ）。

□**NOTE**
❶血中あるいは尿中からhCG を検出する。この検査および判定を妊娠反応という。
❷通常は 16 日以上継続した場合に疑う。

📝 work　復習と課題

❶ 女性の内性器の横断面を図示し，各部の名称を記入しなさい。

❷ 乳房の縦断面を図示し，各部の名称を記入しなさい。

❸ 腟の自浄作用とはなにかを説明しなさい。

❹ 性の決定過程におけるミュラー管とウォルフ管の変化について述べなさい。

❺ 卵巣周期と子宮内膜周期を，基礎体温の変化とともに説明しなさい。

❻ 月経周期における性ホルモンの変化について説明しなさい。

❼ 視床下部-下垂体-卵巣系のホルモンの，フィードバック機構について説明しなさい。

第 **3** 章

症状とその病態生理

本章の目標	□ 性器出血のおもな原因と診療の流れを学ぶ。
	□ 帯下の発生部位とおもな原因について学ぶ。
	□ 下腹部痛，下腹部膨満感・腫瘤感などの原因について学習する。
	□ 自律神経症状・不定愁訴について学習する。
	□ リンパ浮腫と排尿障害のおこる機序について理解する。

1 性器出血

性器からの出血（性器出血）の訴えがあるときには，月経に関連した出血と，月経に関連しない出血（**不正性器出血**）とに大別して考える必要がある。不正性器出血は，①機能性出血と，②器質性の出血に分けられる（◐表3-1）。また，年齢に応じて，妊娠に関連した出血の可能性も考慮して，その原因の診断が行われる。

● **診察の流れ** 　診断では，まず，妊娠に関連した出血の可能性を考慮する（◐図3-1）。その際には，患者への問診と，尿検査による妊娠反応（尿中ヒト絨毛性ゴナドトロピン〔hCG〕定性試験，◐65ページ）によって妊娠の有無の確認が行われる。

次に，性器出血の部位などに関する問診を行い，視診および腟鏡診による

◐表 3-1　不正性器出血の原因別分類

分類		おもな病態・疾患
機能性出血		排卵期出血，破綻出血など
器質性の出血	子宮体部	子宮体がん，子宮筋腫，子宮腺筋症，子宮内膜増殖症，子宮肉腫，絨毛性疾患，子宮内膜炎，子宮内膜ポリープ
	子宮頸部	子宮頸がん，子宮腟部びらん，子宮頸管炎，子宮頸管ポリープ
	腟	腟炎，腟がん，子宮脱，萎縮性腟炎
	外陰	外陰がん，外陰炎

このほかに妊娠に関連した出血もあり，妊娠初期では異所性妊娠や切迫流産，流産，胞状奇胎なども不正性器出血の原因となる。

plus	妊娠に関する問診の内容

妊娠に関する問診時には，月経周期の整・不整にかかわらず，最終月経の開始日だけでなく，最終月経より前の月経の情報（性器出血の性状や月経期間）の確認も重要である。患者が性器出血を月経と認識していても月経ではない場合があることや，妊娠の可能性を認識していなくても妊娠している場合もある。また，異所性妊娠に由来する出血の場合もありうるため，性器出血を訴える患者に対する診断においては，十分に詳しい問診が重要となる。

```
┌─────────────────────────────────┐
│      不正性器出血の訴え          │
└─────────────────────────────────┘
              ↓
┌─────────────────────────────────┐
│    ①妊娠の有無の確認            │
├─────────────────────────────────┤
│ • 問診：月経周期の整・不整，最終月経の開始日，最終月経より前の月経での性器
│        出血の性状や月経期間
│ • 検査：尿中ヒト絨毛性ゴナドトロピン（hCG）定性試験
└─────────────────────────────────┘
              ↓
┌─────────────────────────────────┐
│    ②出血部位の確認             │
├─────────────────────────────────┤
│ • 問診：出血部位
│ • 視診，腟鏡診：外陰・腟・子宮頸部の観察
└─────────────────────────────────┘
              ↓
┌─────────────────────────────────┐
│    ③問診と検査による鑑別        │
├─────────────────────────────────┤
│ • 問診：月経周期，性器出血の時期・回数・性状，その他の症状など（●表 3-2）
│ • 検査：超音波検査，培養検査，細胞診，組織診など
└─────────────────────────────────┘
```

●図 3-1　不正性器出血における診察の流れ

●表 3-2　不正性器出血に対する問診のおもな内容

分類	問診内容
月経周期	• 整か，不整か • 月経の間隔
性器出血の時期と回数	• 最終月経はいつか • ふだんの月経の持続期間と違いがあるか • 出血が月経周期と関連がある場合は，月経周期のいつから出血したか，関連がない場合は，いつ出血したのか
性器出血の性状	• 色調や量 • 凝血塊の有無 • ふだんの月経血との違い
性器出血以外の症状	• 上腹部・下腹部の痛みはあるか，ある場合は痛みを感じる部位と痛みの強さや，その持続はどのようなものか • 吐きけ・嘔吐はあるか
その他の情報	• 年齢 • 出血の部位 • 手術歴 • 妊娠の可能性はあるか • 性交やその時期との関係はあるか • ホルモン製剤などの内服はあるか　など

外陰，腟そして子宮頸部（子宮腟部・子宮頸管）の観察を行う。さらに超音波検査にて子宮頸部や子宮体部の観察を行い，問診で月経周期に関する情報や，性器出血の時期・回数・性状，その他の症状などを確認する（●表 3-2）。

　問診のあと，それぞれの部位に応じて培養検査・細胞診・組織診といった検査を行い，処置へと進む。なお，患者が性器出血を訴えている場合でも，膀胱炎や尿道カルンクル❶といった泌尿器からの出血，および痔や消化管の

NOTE

❶尿道カルンクル
　外尿道口に発生する良性腫瘍で，細静脈に富んでいるため出血しやすい。排尿時の疼痛や出血，排尿困難の原因となることが多い。

腫瘍といった肛門からの出血である場合もあるため，それらとの鑑別もなされる。

　なお，たとえば1,000 mLにおよぶような多量の出血をきたした場合には，全身の急性循環不全によって出血性ショックが生じ，生命に危険な状況がおよぶ症状が出現する可能性がある。また，分娩時あるいは分娩後の大量出血は産科危機的出血と総称され，直接産科的死亡❶の主要原因の1つとなっている。

NOTE
❶直接産科的死亡
　妊娠時における産科的合併症が原因で死亡したものをいう。なお，妊娠前から存在した疾患や妊娠中に発症した疾患で，妊娠の生理的作用で悪化，死亡したものを間接産科的死亡という。

2　帯下

　帯下（たいげ）❷vaginal dischargeは，腟から外陰に分泌される粘液・血液そして組織片を含む分泌物である。患者が帯下を訴えたときには，生理的に増加している帯下の場合と，病的な帯下の場合がある。

　1 生理的な帯下　子宮頸管から分泌される透明な水様の頸管粘液が，排卵前から増量し，生理的な帯下として自覚される。

　2 病的な帯下　炎症や感染，腫瘍を契機として自覚される。血性帯下・膿性帯下・白色帯下・液性帯下に分類される（▶表3-3）。

● **診察の流れ**　帯下の訴えがあるときには，まず問診で月経の情報や，瘙痒感・疼痛などの随伴症状，抗菌薬服用の有無などを確認し，視診および腟鏡診による外陰・腟・子宮頸部の観察を行う。さらに，分泌物の鏡検（▶53ページ）・培養や抗原検査，細胞診，組織診に進み，感染性か非感染性かの鑑別が行われる。検査結果によっては抗菌薬などの薬物治療を行う。

NOTE
❷「おりもの」や「こしけ」ともよばれる。

3　外陰部瘙痒感

　外陰部の瘙痒感（かゆみ）は，女性において感じやすい自覚症状の1つである。その原因は，①下着や生理用ナプキンによる接触性の機序，②洗剤や薬剤が誘因となるアレルギー性の機序，③エストロゲン分泌の減少に端を発する萎縮性腟炎に起因するもの，④性感染症に起因するものに分けられる（▶表3-4）。

● **表3-3　病的な帯下の分類とおもな原因**

分類	特徴とおもな原因
血性帯下	血液が混じっている帯下で，子宮の炎症性疾患や腫瘍性疾患などでみられる。
膿性帯下	黄色・緑黄色のクリーム状の帯下で，悪臭を伴う場合が多い。子宮や卵管の細菌感染，とくに淋菌による子宮頸管炎の際や，腟内異物による二次感染，腟トリコモナス症，腫瘍性疾患の際にみられる。
白色帯下	白色の帯下で，牛乳様で悪臭がある場合は腟トリコモナス症が疑われる。一方，米かす状・粥状・粒子状の場合はカンジダ腟炎が疑われる。瘙痒感を伴うことがある。
液性帯下	液状の帯下で，萎縮性腟炎や悪性腫瘍などでみとめられる。

○表3-4　外陰部瘙痒感のおもな原因

原因	機序と特徴
接触性の外陰炎	下着や生理用ナプキンなどによる接触による刺激が原因の接触皮膚炎である。
アレルギー性外陰炎	洗剤や薬剤などが誘因となり，アレルギー性の機序で炎症が生じる。
萎縮性腟炎	エストロゲンの分泌が減少することで非特異的な感染が生じ，萎縮性腟炎(○110ページ)にいたる。
性感染症	各種の性感染症(○189ページ)により瘙痒感が生じる。

○表3-5　下腹部痛の原因と病態生理

おもな原因	病態生理
炎症性疾患	子宮内膜症や子宮頸管炎，骨盤腹膜炎，付属器炎などの炎症に起因して，癒着や子宮頸部の移動性が制限されることで，内診時や性交時，また排便時に圧痛が生じる。
子宮筋腫	筋腫によって圧痛がみとめられる場合がある。また，子宮筋腫が増大し，骨盤内臓器を圧迫する場合や，発症部位によっては疼痛が生じる。他臓器への圧迫により，排尿障害や便秘なども引きおこす。
子宮腺筋症	月経周期に応じた痛みが生じ，月経開始の2～3日前から月経最終日まで疼痛が生じる。
子宮頸がん・子宮体がん	進行したがんの浸潤により，骨盤神経叢を圧迫する場合のほか，内子宮口の狭窄によって子宮内に血液や分泌物が貯留することで生じる。
卵巣疾患・卵管疾患	卵巣出血や異所性妊娠が原因で疼痛を生じるほか，卵巣腫瘍がねじれること(茎捻転)で，急激な腹痛が生じる。また，骨盤腹膜炎や付属器炎などの炎症に起因して膿瘍が形成されることで，疼痛が生じる。

● **診察の流れ**　外陰部瘙痒感の訴えがあるときには，まずは問診を行う。続いて視診により発赤や外陰部の腫脹の有無を，腟鏡診により帯下の有無を観察する。それらをもとに原因を特定し，原因の除去や軟膏の塗布などの局所治療を行うが，難治性の外陰部瘙痒感は皮膚疾患が原因となっている場合も想定されることから，皮膚科医との連携もなされる。

4　下腹部痛，下腹部膨満感・腫瘤感

1　下腹部痛

　女性生殖器疾患では，下腹部痛や腰痛を自覚することが多い。下腹部痛は消化器系や尿路系の疾患がその原因として含まれることから，医学的には鑑別診断が重要である(○表3-5)。

● **診察の流れ**　問診では，月経や妊娠との関連の有無を考慮に入れながら，痛みを自覚した時期(発症時期)と痛みの性状(鈍痛，激痛)と頻度(間欠的・持続的・突発的)，そして具体的な下腹部痛の場所などの情報から，その原因の診断を行うことが大切である。さらに，吐きけ・嘔吐や，下痢，便秘，血尿などの随伴症状の有無の確認も必要である。

　問診のあとは，血液検査❶や尿検査，培養検査，超音波検査・CT・MRI といった画像検査，そして処置へと進む。

□NOTE
❶炎症の有無などが確認される。

2 下腹部膨満感・腫瘤感

　下腹部膨満感・腫瘤感は，しばしばみとめられる症状であるが，背景に器質的疾患がある場合とない場合とがある。

　□1□ **基質的疾患がある場合**　子宮筋腫や子宮腺筋症などの子宮の疾患や，卵巣腫瘍などの悪性腫瘍による腹水貯留などがある。

　□2□ **器質的疾患がない場合**　便秘などによる腸管内のガスの充満（鼓腸）が考えられる。

　その他，妊娠子宮や，異所性妊娠の破裂による腹腔内出血でも下腹部が膨隆する。下腹部痛を伴う下腹部膨満感・腫瘤感の場合は，その鑑別のための問診・検査などを行ったうえで診断がつけられる。

5　自律神経症状・不定愁訴

　自律神経のはたらきの乱れによって生じる多彩な症状を総称して**自律神経症状**といい，婦人科における診察ではよくみられる症状である。訴えは強いが主観的であり，客観的な特徴に乏しい。具体的には，全身倦怠感，頭痛，動悸，不整脈，めまい，不眠，便秘などがあげられ，ホルモンの作用による影響もある。これらの自律神経症状は自覚症状が一定せず，そのときどきで変化することから，**不定愁訴**ともよばれる。

　更年期にみられる更年期障害（◯169ページ）では不定愁訴がみとめられ，ホルモン補充療法や漢方薬による治療介入が考慮される場合もある。精神的なストレスや過労，睡眠不足の際にも，これらの不定愁訴がみとめられる場合があり，その際は症状に応じた対症療法や，十分な休養とストレスを取り除く対応などが求められる。なお，ゴナドトロピン放出ホルモン（GnRH）アナログ療法などのホルモン療法で，閉経と同じような状態をつくる治療法（偽閉経療法）においても，不定愁訴がみとめられる場合がある。

6　リンパ浮腫

　リンパ管が途切れたり，圧迫されたりするとリンパ液の流れがうっ滞する。これにより，組織間隙にもれ出たタンパク質成分を含む液体が，リンパ管や静脈に取り込まれなくなって皮下組織にたまってしまい，浮腫（むくみ）が生じた状態を**リンパ浮腫**という。

　婦人科領域のがんの手術で，リンパ節の郭清が施行された場合や放射線治療後に，続発性に下腹部や大腿部・下腿にリンパ浮腫が生じることが多い。また，乳がんの手術に伴う腋窩リンパ節郭清後には，上肢にリンパ浮腫が生じることがある。用手的リンパドレナージ（◯214ページ）や圧迫療法，リンパ管と静脈のバイパスをつくるリンパ管静脈吻合術などの治療法がある。

7 排尿障害

　排尿に関する障害を総称して**排尿障害**とよぶ。膀胱や尿道などの炎症や感染，腫瘍といった泌尿器疾患，骨盤内腫瘍や妊娠子宮による圧迫，子宮頸がんに対する広汎子宮全摘出術後の神経損傷や放射線治療，分娩などが排尿障害の原因となる。症状としては，頻尿や残尿，尿閉などの排尿困難，尿失禁などがある。

✐ work　復習と課題

❶ 不正性器出血の原因をあげ，診察の流れを説明しなさい。

❷ 病的な帯下の分類とおもな原因を説明しなさい。

❸ 外陰部瘙痒感のおもな原因を説明しなさい。

❹ 下腹部痛がみられるおもな原因と病態生理を説明しなさい。

❺ リンパ浮腫が生じる機序を説明しなさい。

第 4 章

診察・検査と治療・処置

本章の目標	□ 女性生殖器疾患の診療で用いる器具について理解する。
	□ 理学的検査・病理検査・画像検査の目的や種類，方法について理解する。
	□ 腫瘍マーカー検査の種類について理解する。
	□ 妊娠検査の原理と方法について理解する。
	□ 内視鏡検査の種類および方法と，その目的について理解する。
	□ 染色体検査および遺伝子検査の方法と意義について理解する。
	□ 各種の薬物療法のしくみと，用いる薬剤について理解する。
	□ 手術の種類と摘出範囲を理解する。
	□ 女性生殖器疾患の診療に用いられる処置・治療や避妊法について理解する。

A 診察・検査

1 診察・検査に共通する注意点

女性生殖器疾患に対する診察は，内診台(●50ページ，図 4-8)で行うことが多い。患者は下半身の衣服を脱ぎ，截石位(砕石位)で開脚した状態で，医師による経腟的な診察が行われる。性交経験がない場合には，経腟的な診察のかわりに経肛門的に診察が行われることもある。

そのため，診察においてはつねに患者の恐怖心・羞恥心に配慮して援助することが重要である。はじめて診察を受ける患者の場合には，とくに配慮を要する。これらは問診によって事前に確認しておく。

また，女性生殖器疾患の診察・検査では，医師が腟鏡を片手で保持しながら検体を採取することが多いため，介助者が必要となる。介助者が行うべき検査・処置を事前に確認し，必要な物品や順序，使い方・渡し方を熟知し，介助することで，全体として手ばやく行うことができ，患者の負担を軽減することができる。

2 診察・治療に用いる器具

ここでは，女性生殖器疾患の診療に用いられる器具について解説していく。

1 腟鏡

腟鏡は，腟腔を開くための器具である。腟壁・子宮腟部・腟内容物の視診をはじめ，各種の検査・処置・手術の際にも用いられる。使用目的に合わせて，複数の種類を使い分ける(●図 4-1)。

1 **クスコー腟鏡**　**クスコー** Cusco **腟鏡**は，腟の形状に近いかたちをした腟鏡である。操作が簡単で，腟内を自然に近い状態で観察しやすい。また，

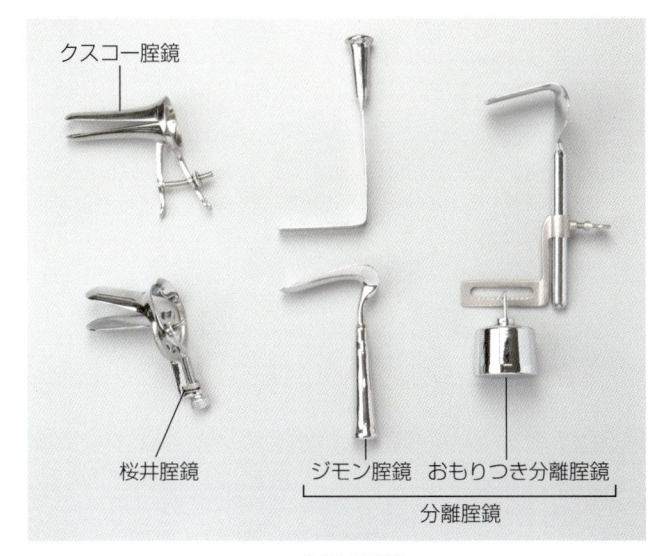

クスコー腟鏡

桜井腟鏡　　ジモン腟鏡　おもりつき分離腟鏡

分離腟鏡

a. 各種の腟鏡

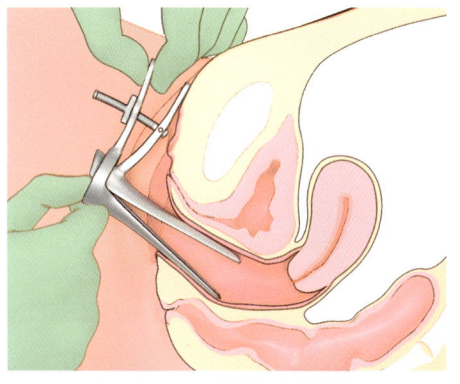

b. クスコー腟鏡による診察

○**図 4-1　腟鏡**

ほかの腟鏡と比べて患者の苦痛が少なく，診察での使用頻度が最も高い腟鏡である❶。

　②**桜井腟鏡**　**桜井腟鏡**は，クスコー腟鏡よりも先端部分は短いが，腟口を広く展開でき，その状態をネジで固定できる構造をしている腟鏡である。腟内の操作がしやすく，子宮内容物除去術などの経頸管的手術時にも用いられる。

　③**分離腟鏡**　**分離腟鏡**は，腟の前方と後方を展開するためのブレードが分離している腟鏡である。それぞれ別々に操作できるため，方向をかえながら腟を広く展開できる。よく用いられるのがジモン腟鏡であり，おもに麻酔下での手術時に用いられる。腟後壁用のブレードにおもりをつけて，持続的に広く展開できるようにしたおもりつき分離腟鏡もある。

2 　子宮消息子（子宮ゾンデ）

　子宮消息子（**子宮ゾンデ**）は，子宮内腔や子宮頸管の方向や長さなどを探索するために用いられる細い金属棒である。長さ約 30 cm で，先端 7 cm は銀製でやわらかく，子宮腔の方向に合わせて自由に彎曲の程度をかえて用いることができる（○図 4-2）。

3 　子宮腟部鉗子

　子宮腟部鉗子は，子宮腟部を把持・牽引するための鉗子である（○図 4-3）。可動性のある子宮を固定し，子宮内腔へ器具を挿入しやすくすることができる。先端が子宮腟部に刺さるように使用するが，子宮腟部は痛覚がにぶいため，無麻酔で使うことも多い。

　使用目的に応じて以下の子宮腟部鉗子を使い分ける。

　①**マルチン単鉤鉗子**　マルチン Martin 単鉤鉗子は，鉗子の先端が単鉤に

NOTE

❶一般的には腟鏡は反射光が奥まで届くように光沢メッキされているが，腟拡大鏡診（コルポスコピー）を行う際には，反射光を防止するために黒色のつや消し加工された腟鏡を用いることがある。

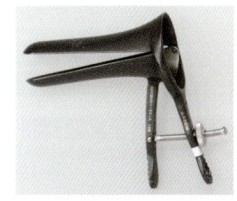

○**図　つや消し加工された腟鏡**

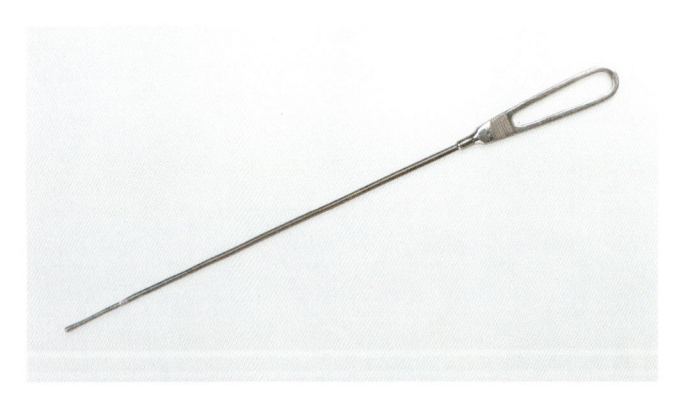

○図4-2　子宮消息子

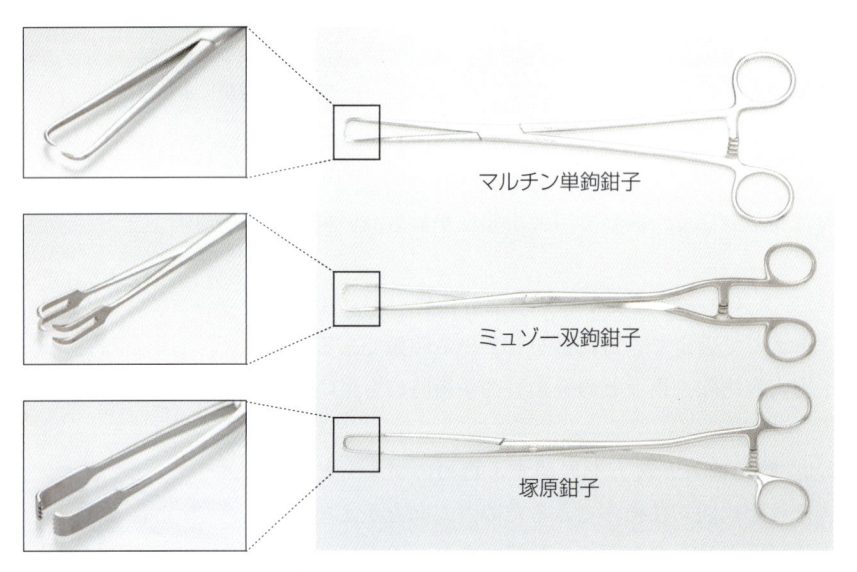

○図4-3　子宮腟部鉗子

なっている。

　②ミュゾー双鉤鉗子　ミュゾー Museux 双鉤鉗子は，鉗子の先端が双鉤に
なっている。

　③塚原鉗子　塚原鉗子は，先端が鋸歯状になっている。

4 頸管拡張器

　頸管拡張器は，先端が鈍な棒状の器具であり，太さの異なる複数本で1
セットをなしている。よく用いられるものが，ヘガール頸管拡張器である
（○図4-4）。検査・手術を行う際に，細いものから順に子宮頸管に通して，
少しずつ子宮頸管を拡張するために用いられる。

5 キュレット・胎盤鉗子

　子宮内腔の病変を検査するための器具として次の2つがある（○図4-5）。

　①キュレット　キュレットは，子宮内膜を搔爬するために用いられる，

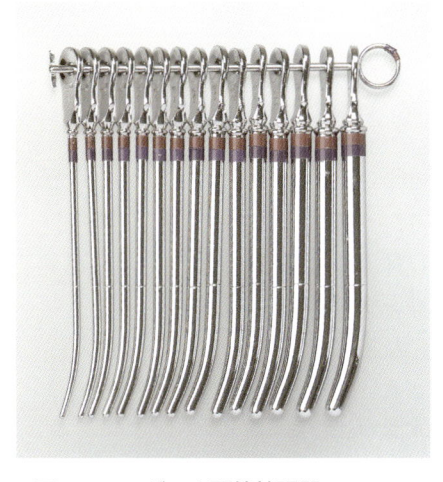

▶図 4-4　ヘガール頸管拡張器

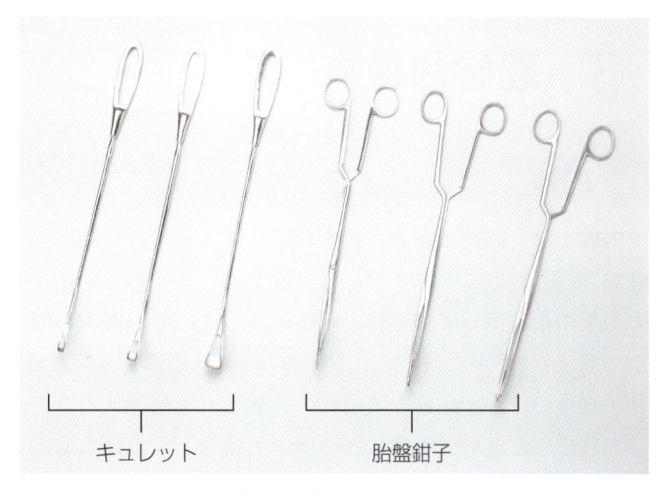

キュレット　　　　　　胎盤鉗子

▶図 4-5　キュレットと胎盤鉗子

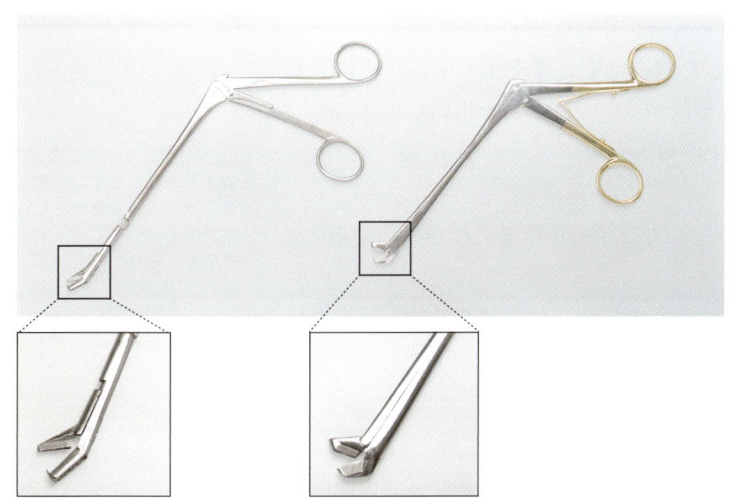

▶図 4-6　試験切除鉗子（パンチ生検鉗子）
先端の形状にはさまざまなものがある。

先端が匙状をした器具である。先端の形状によって鋭匙と鈍匙に分類される。

<u>2</u> 胎盤鉗子　胎盤鉗子は，子宮内容物をはさんでつかみ，摘出するための器具である。

6　試験切除鉗子（パンチ生検鉗子）

　子宮頸部の前がん病変や子宮頸がんが疑われる場合には，子宮頸部から組織を採取して組織診が行われる（▶55ページ）。その際に，病変部位の組織をつまみ取るように切除するために用いられるのが，**試験切除鉗子（パンチ生検鉗子）**である（▶図4-6）。

　子宮腟部のかたちに合わせて切除できるように，先端の形状には，半円形・三角形・四角形・かぎ爪つきなどのさまざまな種類がある。

3　理学的検査

1　内診

　内診とは，医師が患者の腟内に指を挿入して行う触診法であり，一般に**双合診**（双手診）のことをさす。双合診では，一方の手の指を腟内に挿入し，他方の手の指を用いて腹壁側から圧迫することで，双方の間の情報を知ることができる（●図4-7）。また，内性器および周囲の臓器の位置・大きさ・形状・硬度のほか，圧痛や可動性の有無などを確認することができる。

　内診は，女性の骨盤内臓器の理学的検査として最も有効な基本診察法であり，女性生殖器疾患の診療に特有なものである。正確に所見をとるためには，患者に腹筋をゆるめてもらう必要があるが，一方で腟内に指が入り，押し上げられるため，羞恥心と疼痛により患者は力が入ってしまう懸念がある。そのため，リラックスして診察を受けられるような配慮が必要である。

●**手順**　内診には通常，診察に適した截石位をとりやすくするために，昇降や前傾・後傾，開脚・閉脚などの機能がついた内診台を用いる（●図4-8）。

（1）患者に内診台の上❶で截石位をとらせる（●223ページ，図6-10）。

（2）手袋を装着する。

（3）腟内に挿入する指（内診指）には，一方の手の示指または示指・中指の2指を用いる。

（4）内診指ともう一方の手を用いて双合診を行い，内性器を触診し，その状態を確認する。

2　腟鏡診

　腟鏡にて腟腔を展開し，腟壁・子宮腟部・腟内容物の状態などを肉眼的に観察する診察法を，**腟鏡診**という。また，観察とともに腟内容物や子宮頸部

□NOTE

❶患者を動かせない場合には，ベッド上で腰枕を入れて腰部を少し高くし，開脚姿勢をとらせて行う。

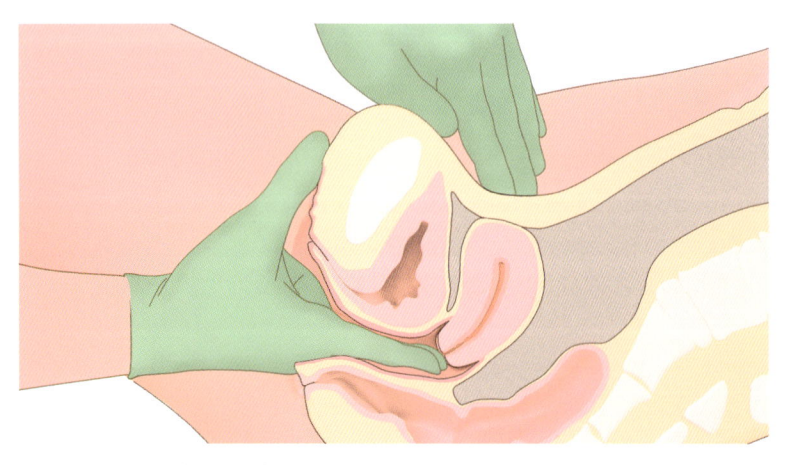

●**図4-7　双合診による内診**
双合診では，一方の手の指を腟内に挿入し，他方の手の指を腹壁側から圧迫することで，腫瘤の有無や可動性などを判断する。

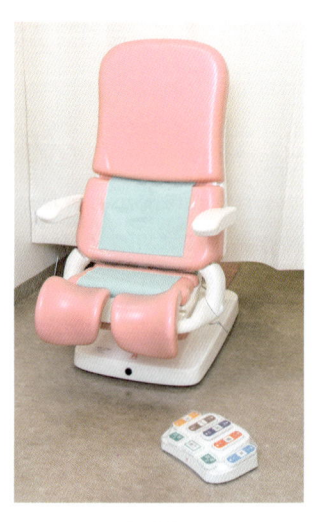

●**図4-8　内診台**

の細胞・組織などを採取することも多い。前述のように腟鏡には複数の種類があり，用途に合わせて選択される。

3 直腸診

　肛門から指を挿入して内診と同様の診察を行うことを，**直腸診**という。腟内からでは把握しづらい女性生殖器周囲の所見，とくに子宮の悪性腫瘍の周囲の臓器への浸潤などを診察するために行われる。

　また，性交経験がない場合や，腟内を占拠する大きな腫瘍がある場合は，内診が行いづらいため，直腸診が用いられる場合がある。

● **手順**　直腸診は，医師によって次の手順で行われる。

（1）一般には患者に截石位をとらせる。
（2）手袋を装着する。
（3）挿入指の先端と肛門に，ゼリーなどの潤滑剤を塗布する。
（4）挿入指を静かに肛門から直腸に挿入して双合診を行う。

4 子宮消息子（子宮ゾンデ）診

　子宮消息子（子宮ゾンデ）診は，子宮消息子を外子宮口から子宮腔内に挿入し，子宮腔の方向や子宮腔長などの子宮内の状態を知る方法❶である。

● **手順**　子宮消息子診は，医師によって次の手順で行われる。

（1）内診台を用いて患者に截石位をとらせる。
（2）手袋を装着する。
（3）腟鏡を用いて腟を展開し，子宮腟部を露出する。
（4）腟内を消毒する。
（5）子宮腟部鉗子で子宮腟部を牽引し，子宮ができるだけ直線状になるように保持する。
（6）子宮消息子を外子宮口から子宮腔内に挿入し，子宮腔の方向，子宮腔長，子宮内壁の状態などを確かめる。

□ NOTE
❶子宮消息子を子宮腔内へ挿入する操作は目視できないことから，無理な力をかけて挿入すると子宮穿孔を生じることがあるため，注意深く行われる。

4 病理検査

　一般的に，細胞の形態を顕微鏡でみることで，病変が悪性なのかどうかの診断が決定される。ほかにも，炎症や前がん病変（●118ページ）の有無と程度，ウイルス感染の有無などの多くの情報を得られる。このように，顕微鏡で拡大して細胞や組織の形態をみる検査を病理検査とよぶ。病理検査には，細胞を検査する細胞診と，組織をかたまりで採取して検査する組織診がある。

1 細胞診

　細胞診は，擦過により採取した細胞や，液体中に浮遊した細胞から病態を推定することができる病理検査で，侵襲が少なく，繰り返し施行が可能という特徴がある。

　また，液状の病変にも対応できるという利点があることから，さまざまな

場面で活用されており，とくに子宮頸がんの検診において細胞診が用いられている。

液状化検体細胞診（LBC）

細胞診では，得られた細胞をスライドガラス上に塗抹（スメア）し，顕微鏡下で細胞の形態を観察し，悪性腫瘍細胞・異型細胞・ウイルス封入体などの有無を検査する方法が用いられてきた。しかし最近は，細胞保存液に目的の細胞を浮遊させた検体を用いた液状化検体細胞診 liquid based cytology（LBC）も広く用いられてきている（●図4-9）。

LBC は，検体の不純物を取り除いたあと，スライドガラスに機械的に均一になるように固着させて，標本を作製する方法である。塗布の仕方などの標本の作製過程における過誤が少なく，質の安定した標本が作製できる。そのため，子宮頸がんの検診においても，LBC が活用されている。

◆ 細胞診の種類と手順

女性生殖器疾患に対しては，子宮頸部や子宮内膜などに対する擦過細胞診や，卵巣腫瘍や腹水に対する吸引穿刺細胞診がおもに行われる。

□1 **子宮頸部擦過細胞診** 子宮頸部擦過細胞診は，子宮頸がんのスクリーニングを目的に行われることが多い。ブラシなどの器具を用いて子宮腟部と子宮頸管内を擦過し，塗抹により検体を作成する（●図4-9，4-10）。子宮頸がんは子宮腟部の扁平円柱上皮境界（SCJ，●117ページ）❶から発生するため，そこを中心に擦過する。

□2 **子宮内膜細胞診** 子宮内膜細胞診は，子宮体がんの検査の1つであり，ループ型器具やブラシ様器具を用いて子宮内膜を擦過するものである（●図4-10，4-11）。妊娠中は禁忌となるため，妊娠の可能性がないことを確認し

NOTE
❶SCJ は閉経前は子宮腟部に存在するが，閉経後はしだいに子宮頸管内に入り込むようになるため，閉経後は子宮頸管内を擦過する。

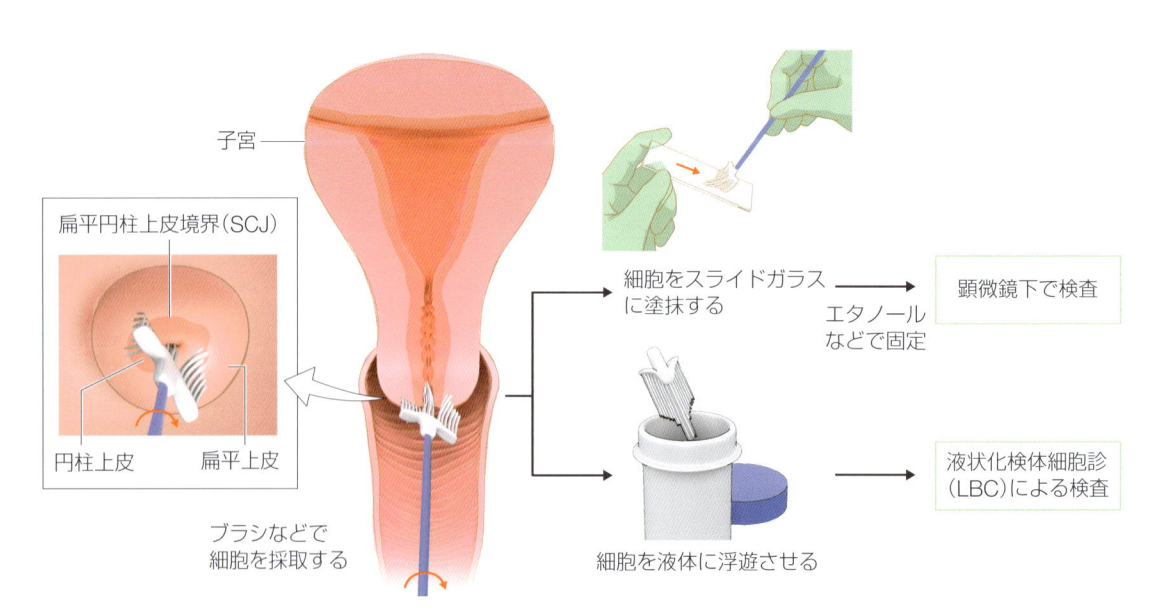

扁平円柱上皮境界（SCJ）

子宮

円柱上皮　　扁平上皮

ブラシなどで細胞を採取する

細胞をスライドガラスに塗抹する → エタノールなどで固定 → 顕微鏡下で検査

細胞を液体に浮遊させる → 液状化検体細胞診（LBC）による検査

●図4-9　子宮頸部擦過細胞診
ブラシなどを用いて子宮腟部・子宮頸部を擦過し細胞を採取する。スライドガラス上に塗抹して検査する方法のほか，近年は液状化検体細胞診（LBC）も広く用いられている。

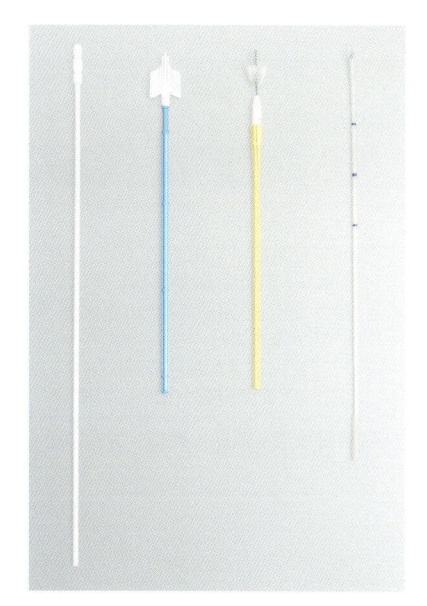

◯図 4-10　細胞診に用いる器具の例

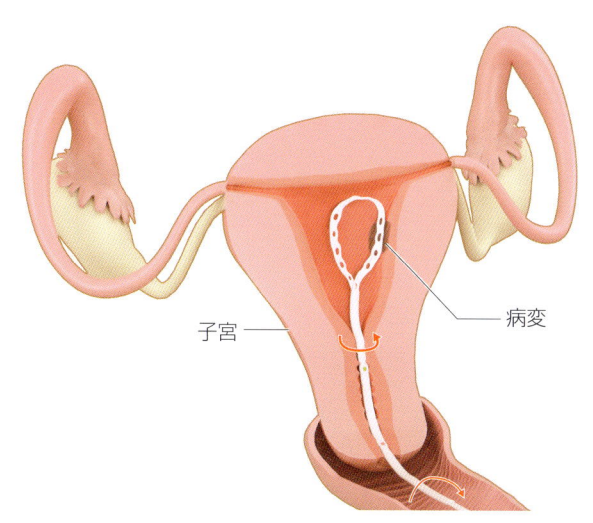

◯図 4-11　子宮内膜細胞診
子宮内膜を擦過して細胞を採取する。

たうえで行う。

　3 **吸引穿刺細胞診**　卵巣腫瘍の内容液や腹水を吸引または穿刺して検体を得て，遠心分離したうえでスライドガラス上に塗抹するものである。

▌子宮頸部および子宮内膜の細胞診の流れ

● **必要物品**　腟鏡，ブラシなどの細胞採取用器具，固定液(95％アルコール・エーテル等量溶液や 95％アルコール，スプレー固定液)などを準備する。LBC の場合は細胞保存液の専用容器も必要になる。

● **手順**　子宮頸部擦過細胞診・子宮内膜細胞診は，医師によって次の手順で行われる(◯図 4-9)。

(1)内診台を用いて患者に截石位をとらせる。

(2)手袋を装着する。

(3)腟鏡を用いて腟を展開し，子宮腟部を露出する。子宮内膜細胞診の場合は腟内を消毒する。

(4)目的部位を器具でこする。

(5)採取した細胞をスライドガラス上に塗抹する。LBC の場合は，細胞を採取したブラシを専用容器内の細胞保存液の中で洗うようにし，それを検査室に提出する。

(6)できるだけすみやかに固定液で固定❶する。

(7)検査室で固定標本をパパニコロウ染色法❷などによって染色し，鏡検❸する。

◆ 細胞診の結果の判定

　子宮に関する細胞診の結果は，ベセスダシステム❹に準拠した報告様式で報告される(◯表 4-1)。上皮の異常は，扁平上皮系の異常や腺系の異常が区

NOTE

❶検体は乾燥すると判定できなくなるため，すみやかにスライドガラスに塗抹し，ただちに固定液に浸漬するか，スプレー固定液を噴霧する。

❷**パパニコロウ染色法**
　がんのスクリーニングに広く用いられる多色染色法である。透明度が高く，微細構造がわかりやすいのが特徴である。

❸**鏡検**
　顕微鏡で観察することをいい，女性生殖器に関連する検査では，病理検査のほかにも感染症の検査などでも行われる。

❹**ベセスダシステム**
　国際的に広く用いられている子宮頸部細胞診の報告様式で，わが国でも準拠した様式が用いられている。ベセスダとは，この様式を中心となってまとめた米国国立がん研究所のある地名である。

●表 4-1 細胞診クラス分類と運用

		結果	略語	推定される病理診断	従来のクラス分類	運用
扁平上皮系	1)陰性		NILM	非腫瘍性所見, 炎症	Ⅰ, Ⅱ	異常なし:定期検診
	2)意義不明な異型扁平上皮細胞		ASC-US	軽度扁平上皮内病変疑い	Ⅱ〜Ⅲa	要精密検査: ①HPV 検査による判定 　陰性:1 年後に細胞診 　陽性:腟拡大鏡診, ねらい組織診 ②HPV 検査非施行 　6 か月目と 12 か月目に細胞診 　または腟拡大鏡診, ねらい組織診
	3)HSIL を除外できない異型扁平上皮細胞		ASC-H	高度扁平上皮内病変疑い	Ⅲa〜b	要精密検査:腟拡大鏡診, ねらい組織診
	4)軽度扁平上皮内病変		LSIL	HPV 感染 軽度異形成	Ⅲa	
	5)高度扁平上皮内病変		HSIL	中等度異形成 高度異形成 上皮内がん	Ⅲa Ⅲb Ⅳ	
	6)扁平上皮がん		SCC	扁平上皮がん	Ⅴ	
腺細胞系	7)異型腺細胞		AGC	腺異型または腺がん疑い	Ⅲ	要精密検査:腟拡大鏡診, 頸管および子宮内膜細胞診または組織診
	8)上皮内腺がん		AIS	上皮内腺がん	Ⅳ	
	9)腺がん		Adenocarcinoma	腺がん	Ⅴ	
その他	10)その他の悪性腫瘍		other malig.	その他の悪性腫瘍	Ⅴ	要精密検査:病変検索

判定結果と略語, 推定される病理診断, 検診や臨床における運用(取り扱い)を示した。

別して示される。細胞診は病変の推定までを行うものであり, 確定診断ではないため, 異常がみつかった場合は精密検査が必要となる。

　なお, 子宮頸部病変の多くは前がん病変であり, 自然軽快するもの, もしくは治療により完治するものである。しかし, 患者は細胞診での異常という結果を聞くと, 過度に悲観してしまうことも多い。そのため, さらなる検査の必要性については慎重かつ正確に伝える必要がある。

　病変が疑われる場合は, 次に説明する腟拡大鏡(コルポスコープ)下でのねらい組織診を行う。

2 組織診(組織学的検査)

　組織診(組織学的検査)は, 組織を採取し, 切片を顕微鏡にて病理組織学的に検査し, 疾患や病状を知るための検査法である。患者への侵襲は大きいものの, 診断を確定させられることが特徴である。女性生殖器疾患に対しては, 次の検査を行うことが多い。

◆ 組織診の種類

● **子宮頸部のねらい組織診**　試験切除鉗子（パンチ生検鉗子）にて切除できる組織は，子宮頸部全体からするとごくわずかな部分であるため，腟拡大鏡（コルポスコープ）で病変部を同定し，病変がある部位を切除する必要がある。このようにして行われる病理検査を，**ねらい組織診**という（◉図4-12）。

　ねらい組織診は，子宮頸部の細胞診で異常がある場合に行われる場合が多い。また，すでに診断の確定した子宮頸部の前がん病変の経過観察時にも，継続して行われることがある。

　腟拡大鏡を用いて子宮頸部を観察し，その際に3％酢酸処理❶（酢酸加工）を行うと，病変が同定できる。病変があると白色上皮・赤点斑・モザイク・異型血管域などの所見が扁平円柱上皮境界（SCJ）にみられ，この病変部位からねらい組織診を行う。

● **子宮内膜組織診**　子宮内膜組織診（生検）は，子宮体がんが疑われる場合や，ホルモン異常が疑われる場合の日付診❷を目的として行われる。妊娠中は禁忌となるため，妊娠の可能性がないことを確認したうえで行う。

　これまではキュレットなどで引っかくように組織を取る試験掻爬が通常だったが，吸引式の内膜生検器具も用いられるようになってきている（◉87ページ）。吸引式の内膜生検器具は，患者への痛みが少なく，組織がかたまりで採取できるという有用性がある。

● **試験切除**　試験切除は，子宮頸部・外陰・腟などに腫瘍や潰瘍などの異常がある場合に，診断の目的で行う検査である。付属器（卵巣・卵管）の場合は体表からは検査できないため，試験切除には手術が必要となる。

● **手術検体の組織学的検査**　術前診断が良性疾患であっても，偶発的に悪性疾患がまぎれていることがわかることがある。そのため，すべての手術に

▭NOTE

❶3％酢酸処理
　腟拡大鏡診（コルポスコピー）の際に行われるもので，子宮腟部と頸管内に3％酢酸液を塗布することである。粘液の除去や上皮の色調の変化，また毛細血管の収縮などにより，各種の所見が明確になる。

❷子宮内膜は，各ホルモンに反応して増殖期・分泌期の変化が生じる。とくに黄体ホルモンの分泌によって，着床にふさわしい変化が生じているかを調べる目的で行われる生検を子宮内膜日付診という。

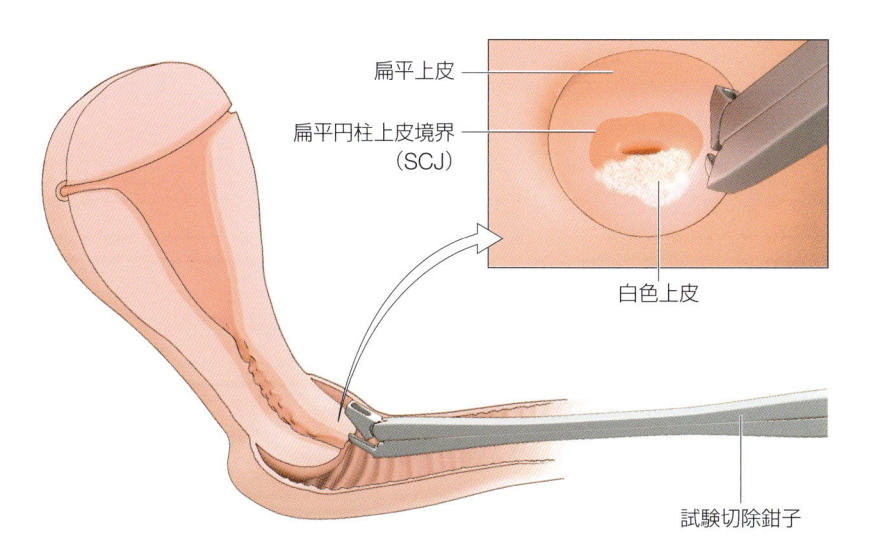

扁平上皮

扁平円柱上皮境界
（SCJ）

白色上皮

試験切除鉗子

◉**図4-12　子宮頸部のねらい組織診**
腟拡大鏡で子宮腟部を拡大し，病変がみられる部位から試験切除鉗子で切片を採取する。この図では白色上皮のねらい組織診を示した。

おいて，切除した検体は原則として組織学的検査に提出し，確認される。

◆ おもな組織診の流れ

▌子宮頸部のねらい組織診の流れ

● **必要物品**　腟鏡，腟拡大鏡，試験切除鉗子，長鑷子，圧迫止血用ガーゼまたは糸つき綿タンポン（●90ページ，図4-32），消毒薬，3%酢酸液，10%ホルマリン液，検体を入れるための容器などを準備する。

● **手順**　子宮頸部のねらい組織診は医師によって次の手順で行われる。

（1）内診台を用いて患者に截石位をとらせる。

（2）手袋を装着する。

（3）腟鏡で子宮腟部を露出する。

（4）腟拡大鏡を操作し，観察する（●図4-13）。

（5）3%酢酸処理を行い，再度よく観察する。病変部位を特定する。

（6）試験切除を行う（●55ページ，図4-12）。

（7）出血の状況を確認する。必要があれば止血薬を塗布し，止血用にガーゼや糸つき綿タンポンを挿入する。

（8）採取した組織は，すぐに10%ホルマリン液中に入れて固定する。

（9）検査室にてHE染色（ヘマトキシリン・エオシン染色）❶後，鏡検し，病理診断を行う。

● **患者に伝えるべき注意点**　子宮頸部のねらい組織診では，患者には次のような注意点を伝えておく必要がある。

• 患者に止血用のガーゼまたは糸つき綿タンポンが入っていることを伝え，抜去時間と方法を説明する。一般には3時間程度から翌朝までで，腟外に出ている糸をひくことで自己抜去ができる。

• 当日の入浴は禁じる。

• 出血があるときは，性交を禁じる。

📝**NOTE**

❶**HE染色（ヘマトキシリン・エオシン染色）**
　ヘマトキシリンとエオシンという2種類の色素で染色する方法である。細胞核がヘマトキシリンで染色され，細胞質や細胞間質はエオシンで染色される。

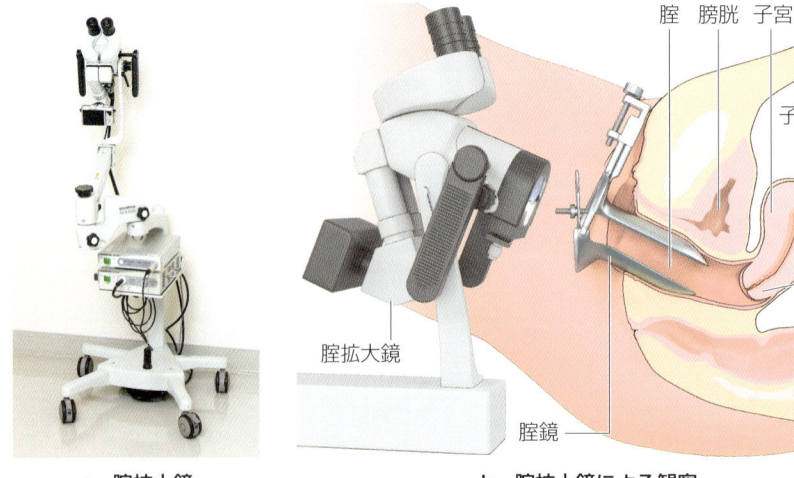

　　a．腟拡大鏡　　　　　　　b．腟拡大鏡による観察

● **図4-13　腟拡大鏡（コルポスコープ）と腟拡大鏡による観察**

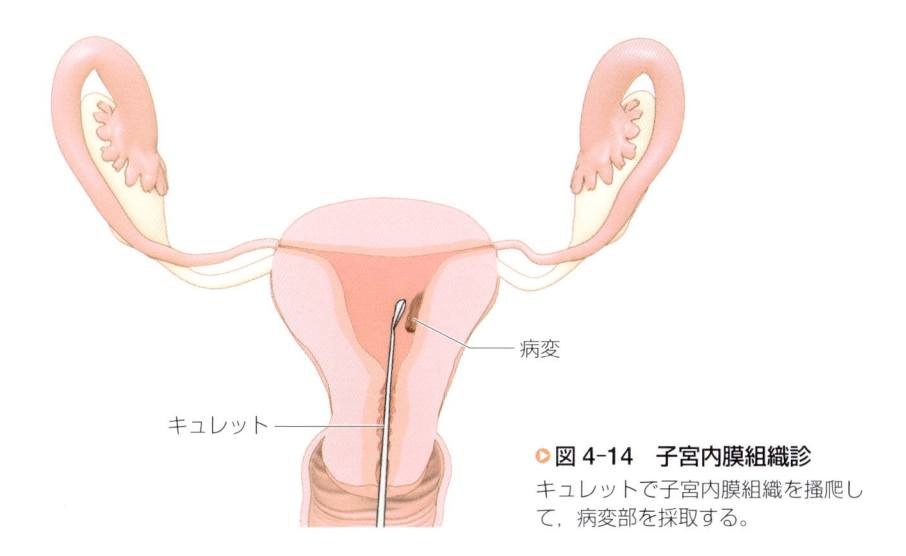

病変

キュレット

○**図 4-14　子宮内膜組織診**
キュレットで子宮内膜組織を掻爬して，病変部を採取する。

・出血が月経よりも多い場合は，受診するように指導する。

▌子宮内膜組織診の流れ

●**必要物品**　腟鏡，子宮腟部鉗子，子宮消息子，ヘガール頸管拡張器，キュレット，胎盤鉗子，10％ホルマリン液，長鑷子，止血用ガーゼ，止血用糸つき綿タンポンなどを準備する。吸引式の内膜生検器具が用いられることもある。

●**手順**　子宮内膜組織診は医師によって次の手順で行われる（○図 4-14）。

（1）内診台を用いて患者に截石位をとらせる。

（2）手袋を装着する。

（3）腟鏡で子宮腟部を露出する。

（4）腟内を消毒する。

（5）子宮腟部を子宮腟部鉗子で牽引し，子宮消息子で子宮腔の方向や子宮腔長を確認する。

（6）キュレットを子宮内腔に挿入し，内膜を掻爬して採取する。キュレットの挿入が困難な場合には，ヘガール頸管拡張器で子宮頸管を拡張してから行う。

（7）出血の状況を確認し，消毒をする。必要があれば，止血用糸つき綿タンポンやガーゼを挿入する。

（8）採取した組織は，すぐに 10％ホルマリン液中に入れて固定する。

（9）検査室にて HE 染色後，鏡検し，病理診断を行う。

●**患者に伝えるべき注意点**　子宮内膜組織診では，患者には次のような注意点を伝えておく必要がある。

・子宮内膜組織診は子宮内操作であるので，感染予防に留意するように説明する。抗菌薬が処方される場合もある。

・当日の入浴や性交は禁じる。

・出血が多いときや発熱，腹痛がある場合には，受診するように指導する。

5 細菌・ウイルス・真菌・原虫検査

　感染が疑われる場合には，感染の有無を明らかにし，原因微生物（細菌・ウイルス・真菌・原虫）の同定を行い，可能な場合は薬剤に対する感受性を検査する。

　女性生殖器疾患特有の感染症には性感染症が含まれ，生殖器に症状が出現するものが多い（●189ページ）。また，カンジダ腟炎や細菌性腟症など，性感染症以外でも生殖器に症状があらわれるものもある。

　近年，子宮頸がん検診において，もしくは子宮頸がんの前がん病変や，細胞診での異常が見つかった患者を対象に，ヒトパピローマウイルス（HPV）の検査が行われている。HPVの感染自体では症状が出現するものではなく，ほとんどが一過性であり自然に排泄されるが，子宮頸がんの罹患のリスク因子であり，検査の意義は大きい。

◆ 感染症検査の種類

　女性生殖器の感染症に対しては以下の検査が行われることが多い。

　1 腟分泌物の鏡検　スライドガラス上に腟分泌物の新鮮検体をのせ，生理食塩水で希釈し，カバーガラスを乗せて鏡検することで，微生物の存在を確認する検査である。腟トリコモナス（トリコモナス原虫）やカンジダ属菌の有無を調べることができる。

　2 塗抹染色検査　スライドガラスに腟分泌物や膿，穿刺液などの検体を塗抹し，グラム染色のうえ鏡検を行うことで，細菌の有無，炎症細胞の有無を調べる検査である。菌体の形態と染色性から，原因菌のある程度の推定が可能である。細菌感染に対しては最も基本的な検査であり，同じ検体を用いて，培養検査，薬剤感受性検査を行っていく。

　3 培養検査　採取した検体を培地上で培養し，増殖させて，おもに細菌・真菌の有無や種類などを同定する検査である。

　4 薬剤感受性検査　各種の抗菌薬の有効性を推定するために，培養された菌体に対して抗菌薬の感受性を調べる検査である。細菌が発育阻止される最低限の抗菌薬濃度によって，その抗菌薬の感受性を判定する。

　5 血清抗体検査　血清中のウイルスや細菌に対する抗体価を調べる検査である。過去に感染があったかを調べたり，期間を空けて検査を繰り返し，血清中の抗体価の変化をみることで，新たな感染があったかを判定したりすることができる。各種のウイルスやクラミジア−トラコマチス（トラコーマクラミジア），梅毒トレポネーマなどの感染検査に用いられる。

　6 遺伝子検査　擦過検体・血液検体などから細菌・ウイルスなどの遺伝子を検出し，微生物の種類を同定する検査である。高感度で微生物の存在は証明できるが，薬剤感受性検査はできない。HPV検査もこれに含まれる。

◆ おもな感染症検査の流れ

　生殖器に症状，感染部位がある場合，内診台で患部から検査検体を採取する。病原微生物を死滅させないように消毒・洗浄せずに採取する。

　1 **腟分泌物の鏡検**　鑷子または綿棒で腟分泌物の一部を採取し，スライドガラスに塗布し生理食塩水をたらす。低倍率で鏡検し，原因微生物の有無を確認する。腟トリコモナスは動いているのが見え，カンジダ属菌は菌糸が見えるため，腟トリコモナス症（トリコモナス腟炎）・カンジダ腟炎などに対する診断に用いられる。

　2 **塗抹染色検査，培養検査，薬剤感受性検査**　綿棒で腟分泌物の一部を採取する。微生物検査室に提出し，塗抹染色検査と培養検査，薬剤感受性検査が行われる。カンジダ腟炎・細菌性腟症・子宮頸管炎に対して用いられる。

　3 **性器ヘルペスに対する抗原検査**　外陰のびらん，潰瘍部分から綿棒で採取し，専用のガラスに塗布することで検査を行う。

　4 **クラミジア-トラコマチス・淋菌・マイコプラズマ属菌による子宮頸管炎に対する PCR 検査**　頸管を専用の容器の綿棒で擦過する。

　5 **バルトリン腺膿瘍に対する膿瘍穿刺と培養検査**　会陰部にできた膿瘍を穿刺し，内容液を吸引して採取する。微生物検査室に提出し，塗抹染色検査と培養検査，薬剤感受性検査が行われる。

　6 **HPV 検査**　ハイリスク HPV（●118ページ）の有無のみを判定する検査と，存在する型の番号まで詳細に検査するタイピング検査がある。どちらも子宮頸部細胞診における LBC のように，専用容器に入った細胞保存液の中で，子宮頸部を擦過したブラシを洗うようにして子宮頸部の細胞を採取し，ウイルスの存在を検査する。

6 画像検査

　本書で取り扱う画像検査には次の各種の検査のほか，乳腺領域で用いられるマンモグラフィがある（●151ページ）。

1 超音波断層法

　超音波断層法は，人体に超音波をあて，さまざまな組織・臓器の境界でおこる反射を利用した画像検査法である（●図4-15-a）。検査対象からの超音波の反射信号を並べることで平面割面画像を作成して表示する B モードや，ある1点からの反射信号について，横軸を時間軸にして，経時的に表示することで動きをリアルタイムでとらえる M モードなど[1]がある。

　超音波は，ほとんど侵襲がなく，簡便に施行することができ，また静止画像のみならず，リアルタイムの動的な情報も得られるため，さまざまな場面で多用されている。近年では画像技術の向上により，より鮮明な画像を得られるようになってきた。女性生殖器疾患に対しては，子宮・卵巣の大きさ・形態・位置・内部構造の観察が可能である。そのため，腫瘍や妊娠経過の観

NOTE

[1]近年は，B モードの画像を並べることで3次元の立体構造として描出する 3D 超音波や，さらにそれをリアルタイムで描出できる 4D 超音波も用いられている。

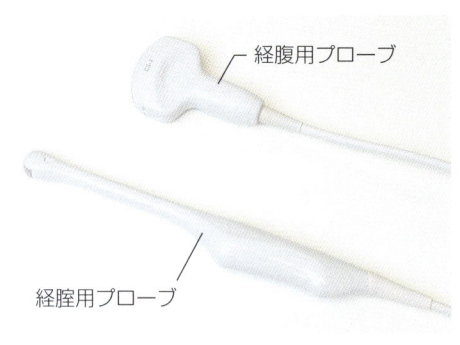

経腹用プローブ

経腟用プローブ

b. 経腹用プローブと経腟用プローブ

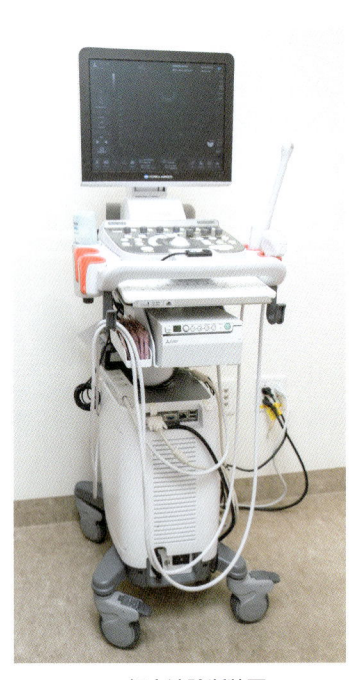

a. 超音波診断装置

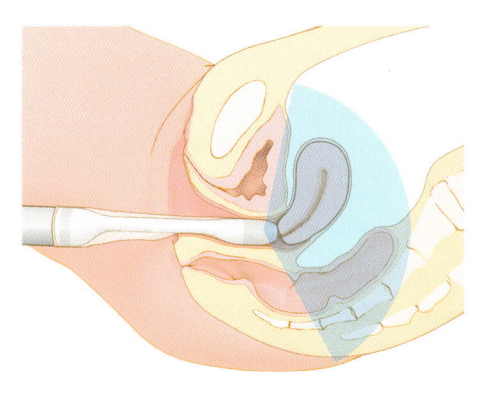

c. 経腟用プローブによる検査

◉図4-15　超音波断層法による検査

察などに必須である。

● **超音波ドプラ法**　検査対象からの超音波の反射信号の変化を運動として検知する方法である。心臓や血管の動きを音響化してとらえる簡易なドプラ法は，胎児の心拍の確認に長きにわたって用いられているが，近年では心臓や血管内の血流をみることにおもに用いられている。この方法を用いると，超音波断層法の画像内に，流れの速さや方向を表示することができる。

◆ プローブによる分類

プローブ（超音波探触子）は，超音波を発信し，反射信号を検知する装置で，検査部位，検査法によって形状が異なる（◉図4-15-b）。

１ **経腹超音波断層法（経腹法）**　経腹用プローブを腹部にあてて検査する方法である。広い範囲に深達する 3.5～5.0 MHz[1]の超音波を用いることで，プローブから離れた部位まで描出できる。

２ **経腟超音波断層法（経腟法）**　経腟用プローブを腟内に挿入して検査する方法である。周波数の高い 5.0～9.0 MHz の超音波を用いて，高い解像度を得ることができる。また，骨盤内にある子宮・卵巣などにプローブを近づけることができるため，より鮮明に描出できる。

▍**超音波検査の流れ**

腹部疾患に広く用いられるのは経腹法であるが，女性生殖器疾患において

NOTE

❶MHz

メガヘルツと読む。音の波が1秒間に100万回振動することを意味する。

は，骨盤内にある子宮・卵巣の描出には適さない。一方で，経腟法は，正常から軽度腫大した子宮・卵巣などをとらえるのに適しており，小さな卵巣腫瘍や，妊娠初期における診断などの検査にも適している。ただし，経腹法も大きな腫瘍の描出や中期以降の妊娠経過の観察などに用いられる。

● **手順**　超音波検査は次の手順で行われる。

　1 **経腹法**　仰臥位で検査する。骨盤内臓器を観察する際は少しでも明瞭に描出するため，膀胱に尿をためた状態で検査を行う。

　2 **経腟法**　内診時と同様に，内診台上で截石位で検査する（◉図 4-15-c）。経腹法とは異なり，膀胱内に尿が存在するとプローブから検査の対象となる臓器までの距離が離れて描出しづらくなるため，検査前には排尿をさせておく。性交経験のない患者には，肛門から経腟用プローブを挿入する場合もある。

2 コンピュータ断層撮影（CT）

　コンピュータ断層撮影 computed tomography（**CT**）は，X 線を多方向から照射し，人体の内部構造を画像化する検査法である。臓器の位置・大きさ・かたちがわかり，信号の強度からその内部の性状もある程度推定でき，がんの転移状況などの情報を得ることができる。

　造影剤を静脈内注射して，さらに病変部位の診断をしやすくする造影 CT も行われる。

● **注意点と患者への説明**　CT での放射線の被曝量は一般的な X 線検査よりも多いため，妊娠中は検査をなるべく避ける。造影 CT の場合は，造影剤により嘔吐を誘発することがあるため，検査前は禁食とする。

3 磁気共鳴画像（MRI）

　磁気共鳴画像 magnetic resonance imaging（**MRI**）は，磁場による反応の信号を画像化することで，人体の内部構造を画像化する検査法である。CT よりも軟部組織の画像の精度や，性状の推定の精度にすぐれる。女性生殖器領域では，臓器や腫瘍などの状態を知るうえで，きわめて有用である。造影剤を静脈内注射して，さらに病変部位の診断をしやすくする造影 MRI も行われる。

● **注意点と患者への説明**　強力な磁気を使用するため，ボルトなどの金属やペースメーカなどの電子器材が体内にないことが条件となる。また，検査時は金属類を身につけないよう指導する。せまい空間に仰臥位で固定され，終了するまで時間がかかる❶こと，検査中は比較的大きな音がすることを説明しておく。

4 陽電子放射断層撮影（PET）

　がん細胞は，正常細胞よりもエネルギー源であるグルコースを多く取り込む。そこで，ラジオアイソトープ radioisotope（放射性同位元素，RI）で標識したグルコースを注射し，標識されたグルコースが多く集まっている部分を映

📝 **NOTE**

❶このような特徴から，MRI は閉所恐怖症患者には検査を行うことがむずかしい。CT や後述する PET は MRI に比べて音が小さく，狭くないという特徴がある。

し出すことで，がんの有無やその位置，転移の状況を調べる画像検査が行われている。この方法が**陽電子放射断層撮影** positron emission tomography（**PET**）である。

位置情報をより正確にするため，単純 CT 画像と組み合わせる PET-CT という方法もある。PET-CT は，悪性腫瘍の性質（悪性度），転移，再発巣，治療効果判定などに有用性が高いが，疾患によってその有効性は異なり，乳がん・卵巣がん・子宮体がんでは有効性が高い。

● **注意点と患者への説明**　体内に投与される RI は，放射線を発するが量は少なく，半減期が短いため，大きな副作用はなく，安全性は高い。それでも一般的な X 線検査よりは被曝量は多い。

投与した RI が全身に広がり，腫瘍に集積するのを待つため，検査には時間がかかる。また，血糖値が 150〜200 mg/dL をこえるような糖尿病患者の場合は，診断精度が落ちる。

5　子宮卵管造影法（HSG）

子宮内腔の病変や卵管の疎通性の異常は妊娠成立の障害となる。**子宮卵管造影法** hysterosalpingography（**HSG**）は，子宮頸管から子宮腔，卵管内へと造影剤を入れ，X 線画像を撮影することで，子宮腔の状態と卵管の疎通性を判断するための検査である。

子宮内腔に突出する粘膜下筋腫や内膜ポリープ，子宮奇形などの子宮腔の異常の有無や，卵管の疎通性，卵管留水症による拡張などの有無，さらには腹腔内に到達した造影剤の広がり方により，卵管周囲の癒着の有無などを確認できる。

子宮卵管造影法の流れ

● **必要物品**　桜井腟鏡，子宮腟部鉗子，子宮消息子，8 Fr のバルーンカテーテルまたは嘴管，2.5 mL の注射器，造影剤❶などを準備する。

● **手順**　子宮卵管造影は医師によって次の手順で行われる（◐図 4-16）。

（1）検査台の上❷で患者を開脚させる。

（2）手袋を装着する。

（3）腟鏡で子宮腟部を露出し，腟内を消毒する。

□ NOTE

❶子宮卵管造影法では，造影剤を圧をかけて卵管に通すため，卵管の疎通性が向上し，検査自体に自然妊娠率をあげる効果がある。用いられる造影剤には水溶性と脂溶性があり，この効果は脂溶性のほうが高いとされている。

❷検査は X 線撮影室で行うため，通常は内診台がない。

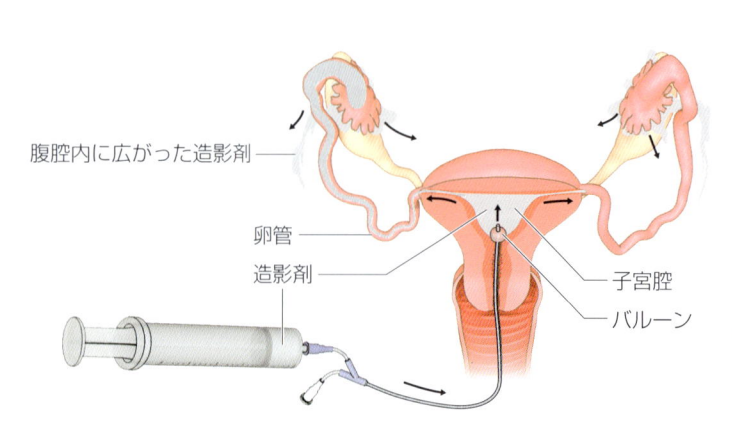

腹腔内に広がった造影剤

卵管

造影剤

子宮腔

バルーン

◐**図 4-16　子宮卵管造影法**
子宮腔にバルーンカテーテルを挿入し，造影剤を注入して X 線画像を撮影する場合を示した。

（4）子宮腟部を子宮腟部鉗子で固定する。

（5）バルーンカテーテルを子宮腔に挿入するか，または嘴管を用いて，頸管からX線透視下に通常10 mLの造影剤を注入する。

（6）X線透視にてリアルタイムに観察しつつ，撮影する。

（7）腹腔内への拡散像を撮影する。水溶性造影剤の場合は当日，脂溶性造影剤の場合は翌日に行われる。

● **注意点と患者への説明**　妊娠中は禁忌である。妊娠の可能性がない時期を選ぶため，また月経前の内膜肥厚による検査の誤判断を防ぐため，月経終了後から排卵前までの卵胞期に行うのが原則である。

　また，子宮内操作のため感染に注意が必要で，抗菌薬の投与を行う場合がある。造影剤に対する反応として，検査後に下腹部痛・発熱・アレルギー反応が生じる場合があることに注意する。当日の入浴，性交を禁じるように指導する。

6　卵管疎通性検査

　卵管の疎通性の異常は妊娠成立の障害となる。卵管疎通性検査は，ガスや液体を通すことで，その疎通性をみる検査であり，卵管通気法（ルビン Rubin テスト）と卵管通水法がある。子宮卵管造影法と比べて子宮内腔の情報は得られないが，放射線の被曝がなく，簡便に行える利点がある。

　[1] **卵管通気法**　子宮頸管より，子宮腔内に一定流量の二酸化炭素（CO_2）ガスを連続的に送入し，その圧を持続的に測定することで，卵管の通過性やその程度を知る検査である。

　[2] **卵管通水法**　CO_2のかわりに生理食塩水を注入する方法である。

▌卵管疎通性検査の流れ

● **必要物品**　描記式卵管通気器機，ルビンテスト用聴診器，クスコー腟鏡または桜井腟鏡，8 Fr のバルーンカテーテル，子宮腟部鉗子，子宮消息子，2.5 mL の注射器などを準備する。

● **手順**　卵管通気法による卵管疎通性検査は医師によって次の手順で行われる。

（1）内診台を用いて患者に截石位をとらせる。

（2）手袋を装着する。

（3）左右の下腹部にルビンテスト用聴診器を装着する。

（4）腟鏡で子宮腟部を露出し，腟内を消毒する。

（5）バルーンカテーテルを子宮腔へ挿入する。

（6）バルーンカテーテルを描記式卵管通気器機に連結して，30 mL/分の一定流量のCO_2を子宮内に流入させる。

（7）数分間，CO_2注入圧を連続的に測定し，その描記パターンを分析する。また，腹壁から聴診器で，卵管采から腹腔内へ漏出する泡沫音を聴取する。

● **注意点と患者への説明**　検査では腹腔内にCO_2が貯留することで，腹膜が刺激され，心窩部痛や肩甲部痛，吐きけなどの症状が出現することがある。

検査中は症状がなく，終了後に起立した際にあらわれることもあり，注意が必要である。両側の卵管に疎通性がないときには，卵管からガスが抜けないため，子宮内圧が高くなり，検査中に下腹部痛を訴えることがある。

7 腫瘍マーカー検査

腫瘍細胞から産生される物質や，悪性腫瘍によって二次的に産生される物質は腫瘍マーカーとよばれ，血液や尿から検出できる。女性生殖器疾患に用いられる腫瘍マーカー検査には多くの種類がある（●表4-2）。

一般的に腫瘍マーカーは，無症状の一般集団に対し，悪性腫瘍の発見のためのスクリーニング検査として行うには，適した感度と特異度❶をもたない。つまり，がんがあっても腫瘍マーカーが上昇していない患者も多く，がんがなくても上昇している患者も多いということである。腫瘍マーカー検査は，悪性腫瘍と診断された患者において，病勢や再発の評価に用いるのにすぐれている。

8 妊娠検査

受精卵が着床し，妊娠が成立すると，胎児側の組織から絨毛が形成され，ヒト絨毛性ゴナドトロピン（hCG）が分泌される。hCG は卵巣の黄体を維持するはたらきをし，妊娠を継続させるのに役だつ。維持された黄体からは体温上昇作用のある黄体ホルモンが分泌されるため，基礎体温の高温相が持続する。

妊娠を診断する際には，これらの生理反応を用いることができ，具体的に

NOTE
❶感度とは，ここではがん患者における腫瘍マーカー陽性の割合である。特異度とは，がんでない患者における陰性の割合である。

● 表4-2　女性生殖器疾患に用いられる腫瘍マーカー検査

疾患		腫瘍マーカー
卵巣がん	表層上皮間質性	CA125，CA19-9，CA72-4，CA54/61，SLX，CA602，CA546，HE4
	胚細胞性	AFP，hCG，SCC 抗原，LDH
	性索間質性	エストロゲン
卵管がん		CA125
子宮頸がん，外陰がん，腟がん	扁平上皮がん	SCC 抗原
	腺がん	CA125
子宮体がん		CA125，CA19-9
子宮肉腫		LDH，CA125
乳がん		CA15-3，CA72-4
絨毛がん		hCG，hCG-β，SP-1
子宮内膜症		CA125
その他		CEA，TPA，BFP，フェリチン，IAP など

は次の方法がある。

1 **基礎体温測定**　基礎体温とは、体温に影響を与えるような条件を避けて計測した体温のことである。一般には早朝覚醒時に体動前に測定した口腔温のことであり、対象者の基礎体温を記録し、おもに折れ線グラフで体温表を作成する。高温相が14日をこえて持続し、月経が発来していない場合に妊娠を疑う。基礎体温が高温相になってから、14日をこえて持続していることを体温表で判定する。

2 **妊娠反応(尿中hCG定性試験)**　hCGは着床から約1週間(最終月経から約4週)で血液中から検出でき、妊娠10〜11週までは増加する。hCGは妊娠以外ではほとんど検出されないため、妊娠の特異的なマーカーとなる。尿検査でも妊娠4週から判定可能で、尿に検査キットの濾紙を浸すことで検査できる。この検査は抗原抗体反応を利用したもので、hCGに反応した線の出現の有無で、妊娠の有無を判定する定性試験である(◎図4-17)。一般に25〜50 mIU/mLを測定下限としているものが多い。検査が簡便なことからもっとも一般的に用いられる。

3 **血中hCG測定**　妊娠4週から判定可能で、血中のhCGを定量測定することで妊娠経過を評価・追跡することができる検査法である。測定下限は、施設によるが1〜2 mIU/mLである。不妊治療中など、妊娠成立の成否をより精密に知りたいときに用いる。

4 **経腟超音波断層法**　経腟超音波断層法では、妊娠4週から5週で子宮内に胎嚢が確認できるようになり、比較的早期から診断が可能である。その後も成長の程度を観察することができる。超音波検査によって妊娠を確認し、その経過を評価・追跡することが最も確証性の高い方法として用いられる。正常な場合、妊娠5週で胎嚢を、妊娠6週はじめに胎児心拍を確認できる。

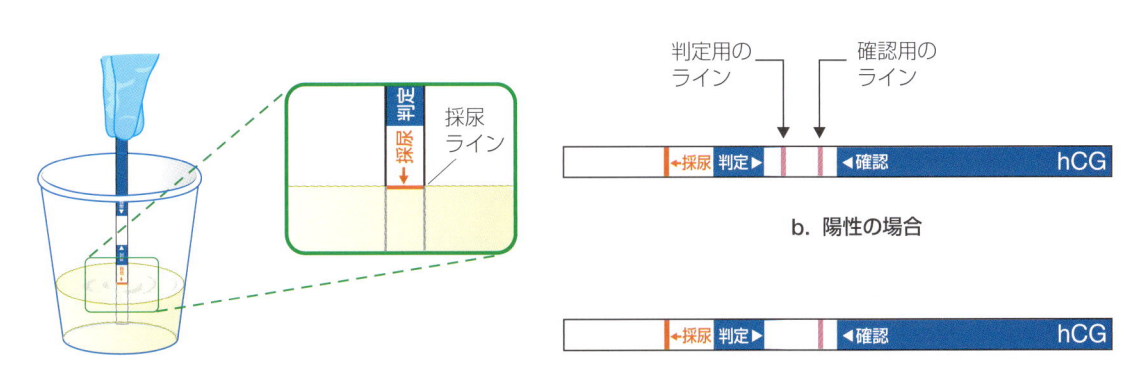

◎図4-17　妊娠反応(尿中hCG定性試験)
検査キットは、尿中のhCGと検査キットの抗hCG抗体の抗原抗体反応によって尿中のhCGを検出するものである。採尿ラインまで尿に5秒間浸し、2分間水平に静置して測定する。ラインの濃さにかかわらず、判定用のラインが出れば陽性と判定される。なお、確認用のラインが出ない場合は再検査となる。

9　内視鏡検査

　女性生殖器疾患領域で用いられる内視鏡には，腹腔内観察と治療のための腹腔鏡（ラパロスコープ），子宮内腔の観察と治療のための子宮鏡（ヒステロスコープ），さらに細く長い卵管内腔の観察と治療のために新たに開発された卵管鏡（ファロポスコープ）がある。

1　腹腔鏡（ラパロスコープ）

　腹腔鏡（ラパロスコープ）は，おもに臍部から腹壁に小切開を加え，腹腔内へ内視鏡を挿入して腹腔内の所見を観察し，手術的操作を行うものである（◯図4-18，4-19）。観察するためのスペースを確保するために，CO_2ガスを腹腔内に充満させる気腹法や，腹腔内や腹壁内に鉤や針金を入れて器械により挙上し，腹壁を引き上げるつり上げ法を行う必要がある。全身麻酔下に行うのが前提となる。

●**目的**　腹腔鏡を使用する目的は，後述するように観察と治療の両方にまたがる。不妊症の検査法として始まった腹腔鏡だが，近年では開腹手術にかわる手術のアプローチ方法として，主流になってきている。単に開腹手術で行っていた手術をより低侵襲に行うだけでなく，画像検査などで診断がつかない場合や，より詳細な状況を診断するために腹腔内を直接確認し，組織学的検査や培養検査も施行できる利点がある。代表的な適応としては，以下のようなものがある。

* 不妊症に対し，卵管周囲の腹腔内癒着の観察と治療を行う。
* 子宮内膜症の観察と治療を行う。
* 異所性妊娠の診断と治療を行う。

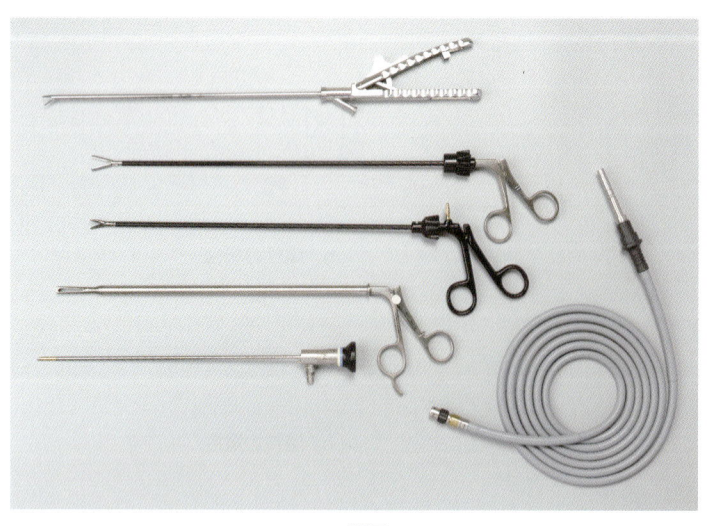

a．器具

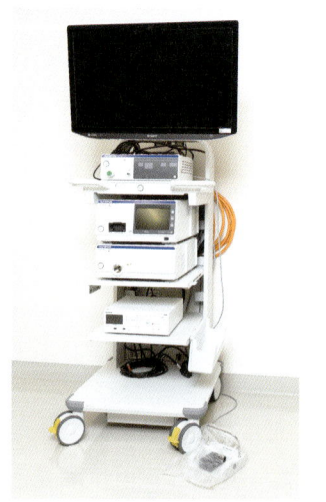

b．モニタ，光源・気腹装置

◯図4-18　腹腔鏡検査・手術に用いる物品

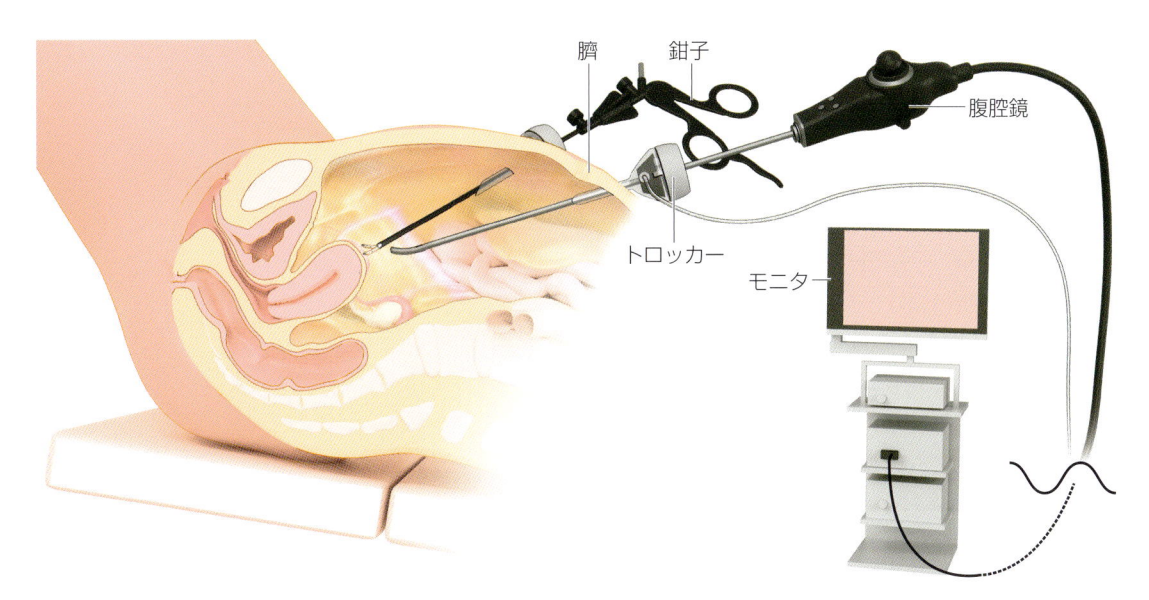

◐図 4-19　腹腔鏡による操作
臍部から腹腔鏡を挿入し，側腹壁から器材を挿入している。

- 良性・悪性の子宮腫瘍と卵巣腫瘍の手術・検査を行う。
- 骨盤内膿瘍や感染症に対するドレナージを行う。

◆ 腹腔鏡検査・手術の流れ

● **必要物品**　近年の腹腔鏡手術の発展によって，器材の種類は多岐にわたる。

- 腹腔鏡：先端が自由に曲がる軟性鏡と，真っすぐな硬性鏡の両タイプのスコープがある。スコープは外径が 5 mm と 10 mm のものがおもに用いられる。
- トロッカー（套管針）：スコープや器具を腹腔内に挿入するための，腹壁を貫通する筒状のガイドである。気腹のためのガスがもれないように弁構造になっている。径が 5 mm と 12 mm のものがおもに用いられる。スコープや手術器具のサイズに合わせて選択する。
- そのほかに，モニタ，カメラシステム，光源装置，気腹装置，電気メス，超音波メス，吸引洗浄装置，鉗子類，持針器を用いる。

● **手順**　腹腔鏡検査・手術はおもに次の流れで行われる。

（1）全身麻酔下で行う。腹壁の緊張をといて腹壁に刺入する際には，トロッカーを用いる。

（2）臍部に小切開を加え，トロッカーを刺し，腹腔鏡を挿入する。

（3）気腹またはつり上げ操作により，腹腔内にスペースをつくり，観察・操作しやすくする（◐図 4-19）。

（4）下腹部に手術器材用のトロッカーを数か所刺す。

（5）鉗子類，電気メス，超音波メス，吸引洗浄器などを挿入して，観察・手術を行う。

2　子宮鏡（ヒステロスコープ）

　子宮鏡（ヒステロスコープ）は，経腟的に子宮の頸管から細い内視鏡を子宮腔内に挿入するもので，子宮内腔の観察や手術を行う際に用いられる。おもに観察を外来診察で行う際に用いるヒステロファイバースコープと，麻酔下において手術室での治療目的で行う際に用いるヒステロレゼクトスコープに分けられる（●図4-20）。

● **目的**　取り扱えるのは子宮内腔の病変に限られるが，腹部の切開は不要であり，腹腔鏡よりも低侵襲である。代表的な適応は次の通りである。

- 子宮内腔の形態異常の観察を行う。
- 粘膜下筋腫や子宮内膜ポリープなどの内腔病変の観察と摘出を行う。
- 選択的卵管通水および卵管内人工授精の際に，左右の卵管子宮口からカテーテルを挿入し，左右それぞれの卵管の通過性を別々に確認したり，精子懸濁液を卵管に注入して人工授精を行ったりする。

◆　子宮鏡検査・手術の流れ

● **必要物品**　子宮鏡，腟鏡，光源装置，モニタ，カメラシステム，子宮内腔灌流用生理食塩水または通気用ポンプなどが必要である。必要に応じて，ラミナリア桿またはラミセル（●69ページ）を準備する。

　モノポーラー電極の電気メスを用いる手術のときは，通電を防ぐため灌流液に非電解質溶液を用いることに注意する。バイポーラー電極の際は生理食塩水でよい。

● **手順**　子宮鏡検査・手術は次のような流れで行われる（●図4-21）。

（1）内診台を用いて患者に截石位をとらせる。

（2）腟鏡によって腟を展開し，子宮腟部を露出する。

（3）腟内を消毒する。

（4）観察だけなら，細径のヒステロファイバースコープを用いることで，無麻酔で可能である。子宮内腔の手術を行う場合は，全身麻酔または腰椎麻酔を行う。

（5）観察・生検の場合は，一般にヒステロファイバースコープを子宮内腔に

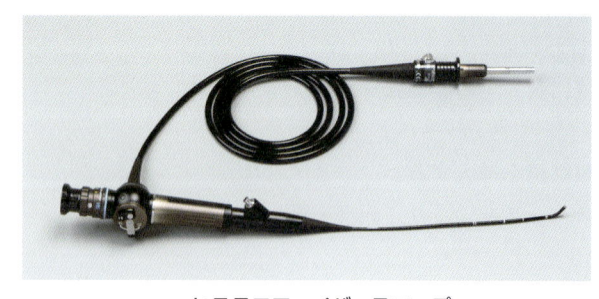

a．ヒステロファイバースコープ

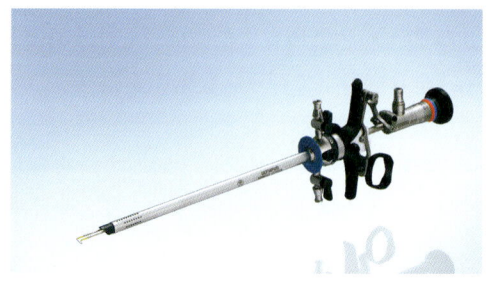

b．ヒステロレゼクトスコープ

● **図4-20　子宮鏡の種類**
（画像提供〔b〕：オリンパスマーケティング株式会社）

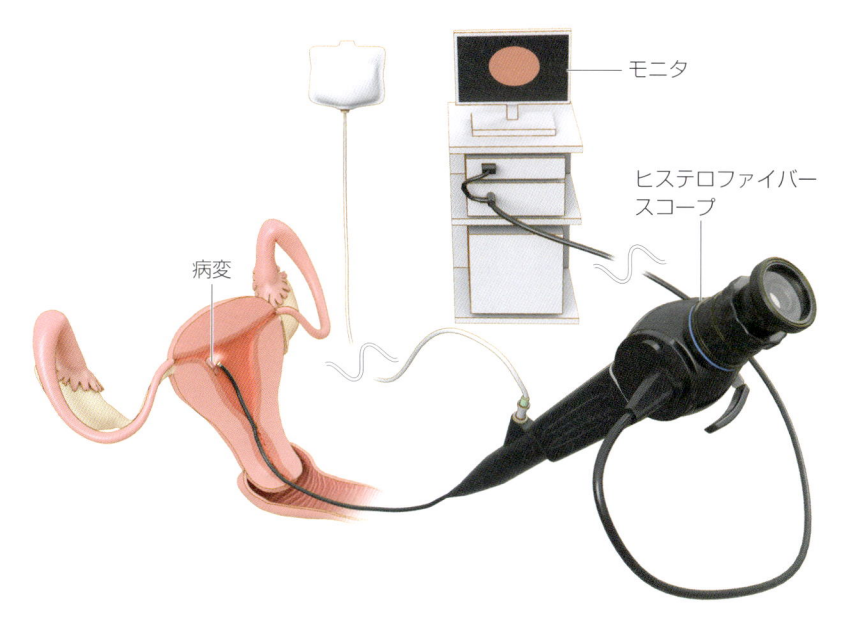

ラベル：モニタ、ヒステロファイバースコープ、病変

◯図4-21　ヒステロファイバースコープを用いた検査
ヒステロファイバースコープを用いて，子宮頸管を経由して子宮内腔の観察などを行う。

　　挿入し，通気用ポンプを用いてCO_2を入れるか，または生理食塩水を注
　　入して内腔を拡張する。観察用のヒステロファイバースコープは細いた
　　め，子宮頸管の拡張は必要としない。
　手術の場合は，太いヒステロレゼクトスコープを挿入するため，子宮頸管
を事前に拡張させる必要がある。ラミナリア杆またはラミセルなどの，水分
を吸収して膨張する棒状の器材を子宮頸管に挿入し，拡張する。そしてヒス
テロレゼクトスコープについている電気メスを用いて子宮内の病変を切除す
る。その際には，灌流液の水圧にて子宮内腔を拡張させて行う。
● **注意点と患者への説明**　　子宮内操作であるので，感染予防に留意するよ
うに説明する。抗菌薬が処方される場合もある。
• 灌流液が排泄されることがあることを伝える。当日の入浴や性交は禁じる。
• 出血が多いときや発熱がある場合には，受診するように指導する。

3　卵管鏡（ファロポスコープ）

　不妊症の原因の1つに，卵管の閉塞による通過障害があげられる。その原
因の特定と通過性の回復のため，**卵管鏡**（ファロポスコープ）というカメラの
ついた細い管を卵管に通すという検査・治療が行われる。
● **目的**　　卵管の卵管内腔全域の観察という診断的意義と，疎通性の回復[1]と
いう治療的意義がある（◯176ページ，図5-46）。

◆ 卵管鏡検査・治療の流れ

　子宮頸管側から挿入するガイド用バルーンカテーテル（LE カテーテル）を
用いて，0.6 mm 径の卵管ファイバースコープを 10 cm にわたり卵管内に挿
入し，卵管内腔の観察と卵管通過障害の治療を行う（◯図4-22）。

NOTE
[1]卵管鏡が物理的に通過することで癒着が剥離され，疎通性の回復がみとめられる。

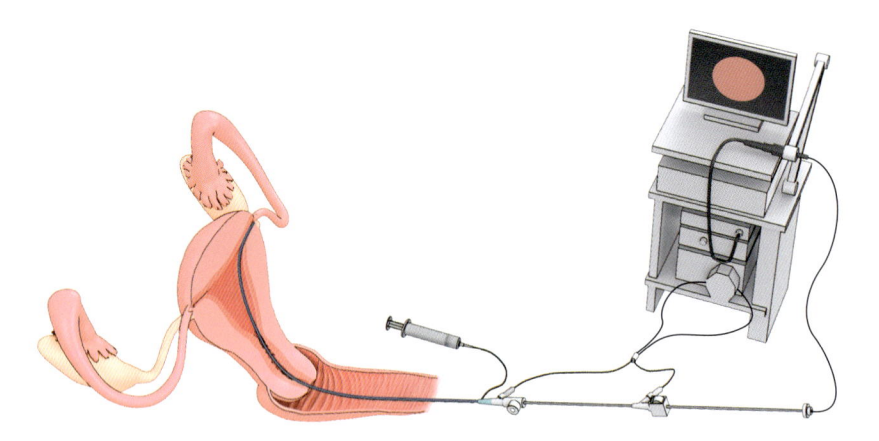

▶**図 4-22 卵管鏡を用いた検査**
卵管鏡は子宮頸管側からガイド用バルーンカテーテルを挿入するもので，卵管内の観察や通過障害の治療に用いられる。

● **必要物品** LE カテーテルシステム（バルーンカテーテル・拡張器），卵管鏡システム（卵管鏡・CCD ビデオカメラ・光源装置・灌流ポンプ・モニタ），灌流用乳酸リンゲル液，専用腟鏡（スペキュラム）・単鉤鉗子（タナキュラム）のセットなどを準備する。卵管鏡およびバルーンカテーテルはきわめて細いため，取り扱いに注意する必要がある。

● **手順** 内視鏡システムと，それを安全に卵管内へ導入するためのバルーンカテーテルシステムを用いて操作する。

(1)内診台を用いて患者に截石位をとらせる。

(2)腟鏡によって腟を展開し，子宮腟部を露出する。

(3)腟内を消毒する。

(4)静脈麻酔下で，子宮頸管から LE カテーテルを挿入する。

(5)卵管子宮口を卵管鏡で観察したのち，バルーンカテーテルを最大 10 cm まで卵管鏡とともに卵管内へ挿入する。

(6)バルーンカテーテルを引き戻す際に，卵管内腔を卵管鏡で観察する。

● **注意点と患者への説明** 子宮内操作であるので感染予防に留意するように説明する。抗菌薬が処方される場合もある。

• 灌流液が排泄されることがあることを伝える。当日の入浴や性交は禁じる。

• 出血が多いときや発熱がある場合には，受診するように指導する。

• 静脈麻酔を行うが，痛みにより患者が動いてしまうことある。截石位を保つようにする。

10 染色体検査・遺伝子検査

　遺伝情報は DNA の塩基配列によって保存され，遺伝子を形成している。また，DNA などが束になった構造体が染色体である。疾患の原因と，染色体や遺伝子の異常の関係が明らかにされており，遺伝学的検査法として染色体検査および遺伝子検査は必須の検査となりつつある。

遺伝学的検査では遺伝情報が取り扱われることから，対象となる被検者には事前・事後に十分なカウンセリングと同意が必要である（◉plus）。

なお，この項目では生殖細胞系列変異❶について解説する。悪性腫瘍を代表とする体細胞変異❷に対してはがんゲノム検査が行われるが，ここでは取り扱わない。

1 染色体検査

染色体の数や構造の異常を検査する染色体検査は，比較的古くからその方法が確立され，用いられてきた。

対象

病態の原因を解析するために，遺伝学的検査が必要と考えられた場合に対象となる。女性生殖器疾患や妊娠に関連して，染色体検査の対象となる可能性のある具体的な病態・状況には，次のものがある。

- 生殖器奇形：腟閉鎖・子宮発生異常
- 原発性無月経
- 習慣流産，反復流産
- 家系上に多発する異常
- 胎児の出生前診断：羊水検査・絨毛検査

染色体検査の方法

染色体検査は，一般には細胞を培養し，染色体がほぐれた分裂期の細胞を用いて行う。細胞は無菌的に採取し，培養したうえで，染色体検査のための標本を作製する。一般的には血液を検体として用いるが，羊水細胞は羊水穿刺，絨毛細胞は絨毛採取によって行う。

● **分析法**　分裂中期の標本をスライドガラス上に固定し，染色のうえ，顕微鏡写真を撮影する。写真から染色体を大きさ順に並びかえ，染色体地図を作製して分析する。

通常，ヒトの染色体は，常染色体22対，性染色体1対の合計23対46本からなる。つまり，46, XX，もしくは46, XYが正常な核型❸である。また，1本の染色体は，セントロメア（動原体）を中心として，短腕，長腕からなる。

▢**NOTE**
❶生殖細胞系列変異
　生まれつきもっている変異であり，全身の細胞がその変異をもっている。
❷体細胞変異
　後天的に遺伝子が変異したもので，その疾患部位の細胞のみが異常をもっている。

▢**NOTE**
❸細胞の染色体の構成をあらわしたものを核型といい，46, XX は染色体の総数が46本で，性染色体の組み合わせは XX であることを示している。

---

plus　遺伝カウンセリング

遺伝学的検査の結果は，その被検者の個人情報であり，今後の治療方針をたてるうえで重要であるばかりでなく，家族やその家系の人々にもかかわる重要な情報である。そのため，検査の意義やその結果によって導かれる医学的影響と，それを知ることによって受ける心理的影響などについても十分に詳しく説明をし，自律的な選択ができるような支援をするべきである。また，個人の遺伝情報は，すべての医療情報と同様に，守秘義務の対象であり，患者の同意なく血縁者を含む第三者に開示すべきではない。

遺伝カウンセリングには，遺伝学に精通した専門家があたることが望ましく，臨床遺伝専門医と遺伝カウンセラーの必要性が高まっている。ただし，遺伝学的検査が診療記録として共有されることもある。すべての医療従事者は，遺伝医学に関する十分な知識と経験をもち，遺伝情報の特性を理解しておく必要がある。

異常の分類

1 数的異常 数的異常とは，通常46本からなる染色体の数が変化した異常をいう（○表4-3）。原因の多くは，配偶子（精子と卵子）が形成される際の減数分裂における染色体の不分離である（○図4-23-a）。数的異常の受精卵は，発育できず流産となる場合も多い。

○ **表4-3 代表的な染色体の数的異常**

性染色体の数的異常	常染色体の数的異常	倍数体
• 45, X（ターナー症候群） • 47, XXY（クラインフェルター症候群） • 47, XYY • 47, XXX（トリプルX症候群） • 48, XXXX	• 13トリソミー • 16トリソミー • 18トリソミー • 21トリソミー（ダウン症）	• トリプロイド（3倍体） • テトラプロイド（4倍体）

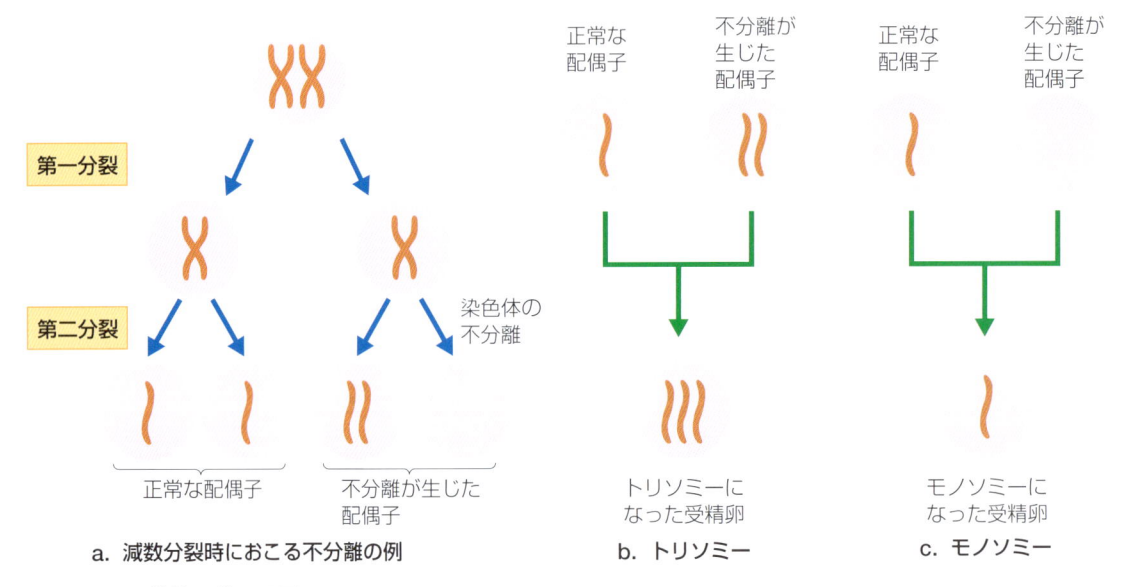

a. 減数分裂時におこる不分離の例   b. トリソミー   c. モノソミー

○ **図4-23 数的異常の原因**
不分離が生じた配偶子には，染色体数が多いものや少ないものが存在する。不分離が生じた配偶子が受精卵になると，トリソミーやモノソミーが生じる。

---

plus	**非侵襲性出生前遺伝学的検査**

　妊娠9〜10週以降において，母体の血液中を流れている胎児由来のDNA断片の量的差異をみることで，染色体トリソミーの可能性を検出する検査を非侵襲性出生前遺伝学的検査という。血液検査のみで行えるため，非侵襲的である。DNA断片は，次世代シークエンサーを用いて遺伝子解析を行うことで，胎児由来かどうか，何番の染色体に由来するかが判断される。ただし，この検査の結果はそのまま染色体異常の有無を示すわけではなく，確定には羊水検査などの検査を要する。非侵襲的だからといって，気軽に誰でも受けたほうがよいものでもなく，この検査の対象疾患と精度の限界をよく理解したうえで受ける必要がある。

①トリソミー　染色体が1対より1本多く，3本ある場合をトリソミーという（●図4-23-b）。

②モノソミー　染色体が1対より1本少なく，1本しかない場合をモノソミーという。モノソミーで生存できるのは，45, X のターナー症候群だけである（●図4-23-c）。

②構造異常　1本の染色体のなかで，構造の異常をきたしているものをいう。

①欠失　染色体の一部分が欠けているものである。

②転座　染色体の一部分が，本来とは異なる場所にあるものである。

③逆位　染色体の一部分が逆方向に接続しているものである。

④環状染色体　染色体が環状の形態をしているものである。

③モザイク　通常，核型は全身の細胞で同じであるが，複数の異なる核型からなりたっていることがある。異なる核型からなる細胞が複合している場合をモザイクとよび，45, X/46, XY❶や 45, X/46, XX などがこれにあたる。

◻NOTE
❶「45, X/46, XY」は，45, X の核型と，46, XY の核型の細胞がモザイクになっていることを示している。

2 遺伝子検査

近年，ゲノム解析技術が進み，疾患にかかわる変異を遺伝子レベル，さらには塩基配列レベルで検査する遺伝子検査ができるようになってきた。これにより，疾患が遺伝子の異常によるものなのかや，その病型の診断，予後の予測，効果の高い治療の選択などといった治療方針の決定がより個別的にできるようになっている。また，それ以外にも，本人もしくは血縁者に関連疾患が発生する可能性の診断や，早期発見など，多岐にわたって高い有益性を有している。

---

plus　体細胞変異を検査するがん遺伝子パネル検査

通常，細胞は寿命がくると自然死するようにプログラムされており，それは設計図である遺伝子に組み込まれている。しかし，特定の遺伝子に変異をきたすと，その細胞は無限に増殖できる能力を獲得し，これががんの原因になる。遺伝性腫瘍は，生まれつきがんになりやすい変異をもっていたり，変異をおこしやすい要因をもっていたりすることがその原因である。

がんの原因となる変異は後天的にもおこり，これを体細胞変異という。体細胞変異は，がんが発生した場所の細胞にのみおこっているという特徴がある。がんは一般に，卵巣がん，肺がん，大腸がんといったように臓器別に分類されるが，これらには共通して，また頻繁にみられる体細胞変異がある。

そこで，その変異に着目し，がん細胞の増殖のしくみを阻害する治療薬が開発されてきた。この治療標的となる遺伝子を網羅的に調べる検査が，がん遺伝子パネル検査である。現在，保険診療で導入されており，さらなる研究開発も活発に進められている。

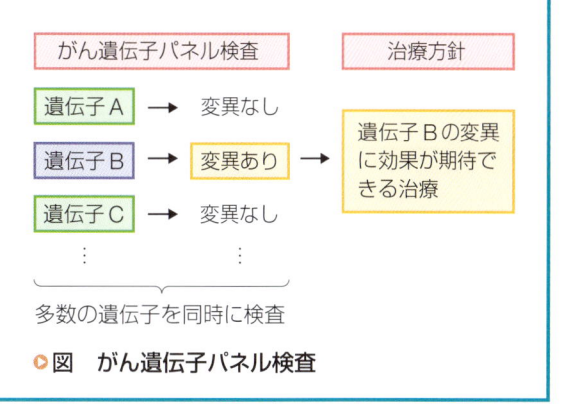

多数の遺伝子を同時に検査

●図　がん遺伝子パネル検査

▌**対象**

　遺伝学的検査が必要と考えられる場合のうち，原因遺伝子がわかっていて診断が可能である遺伝子型について分析ができる。ただし，遺伝子の変異が必ず疾患に関連するわけではなく，疾患との関係が明確になっていない遺伝子変異も多い。

　対象疾患は，代謝性疾患・神経筋疾患・がん・血液疾患・性分化疾患・皮膚疾患・感覚器疾患・感染症など，あらゆる分野に及ぶ。

▌**遺伝子検査の方法**

　DNA または RNA を抽出するための検体には細胞を用いるが，ほかの細胞が混入しないように採取する。

● **分析法**　　以前は，遺伝子の塩基配列を1つひとつ調べるためには，大変な労力と手間がかかっていた。そのため，配列を調べるかわりに，一定の規則で DNA を切断する酵素を用い，その断片の大きさの変化で変異を同定したり，特定の遺伝子に接合する蛍光プローブを作成し，染色体上で光らせることで存在を確認したりする分析が行われていた。

　しかし近年は，分析技術の進歩に伴い，塩基配列を高速に分析できる次世代シークエンサーが開発され，広く用いられてきている。

B　治療・処置

　ここでは，女性生殖器領域で行われる治療・処置について概説する。薬物療法や手術療法に加え，外来患者などに行われる処置についても説明する。

1　薬物療法

　女性生殖器領域で用いられる特徴的な薬物療法としてはホルモン療法があり，無月経や月経不順などの月経異常に対する治療や，不妊治療や更年期障害などに行う治療がある。そのほかにも，感染症に対する抗菌薬・抗ウイルス薬などによる治療，また悪性腫瘍に対して行う抗がん薬治療など多岐にわたる薬物療法が行われる。

---

column　**遺伝性乳がん卵巣がん症候群に対する予防的切除**

　アメリカの女優であるアンジェリーナ＝ジョリーが，遺伝性腫瘍の遺伝子 *BRCA1* の変異が陽性であったことから，がんを発症する前に健康な臓器を切除するリスク低減乳房切除術(RRM)，リスク低減卵管卵巣切除術(RRSO)を受けたことで，予防的切除について広く知られるようになった。わが国でも，遺伝性乳がん卵巣がん症候群(HBOC，● 162ページ)患者は一定の条件を満たしたうえで，保険診療として，RRSO や RRM を受けることができる。

1 ホルモン療法

ホルモン療法では，各種のホルモンを投与していくが，その考え方により，複数の種類がある。たとえば，特定のホルモンが不足している場合には，そのホルモンを補充する**補充療法**が行われる。逆に，ホルモンが過剰に分泌されている場合には，分泌を抑制する**抑制療法**が行われる。

抑制療法には，拮抗する薬剤を投与して過剰な作用を弱めるアンタゴニスト療法や，ホルモン作動薬を長期投与することで受容体の感受性を低下（ダウンレギュレーション）させ，下位ホルモンの分泌を低下させるアゴニスト療法などがある。

ホルモン療法の理解のためには，女性の性機能を制御する各種のホルモンのはたらきをよく学習し，その作用と治療スケジュールの組み立てを理解しておくことが重要である（◯28ページ）。

◆ 性ステロイドホルモン

▌エストロゲン（卵胞ホルモン）製剤

エストロゲン製剤は，幅広い年齢の患者に対して多彩な適応で使用される。おもな適応は次のとおりで，注射薬・内服薬・経皮吸収薬・腟坐薬などのさまざまな剤型がある。

- 性成熟期の子宮内膜の破綻による機能性出血に対する止血
- 卵巣機能不全や子宮発育不全に対するホルモン補充
- 更年期における卵巣欠落症状などの更年期障害に対するホルモン補充
- 更年期・老年期における萎縮性腟炎

▌プロゲステロン（黄体ホルモン）製剤

プロゲステロン製剤は次のような多彩な適応・目的で用いられる。おもに内服薬・注射薬・腟坐薬などがある。

- 機能性子宮出血に対する止血
- 周期的投与による月経不順・無月経の改善
- 子宮内膜症に対する偽妊娠療法
- 子宮体がんの予防
- 切迫流産・早産の予防
- 不妊治療において，黄体機能不全でプロゲステロンが十分に分泌されない場合の補充
- 避妊
- 月経移動

▌経口避妊薬（OC）・低用量ピル（LEP）

経口避妊薬 oral contraceptives（**OC**）と**低用量ピル** low dose estrogen progestine（**LEP**）は，少量のエストロゲンと合剤となっているプロゲステロン製剤である。OC は避妊目的に用いられ，高い避妊効果があるが，性感染症の予防効果がないことや，服用忘れなどのリスクがあることが欠点である。LEP は子宮内膜症や月経困難症などに広く用いられる。

これまで，4週間に1回の休薬期間を設ける周期投与が一般的であったが，毎月の消退出血や，それに伴う気分変調などの症状がみられることがあった。最近では連続投与法とよばれる休薬期間がない LEP も承認され，これは月経困難症を有意に改善するとされている。若年から広く用いられるが，有害事象として血栓症リスクの増加があり，喫煙者や40歳以上，片頭痛のある患者には慎重投与である。

◆ ゴナドトロピン(性腺刺激ホルモン)製剤

ゴナドトロピン(性腺刺激ホルモン)製剤❶には，ペプチドホルモンの卵胞刺激ホルモン(FSH)製剤と黄体化ホルモン(LH)製剤とがある。ヒト閉経期尿性ゴナドトロピン human menopausal gonadotropin(hMG)，組換え(リコンビナント)FSH 製剤，ヒト絨毛性ゴナドトロピン(hCG)などがあり，不妊症に対する排卵誘発などのために使用される。

◆ ゴナドトロピン放出ホルモン(GnRH)

ゴナドトロピン放出ホルモン(GnRH)は，視床下部から分泌されるホルモンで，下垂体へ作用して性腺刺激ホルモンの分泌を促す。GnRH は，無月経に対する検査である GnRH テストで用いられる。また，視床下部性無排卵症に対して投与し，ホルモン分泌の反応を検査するために用いられる。

◆ ゴナドトロピン放出ホルモン(GnRH)アゴニスト

GnRH アゴニストは，GnRH の構造の一部をかえて合成された薬である。一時的には，フレアアップとよばれるエストロゲンの上昇をみとめるが，しばらく投与することで，GnRH 受容体を抑制させるダウンレギュレーションが生じ，FSH と LH を低下させ，閉経期と同じホルモン環境をつくることができる。そのため，子宮内膜症や子宮筋腫などのエストロゲン依存性の疾患に対して用いられる。

投与法に皮下注射または経鼻スプレーがあり，経鼻薬・皮下注射薬のブセレリン酢酸塩，皮下注射薬のリュープロレリン酢酸塩などがある。長期投与は低エストロゲン状態を長期に引きおこし，骨密度低下などの有害事象もあるため，一般には好ましくない。

◆ ゴナドトロピン放出ホルモン(GnRH)アンタゴニスト

GnRH アンタゴニストは，GnRH 受容体に対する選択的な拮抗作用を示す薬剤である。FSH と LH を低下させ，閉経期と同じホルモン環境をつくる。GnRH アゴニストと異なる点は，フレアアップをみとめず，すみやかにエストロゲンを低下させることである。

近年では内服薬が子宮内膜症と子宮筋腫に対して用いられる。GnRH アゴニストと同様に，長期投与は有害事象の観点から好ましくない。

NOTE
❶ゴナドトロピン製剤
　尿・血液・下垂体から抽出してつくられるが，最近では遺伝子組換え製剤もつくられている。

◆ 女性生殖器領域で用いられるその他のホルモン製剤

● **クロミフェンクエン酸塩**　**クロミフェンクエン酸塩**は，女性ホルモン様物質の誘導体であり，間脳-下垂体-卵巣系のフィードバック機構に作用する。これにより LH と FSH の分泌を促し，卵胞発育と排卵を促進させる。第 1 度無月経と無排卵周期症に対して用いられる。

● **カベルゴリン**　**カベルゴリン**は麦角アルカロイドのドパミン作動薬であり，パーキンソン病治療薬の 1 つである。プロラクチンの分泌を抑制するはたらきがあるため，高プロラクチン血症・乳汁漏出症に対して投与する。

● **副腎皮質ホルモン薬**　副腎皮質ホルモンは，副腎皮質から分泌されるステロイドホルモンである。副腎性器症候群や 17-ケトステロイド❶(17-KS)高値例に対して，またショックやアレルギー反応の抑制を目的として投与する。

NOTE
❶17-ケトステロイド
　ステロイドの代謝物の一種で，女性では副腎に由来するアンドロゲンの分泌と代謝が高まると高値となる。

2　漢方療法

　漢方療法は女性生殖器領域に限らずさまざまな分野で広く用いられるが，女性生殖器領域では，更年期障害の治療のほか，月経困難症や手術後の消化器症状の緩和などに多彩な効果を発揮する。

　更年期障害においては，ホルモン補充療法の代替療法として，当帰芍薬散・加味逍遥散・桂枝茯苓丸などが頻用され，ホットフラッシュや精神症状などの多彩な症状に効果が期待できる。月経困難症においては芍薬甘草湯なども用いられる。

3　感染症に対する薬物療法

　女性生殖器領域の感染症は，グラム陽性菌よりもグラム陰性菌が多く，とくに大腸菌による感染が多い。また，クラミジア-トラコマチス・真菌・腟トリコモナスによる性感染症などもある(●189ページ)。原因微生物によって使用すべき薬剤が異なり，細菌であれば抗菌薬，真菌であれば抗真菌薬，ウイルスであれば抗ウイルス薬といった適切な使い分けが重要である。

　最も用いられる一般細菌に対する抗菌薬には多くの種類があるが，各種の抗菌薬は，それぞれの抗菌スペクトル❷を検討して投与される(●表4-4)。

● **投与法**　感染症に対しては，適切な培養検査や抗体検査などにより原因を特定して，感受性の高い薬剤を選択するのが原則である。ただし培養検査には通常，日単位の時間を要するため，実際には対象疾患・病巣部位・臨床所見などから疾患を推定し，適切な薬剤を選んで治療を開始することが一般的である。投与経路には，経口投与，点滴静脈内注射，局所投与などがある。

● **副作用**　発疹・瘙痒感・吐きけなどのアレルギー症状，ショック症状，吐きけ・嘔吐，食欲不振，下痢などの胃腸障害，肝機能障害，黄疸，腎機能障害，聴力障害・前庭機能障害といった神経障害などがある。とくにペニシリン系・セフェム系の抗菌薬はほかの分野でも頻用され，過去にアレルギー歴を有することもあるため，ていねいな問診が必要である。また抗菌薬の投

NOTE
❷抗菌スペクトル
　抗菌薬はその種類によって，作用を発揮する細菌は異なる。抗菌活性を発揮できる感受性菌の範囲を抗菌スペクトルという。

○表 4-4　女性生殖器の感染症に対して用いられる抗菌薬の例

系統	名称
ペニシリン系	ベンジルペニシリンカリウム，アンピシリン水和物，ピペラシリンナトリウム
セフェム系 　第一世代 　第二世代 　第三世代	セファゾリンナトリウム水和物，セファクロル セフォチアム塩酸塩，セフメタゾールナトリウム セフォタキシムナトリウム，セフテラム ピボキシル，セフカペン ピボキシル塩酸塩水和物，セフォゾプラン塩酸塩，セフピロム硫酸塩，ラタモキセフナトリウム
モノバクタム系	アズトレオナム
カルバペネム系	イミペネム，シラスタチンナトリウム
ペネム系	ファロペネムナトリウム水和物
アミノグリコシド系	ストレプトマイシン硫酸塩，カナマイシン一硫酸塩，ゲンタマイシン硫酸塩，アミカシン硫酸塩，アルベカシン硫酸塩
ホスホマイシン系	ホスホマイシンカルシウム水和物
グリコペプチド系	バンコマイシン塩酸塩
ポリペプチド系	ポリミキシンB硫酸塩
テトラサイクリン系	ミノサイクリン塩酸塩，ドキシサイクリン塩酸塩水和物
クロラムフェニコール系	クロラムフェニコール
マクロライド系	エリスロマイシン，ジョサマイシン，クラリスロマイシン，アジスロマイシン水和物
リンコマイシン系	クリンダマイシン塩酸塩
合成抗菌薬，キノロン系	ナリジクス酸，オフロキサシン，トスフロキサシントシル酸塩水和物

与によって，その抗菌薬に感受性のない微生物が異常に増殖する菌交代現象がおこり，細菌性下痢や口腔・腟などの真菌症などがおこりうることにも注意が必要である。

● **耐性菌**　本来は効力があるはずの薬剤への耐性をもった細菌のことを耐性菌とよび，不適切な抗菌薬の使用による耐性菌の増加が大きな問題となっている。メチシリン耐性黄色ブドウ球菌 methicillin-resistant *Staphylococcus aureus*（MRSA）・バンコマイシン耐性腸球菌 vancomycin-resistant Enterococci（VRE）などが代表的な耐性菌であり，重篤な症状を引きおこす。治療がむずかしいことが臨床上の問題で，とくに MRSA 感染症は，免疫機能の弱い患者や大手術後の患者，胃・腸管の手術後の患者に生じると，死亡することもある。

plus	**女性生殖器の細菌感染**

　女性生殖器に発生する細菌感染の多くは外来で管理することができ，おもに内服薬や外用薬が用いられるが，腹膜炎などを合併する重症例においては，入院加療を要する場合もある。また炎症性の癒着により，将来的な不妊症や異所性妊娠の原因になることもあるため，適切な治療が重要である。

◆ おもな用途

● **抗菌薬**　抗菌薬は，骨盤内炎症性疾患をはじめとする女性生殖器の各種の炎症性疾患に広く用いられる。原因菌としてはクラミジア–トラコマチスや淋菌といった性感染症❶と，グラム陰性桿菌，嫌気性菌などを含む腹腔内細菌感染症などがあり，原因菌への有効性などを考慮して使い分ける。

● **抗真菌薬**　真菌であるカンジダ–アルビカンスが原因で生じるカンジダ性外陰腟炎が多くみられ，抗真菌薬の腟錠による局所投与，または内服投与が行われる。カンジダ–アルビカンス自体は常在菌のため，多くの女性が罹患する。外陰にはクリームや軟膏などの外用薬を用いる。

● **抗原虫薬**　腟トリコモナスの感染におもに用いられる抗原虫薬として，チニダゾールやメトロニダゾールなどがある。腟錠や内服薬として投与する。

● **抗ウイルス薬**　抗ウイルス薬は，ウイルスが原因となる性器ヘルペスや尖圭コンジローマなどで用いられ，性器ヘルペスにはアシクロビル，バラシクロビル塩酸塩などが使われる。通常は内服投与であるが，重症例においては点滴静注を行うこともある。また再発を繰り返す場合には，バラシクロビルの内服投与を行うこともある。尖圭コンジローマではイミキモド5%クリームの外用薬などが選択される。

NOTE
❶最近では梅毒なども増加しており，社会的にも問題となっている。

4 悪性腫瘍に対する薬物療法

女性生殖器疾患における悪性腫瘍には，子宮頸がん・子宮体がん・卵巣がん・絨毛がんなどがある。悪性腫瘍の薬物療法に用いられる薬剤には，化学療法薬，ホルモン療法薬，分子標的薬のほか，近年では免疫チェックポイント阻害薬とよばれる新たな治療薬も開発されてきている。

これらの薬物は，がん細胞を死滅させたり，進行を抑えたり，あるいはがんによる身体症状を緩和したりすることを目的に投与される。術後療法として行うことが多いが，薬物療法を優先して行うこともある。

◆ 分類

細胞傷害性の抗がん薬は，その作用機序などから，アルキル化薬，代謝拮抗薬，アントラサイクリン系抗生物質などの抗腫瘍性抗生物質，微小管阻害薬，白金製剤，トポイソメラーゼ阻害薬などの多くの種類に分類される。また近年では，がん細胞に特有の分子をねらい撃ちする分子標的薬や免疫チェックポイント阻害薬による治療が行われることもある。

分子標的薬は，従来の化学療法薬が対象を選ばずに攻撃するのに対して，標的がはっきりしているため，副作用が少なく，治療効果が高いことが期待されている。免疫チェックポイント阻害薬は，免疫細胞ががん細胞を攻撃する能力を保つ免疫療法に分類され，近年広く開発が進んできている。吐きけや脱毛などの従来の治療に特徴的な副作用は少ないものの，免疫関連有害事象とよばれる全身性の特徴的な有害事象を有する（●81ページ）。

◆ 投与法

点滴静脈内注射で投与されるものが主であるが，静脈内注射や経口投与なども製剤によっては行われる。そのほか，局所投与法として動脈内投与・体腔内投与などが行われることもある。単剤の投与も行われるが，作用機序の異なるいくつかの薬剤を組み合わせた**多剤併用療法**が多く行われる。

1 **子宮体がん**　TC療法（パクリタキセル＋カルボプラチン）やAP療法（ドキソルビシン塩酸塩＋シスプラチン）などが用いられる。免疫チェックポイント阻害薬であるペムブロリズマブや，分子標的薬であるレンバチニブメシル酸塩なども用いられる。

2 **子宮頸がん**　TP療法（パクリタキセル＋シスプラチン）やTC療法がおもに行われる。最近では分子標的薬であるベバシズマブや，ペムブロリズマブなども用いられる。

3 **卵巣がん**　上皮性腫瘍と胚細胞性腫瘍で異なる薬剤が用いられる。

①**上皮性腫瘍**　TC療法が広く用いられる。ベバシズマブやポリADP-リボースポリメラーゼ（PARP）阻害薬❶などの分子標的薬も用いられる。

②**胚細胞性腫瘍**　BEP療法（ブレオマイシン塩酸塩＋エトポシド＋シスプラチン）が行われる。

4 **絨毛がん**　メトトレキサート，アクチノマイシンD，エトポシドを含む多剤併用療法が行われる。

◆ 副作用

選択した薬剤により，さまざまな副作用があらわれる可能性があり，その出現頻度にも特徴がある。そのため，患者に行われる治療の内容やその特性を把握しておくことが大切である。

● **細胞傷害性の抗がん薬**　細胞傷害性の抗がん薬の副作用の発現時期は，投与直後におこるもの，数日から1週間程度でおこるもの，1〜2週間程度でおこるもの，それ以後でおこるものなど多彩である。また，副作用による症状は薬剤によって異なるが，婦人科領域で用いられる薬剤では，次のものが多い。

①**造血器症状**　骨髄の造血細胞の増殖がおさえられることで，白血球・血小板・血色素量の減少がみられる。これにより，貧血や易感染，出血傾向および点状出血などの症状がみられることがある。

②**消化器症状**　吐きけ・嘔吐，発熱，食欲不振がみられる。

③**皮膚症状**　脱毛がみられる。パクリタキセルで頻度が高い。治療終了後には徐々に回復することが多い。

④**その他**　腎障害・肝機能障害・肺障害・心臓障害・神経障害がみられる。代表的な薬剤としては，腎障害の頻度が高いのはシスプラチンで，肺障害を引きおこしやすい薬剤にはブレオマイシンなどがある。また，ドキソルビシン塩酸塩には心臓障害のリスクがあり，パクリタキセルでは神経障害の副作用がおこることが多い。

□NOTE

❶**ポリADP-リボースポリメラーゼ（PARP）阻害薬**
　PARPはDNA修復などにかかわる酵素である。PARP阻害薬は，細胞の増殖に必要なDNAの修復を妨げることで細胞死を誘導し，抗腫瘍効果を示す。

● **分子標的薬と免疫チェックポイント阻害薬**　分子標的薬では，細胞傷害性の抗がん薬と副作用のパターンが異なり，高血圧，タンパク尿，血栓症，消化管穿孔などといった特徴的な副作用が出現する。また，免疫チェックポイント阻害薬では，間質性肺炎，肝炎，皮膚症状，大腸炎などの免疫関連有害事象とよばれる多彩な症状が出現する。

2　手術

　女性生殖器に対する手術療法には，子宮や卵巣，卵管の一部を摘出し，機能を温存する場合や，そのすべてを摘出する場合がある。疾患により摘出する臓器や，また年齢や摘出臓器の大きさなどを考慮し，さまざまな方法のなかから適切な手術の術式を決定する。なお，子宮頸がん・子宮体がん・卵巣がんに対しては，根治術として手術療法が行われる。

1　手術アプローチの種類

　手術のアプローチ方法として，腹壁からのアプローチと，腟からのアプローチがある。腹壁からのアプローチの手術が大半を占めるが，なかでも近年では，傷のより小さい腹腔鏡やロボット支援下の手術が主流となってきている。

◆ 腹壁からの手術アプローチ

● **開腹手術**　開腹手術は，腹腔への手術を行う際に，腹壁を切開し，腹腔内へ到達したあとに直接目で見ながら手術を行う方法である。

● **腹腔鏡手術・ロボット手術**　腹壁に 1 cm 程度の小さな孔を複数空け，内視鏡のカメラ，操作用手術器具などを挿入して，モニタに映し出された画像を通して手術操作を行う方法である（●66 ページ）。カメラやモニタなどの機材の発達に伴い，開腹手術に比べて，せまくて細い部位の観察を可能にし，術後の回復が早いなどの有利な点が多く，近年はとくに良性腫瘍の手術において主流となってきている。

　ロボット手術においては，腹腔鏡手術よりも近接したカメラ操作が可能である。またロボット手術で用いられる鉗子には人の手のように複数の関節があり，繊細な動作が可能であるなどのメリットもあり，近年増加傾向にある（●図 4-24）。

◆ 腟からの手術アプローチ

● **腟式手術**　腟式手術は，腟鏡などで腟内を展開して手術を行う方法である。子宮全摘出術や，子宮頸部病変への手術に用いられる。また，良性の子宮脱などの手術や，子宮頸がんや子宮頸部上皮内腫瘍（CIN，●118 ページ）などの手術，産科領域では頸管無力症などの手術が腟式手術で行われる。

● **子宮鏡手術**　子宮鏡手術は，子宮頸管を通して子宮鏡を挿入し，子宮内腔の画像を見ながら手術操作を行う方法である。

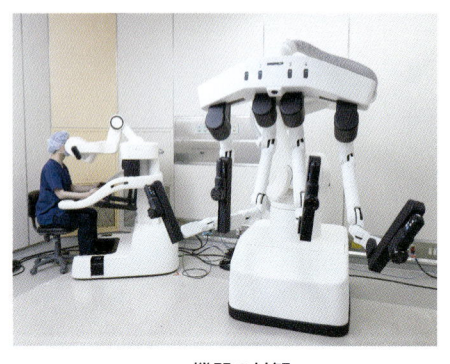

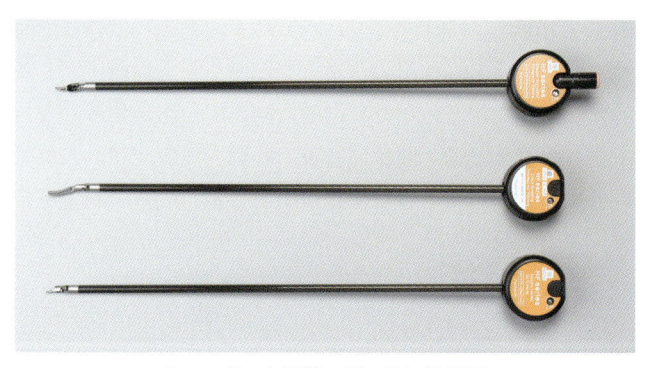

a. 機器の外観　　　　　　　　　b. ロボット手術で用いられる鉗子

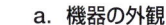**図4-24　ロボット手術に用いられる機器**

● **卵管鏡手術**　卵管鏡手術は，子宮側から卵管内に円筒状バルーンカテーテルとともに微細な卵管鏡を挿入し，卵管内腔の癒着を剝離して通過障害に対する回復を行う手術である。

2　単純子宮全摘出術

　単純子宮全摘出術は，子宮を牽引・支持している靱帯をできる限り子宮の近くで切断し，また腟管から切り離して摘出するもので，婦人科領域で最も基本的な子宮の摘出手術の方法である（●図4-25-a, b）。

　悪性腫瘍の場合には腫瘍からの距離（マージン）を確保するために，周囲の組織を含めて摘出することから，単純子宮全摘出術はおもに子宮筋腫や子宮腺筋症などの良性疾患が適応となる。その他，過多月経や産後出血などの出欠コントロールや止血の目的でも行われる。

手術法

● **切除範囲**　付属器（卵巣・卵管）や腟壁の切除の有無によって，切除範囲は，付属器を残す子宮のみの全摘出術（●図4-25-a）と，付属器切除を伴う子宮全摘出術（●図4-25-b）に分類される。付属器を摘出するかどうかは，付属器に病変をみとめるかや，年齢などを考慮して判断される。

● **手術の流れ**　子宮を摘出する際には，子宮を支持する靱帯をそれぞれ切離する必要がある。子宮の支持組織としては子宮円索，基靱帯，固有卵巣索（子宮卵巣索），卵巣提索（骨盤漏斗靱帯），仙骨子宮靱帯などがある（●23ページ）。おもな手順としては，①子宮円索の結紮・切断，②固有卵巣索・卵管の結紮・切断，③基靱帯の結紮・切断，④仙骨子宮靱帯の結紮・切断を行い，子宮腟部付近で腟を切断して，子宮を摘出する（●図4-26）。

◆ 腟式子宮全摘出術

　腟式子宮全摘出術は，子宮全摘出術を腟から行う方法で，大きさが小さい子宮筋腫や子宮脱の際に行われることが多い。腟内操作のスペースが必要なため，経産婦などの腟の進展がよく，子宮が下降しやすい例が適応として適切である。

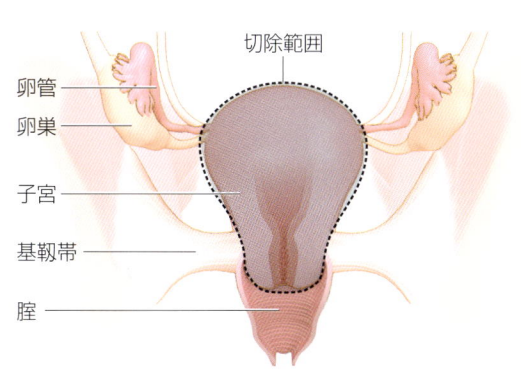

卵管

卵巣

子宮

基靱帯

腟

切除範囲

a. 付属器を残す単純子宮全摘出術

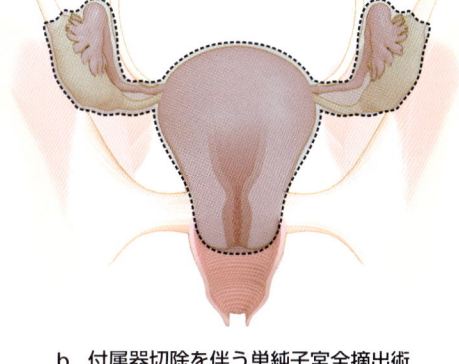

b. 付属器切除を伴う単純子宮全摘出術

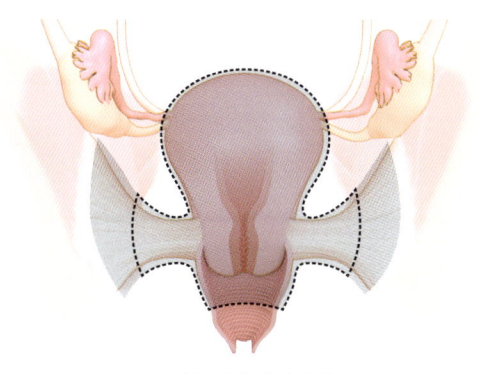

c. 広汎子宮全摘出術

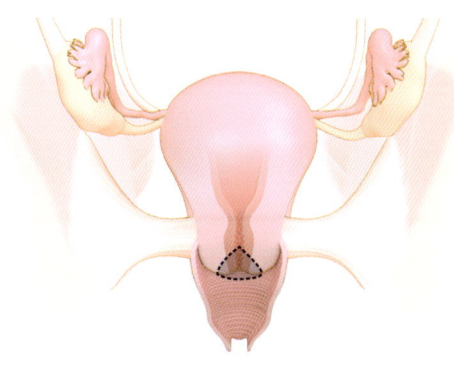

d. 子宮頸部円錐切除術

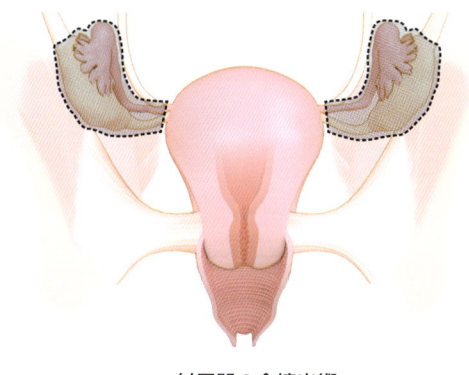

e. 付属器の全摘出術

▶**図 4-25　子宮および付属器の手術の摘出範囲**

▌手術法

　腟壁をまず前壁側から切開して，膀胱を上方へ圧排し，子宮を牽引しながら子宮を支持する靱帯を結紮・切断し，しだいに下方へ子宮を引き下げていく（◉図 4-27）。靱帯は膀胱子宮靱帯・仙骨子宮靱帯・基靱帯の順に処理する。ついで，子宮を体部から翻転させて外へ出し，残された固有卵巣索・子宮円索といった子宮支持組織を結紮・切断して子宮を摘出する。

3 筋腫核出術

　筋腫核出術は，子宮筋腫のみを摘出し，正常な子宮部分を残して形成する手術法である。近年では腹腔鏡手術で行われることが多いが，摘出する筋腫の大きさや場所によっては，開腹手術や子宮鏡手術が選択される。子宮を温

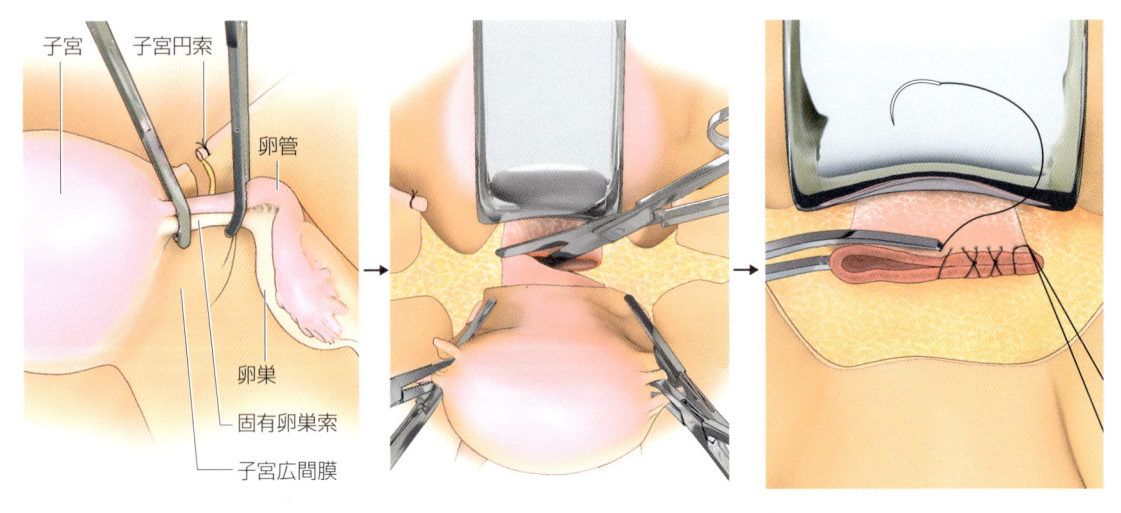

①子宮体部に接続している子宮円索と，固有卵巣索および卵管を結紮・切断する。

②基靱帯・仙骨子宮靱帯を結紮・切断して，子宮腟部付近で腟を切断し，子宮を摘出する。

③腟の断端を縫合する。

○図 4-26　単純子宮全摘出術の流れ
付属器を残す子宮のみの全摘出術の場合を示した。

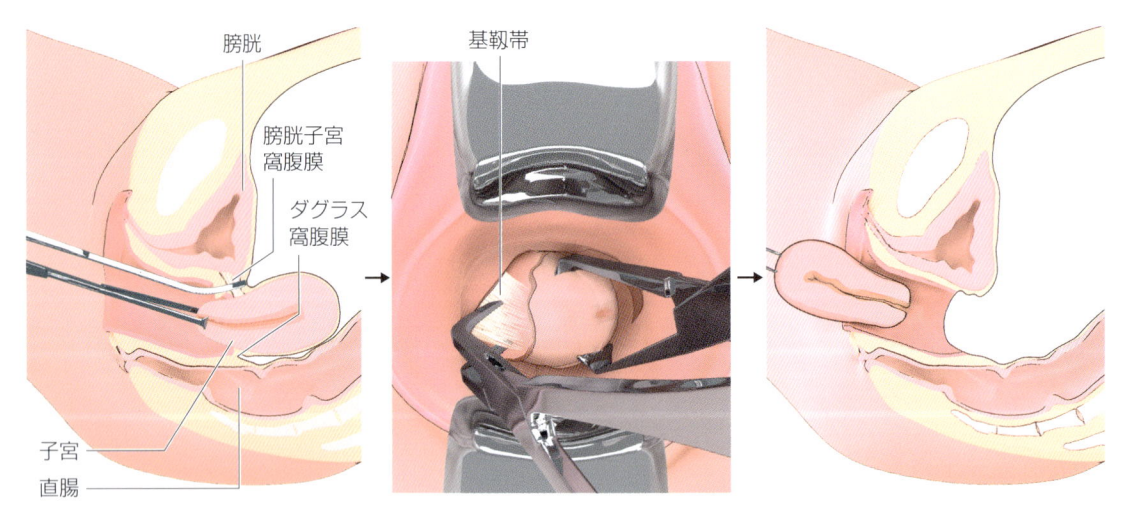

①腟壁を切開し，子宮腟部を把持しながら膀胱子宮窩腹膜・ダグラス窩腹膜を開放する。

②続いて，仙骨子宮靱帯・基靱帯・膀胱子宮靱帯を合わせて結紮・切断する。

③子宮体部を翻転させて外へ出し，固有卵巣索・子宮円索を結紮・切断する。

○図 4-27　腟式子宮全摘出術の流れ
腟壁を切開し，子宮を支持する組織を結紮・切断しながら子宮を引き出していき，腟を経由して子宮を摘出する。

存できることが最大限のメリットであるが，小さな筋腫が再発することも多く，基本的には妊孕性を残したいときに選択されることが多い。

■ 手術法

　筋腫上の漿膜を切開したのち，筋腫を把持しながら周囲の組織から剝離するように筋腫を摘出する（○図 4-28）。残った正常の筋層を吸収糸で縫合して

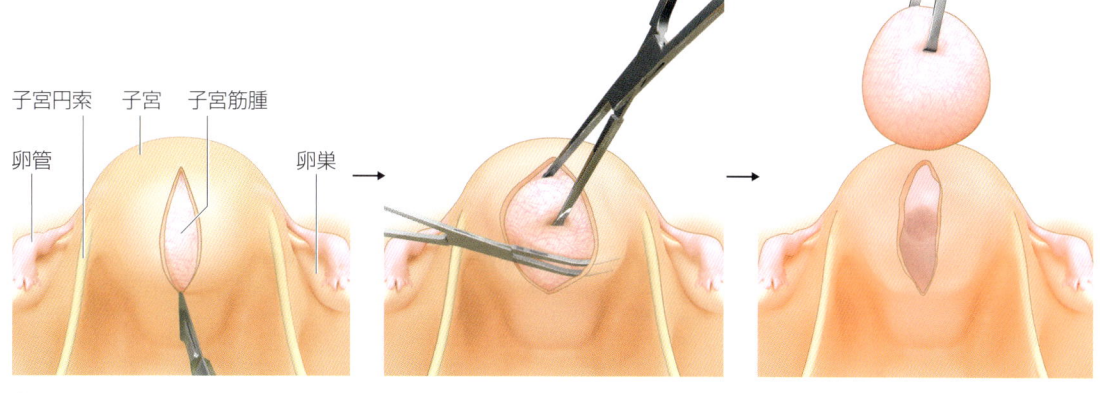

子宮円索　子宮　子宮筋腫

卵管　　　　　　　　　卵巣

①筋腫上の漿膜を切開する。　②筋腫を把持し，周囲の組織から剥離する。　③筋腫を摘出する。

▶図 4-28　筋腫核出術の流れ
子宮底部に生じた子宮筋腫を摘出する流れを示した。

修復する。

4　付属器（卵巣・卵管）に対する手術

　付属器（卵巣・卵管）の異常がある場合には，これらに対する手術が行われる。その対象は，卵巣囊腫などの良性腫瘍から不妊症にいたるまで多岐にわたる。

　若年の場合には機能温存のため，腫瘍のみを摘出し，正常卵巣は残す場合もある。しかし，筋腫核出術と同様に再発の可能性があるため，高齢の場合などでは根治性を考慮し，付属器の全摘出術を行うことが一般的である（▶83 ページ，図 4-25-e）。

◆ 異所性妊娠に対する手術

　異所性妊娠は卵管での妊娠が大半を占めるが，卵巣や腹膜などの部位に妊娠が成立することもある（▶135 ページ）。近年では腹腔鏡手術の普及に伴い，腹腔鏡手術での腹腔内観察，および病変部位の摘出が行われることが多い。

5　子宮奇形に対する手術

　子宮奇形は，流産を繰り返す反復流産または習慣流産の原因となり，また着床障害などの不妊症例の原因にもなる。そこで，妊娠をしやすい子宮環境をつくることを目的に手術が行われる。代表的な術式としてストラスマン Strassmann 手術とジョーンズ-ジョーンズ Jones-Jones 手術が知られるが，近年では行われることはあまり多くない。いずれも子宮中央の索状にかたい部分を切除し，子宮を形成するものである。

　①ストラスマン手術　子宮底を横切開し，左右の内腔面を合わせるように縦方向に縫合する。

　②ジョーンズ-ジョーンズ手術　中隔部分を楔状に切除し，ストラスマン

手術と同様に左右の内腔面を合わせるように縦方向に縫合する。ほかにも子宮鏡下にて中隔部分を切除する手術なども行われる。

6 子宮頸部円錐切除術

子宮頸部円錐切除術は、外子宮口を中心とした円を底面とし、子宮頸管にかけて円錐状に組織を切除する手術である。前がん病変である子宮頸部上皮内腫瘍、また初期の子宮頸がんを対象として病変部を切除することで、病理学的に診断を確定する。

手術法

子宮頸部の病変部位を円錐状に切除する(◉83ページ、図4-25-d)。レーザーを用いて切除する方法が広く用いられており、切除した創面は、レーザー凝固ないしは縫合して止血する(◉92ページ)。

7 広汎子宮全摘出術

広汎子宮全摘出術は悪性腫瘍における手術であり、単純子宮全摘出術に比べて、周囲の組織を含めて広範囲を摘出する(◉図4-25-c)。子宮頸がんや、子宮体がんで腟や傍結合織への浸潤がある場合などが適応となる。

手術法

子宮とともに、基靱帯・膀胱子宮靱帯・仙骨子宮靱帯を大きく切除し、腟の上部も切除する。さらには骨盤リンパ節を原則的に郭清(かくせい)する。骨盤神経叢(そう)の損傷がおこることがあり、排尿障害などの合併症をきたすことがある。またリンパ節郭清の合併症としてリンパ浮腫や蜂巣炎(ほうそう)(蜂窩織炎(ほうかしきえん))などの合併症がある。

◆ 後腹膜リンパ節郭清(骨盤リンパ節郭清, 傍大動脈リンパ節郭清)

がんの転移形式にはおもにリンパ行性転移、血行性転移、播種があり、リンパ行性転移の場合にはリンパ節転移がみとめられる。子宮頸がんや子宮体がん、卵巣がんなどにおいて、主としてリンパ節郭清による診断的な意味合いとしての手術が行われる(◉図4-29)。

● **有害事象** 骨盤リンパ節郭清においては、骨盤神経叢の損傷がおこることがあり、排尿障害などの合併症が問題となる。またリンパ浮腫や蜂巣炎などの合併症により、長期的な QOL の低下がみとめられることがあり、手術後の患者にとっては重要な問題である。

傍大動脈リンパ節郭清では、乳び腹水などの合併症をみとめることがあり、脂肪の吸収障害のため、脂肪制限食などの対応を要することがある。ただし、長期的な QOL 低下につながることはまれである。

8 準広汎子宮全摘出術

準広汎子宮全摘出術は、広汎子宮全摘出術と同様に悪性腫瘍に対して行われる手術である。広汎子宮全摘出術と比較して、基靱帯などの組織の切除範

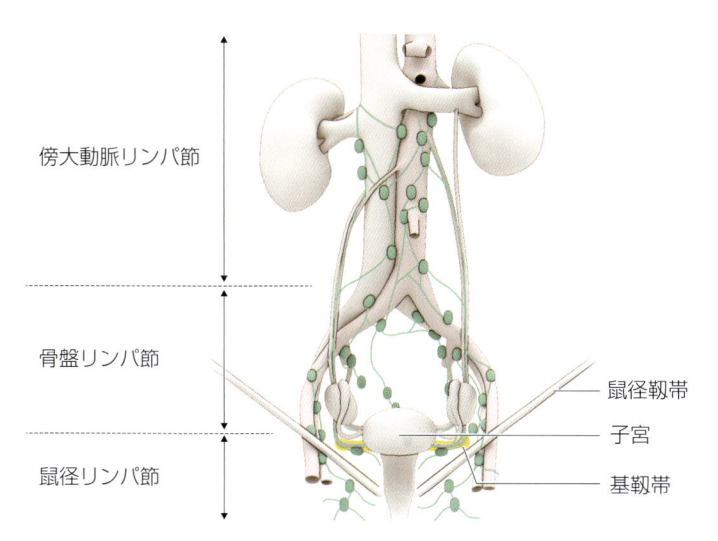

◉**図4-29 骨盤内リンパ節**
病態に応じて傍大動脈リンパ節または骨盤リンパ節を郭清する。

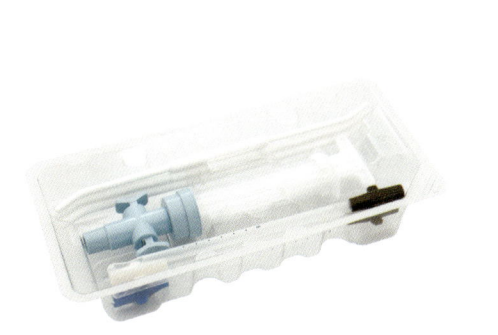

a. 手動真空吸引法に用いられる器具　　　　　b. 手動真空吸引法の施行

◉**図4-30 手動真空吸引法(MVA)による子宮内容除去術**
〔画像提供〔a〕：ウィメンズヘルス・ジャパン株式会社〕

囲は少ない。腟の部分切除や骨盤内リンパ節の郭清は必要に応じて行われる。

9 子宮内容除去術・子宮内膜全面搔爬術

子宮内容除去術は，子宮内に遺残した流産組織を除去するために行われる手術であり，通常は流産の際に行われる。子宮内膜全面搔爬術は，子宮体がんや子宮内膜増殖症などの子宮内膜病変を疑う際に，診断目的に行われる。

▌手術法

子宮内容除去術では，子宮頸管を拡張し，子宮内腔に胎盤鉗子やキュレットなどを挿入することで，子宮内の流産組織を除去する。近年では子宮内膜に対して，より愛護的な手動真空吸引法 manual vacuum aspiration(MVA)がより推奨されており，主流となってきている(◉図4-30)。

子宮内膜全面搔爬術も手術の内容はほぼ同様であるが，診断目的で行われ

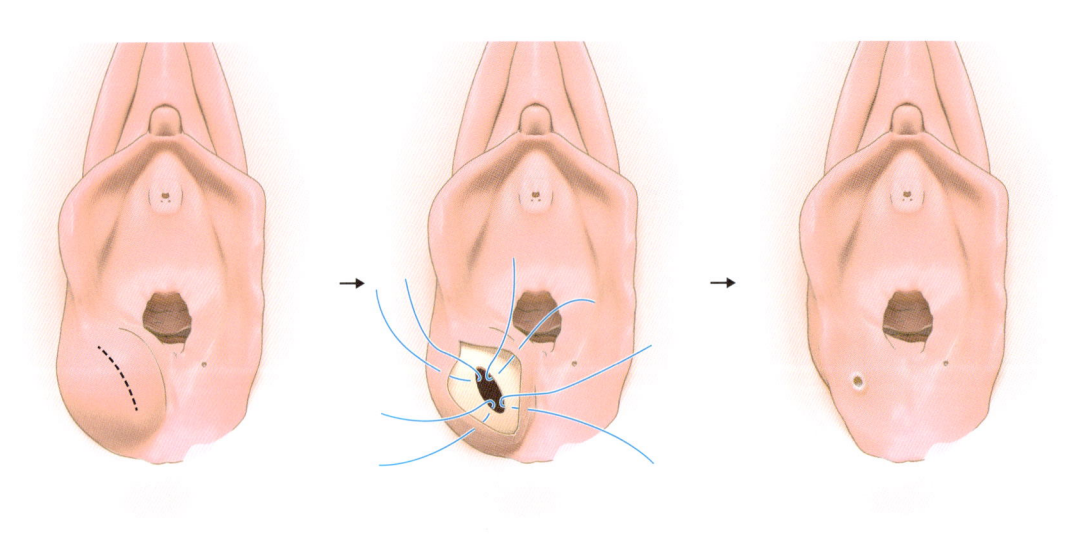

①皮膚を切開する。　②囊胞を切開し，縫合する。　③バルトリン腺の開口部をつくる。

○**図 4-31　バルトリン腺囊胞・膿瘍に対して行われる造袋術（開窓術）**

るため，キュレットをおもに用いてできるだけ組織の取り残しがないように，子宮内膜をけずるようにして行う。

10　バルトリン腺囊胞・膿瘍に対する造袋術（開窓術）

　バルトリン腺の開口部が炎症によって閉鎖され，そのために水腫状になるバルトリン腺囊胞が繰り返されたり，さらにそこに感染が生じて膿瘍となった場合は，造袋術（開窓術）を行う。

■ 手術法

　囊胞を切開し，バルトリン腺の開口部を人為的に作製する（○図 4-31）。

3　放射線療法

　放射線療法は，放射線を病変部に照射する治療法で，がんの局所療法として行われる。女性生殖器疾患では，X 線，γ 線，電子線が用いられ，外陰がん，腟がん，子宮頸がん，子宮体がん，乳がんなどに適応される。外陰が

---

column　経口中絶薬の承認

　わが国における人工妊娠中絶の選択肢はこれまで，外科的手術の子宮内容除去術のみであったが，2023（令和 5）年 4 月，妊娠 9 週 0 日以内を適応とする経口中絶薬が承認された。これは，プロゲステロン受容体拮抗薬のミフェプリストンの内服薬と，子宮の収縮を促すプロスタグランジン E_1 誘導薬のミソプロストールのバッカル錠を使用する治療薬である。ミソプロストール投与後 24 時間までの人工妊娠中絶の成功割合は 93.3% と良好な成績であるが，中絶が達成されない場合は外科的手術が必要になる可能性がある。

ん，腟がん，子宮頸がんなどでは根治を目的とした放射線療法を単独で行う
こともあるが，抗がん薬の白金製剤を併用した同時化学放射線療法も行われ
ることもある。そのほか，手術困難な場合の治療や転移巣に対する症状緩和
を目的とした照射が行われることが多い。

● 照射方法　照射方法は，身体の外から放射線を照射する外部照射と，放
射線源を子宮腔や腟腔に挿入し，身体の中から放射線を照射する内部照射（腔
内照射）がある。外部照射の場合には，適応となる疾患や患者の状態によっ
て 1 回の照射量や照射回数はさまざまであるが，連日の照射が行われる。

● おもな副作用　放射線療法は，病変部位の周辺の正常組織にも影響を与
えるため，副作用が出現する。副作用には，治療中から終了後 3 か月までに
あらわれる急性期有害事象と，それ以降にあらわれる晩期有害事象に分けら
れる。

　臨床で問題となるおもな副作用には次のようなものがある。

　①**放射線宿酔**　全身または身体の広範囲に被曝した場合におこる吐き
け・嘔吐，下痢などの消化器症状や全身倦怠感などのことをいう。治療開始
から数日程度でおこることがあるが，慣れてくると数週間程度で自然に軽快
することが多い。基本的には休息をとる，可能な範囲で摂取しやすい食事を
とるなどの対応を行う。

　②**骨髄抑制**　血液細胞は骨髄でつくられるため，骨髄が分布する骨盤・胸
骨・椎体などに照射すると，貧血や白血球減少，血小板減少といった骨髄抑
制がおこることがある。

　③**放射線皮膚炎**　開始から数週間程度で皮膚の発赤や痛みなどの症状がで
ることがある。保湿や，炎症を抑える副腎皮質ホルモン薬の外用薬などを用
いることがある。

　④**下痢・腹痛・軟便**　腸の粘膜の炎症により，治療後数週間程度で出現す
ることがある。晩期有害事象として，腸管の狭窄・出血などの症状をきたす
こともある。

　⑤**膀胱炎**　排尿時痛や血尿などの症状があらわれることがある。治療終了
後に回復することが多いが，晩期有害事象として血尿などが残る場合もある。

4 外来などで行われる処置・治療

1 腟洗浄（腟洗）

　腟内を洗浄液で洗浄することを**腟洗浄（腟洗）**という。通常，子宮内の手技
には無菌操作が求められるため，子宮内膜細胞診・組織診を行う場合には，
腟内の消毒を行ってから腟内に器具を挿入する。また，とくに細菌性腟炎な
どで，腟内の帯下による炎症が疑われるときにも行われる。手術室において
は，子宮摘出術の前などに，腟内の分泌物や細菌などの除去を目的として，
腟洗浄を行うこともある。

● 必要物品　腟鏡，長鑷子，綿球，防水布，洗浄液を準備する。洗浄液とし

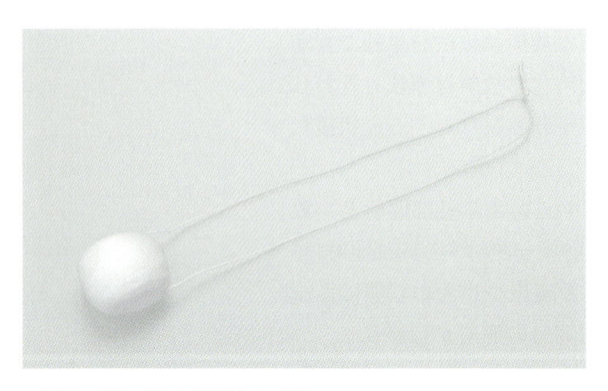
▶図4-32 糸つき綿タンポン

ては，生理食塩水や0.02〜0.05％ベンザルコニウム塩化物液などを準備する。

2 腟タンポン

　産婦人科での外来診療においては，出血を伴うことがしばしばあるため，腟内に綿球やガーゼを充塡することがあり，このとき用いられるのが腟タンポンである。

● **目的**　腟タンポンは次の目的で用いられる。
・腟や子宮からの出血を圧迫止血する。
・薬を一定時間，持続的に作用させるために，綿球に薬剤をつけて充塡する。
・タンポンを挿入して腟坐薬が脱落するのを防ぐ。

● **必要物品**　腟鏡，長鑷子，挿入するものとして糸つき綿タンポン（▶図4-32）・ガーゼ，指示された薬剤を準備する。綿球は脱脂綿を球状または円筒状にし，中央に約10 cmの木綿糸を結びつけたものを用いる。

● **実施と介助**　糸つき綿タンポンの糸は，本人にタンポンの挿入がわかり，抜去しやすくするために腟外に2〜3 cm出しておく。また，ガーゼタンポンでは先端の2〜3 cmを腟外に出しておく。

　タンポンは長時間挿入しておくと感染の誘因となるので，特別な場合を除いて，数時間程度で患者本人に抜去してもらう。患者にはタンポンが挿入してあることを説明し，抜去時間と方法❶を指導する。

3 腹腔穿刺

　腹腔穿刺とは，一般的には腹壁から腹腔内に穿刺針を穿刺し，腹腔内の貯留液を吸引することをいう。

● **目的**　女性生殖器疾患で腹腔穿刺をする場合は，悪性腫瘍の進行例における腹水貯留例が多く，次のような目的で行われる。
・吸引・採取した腹水を検査し，診断に役だてる。
・腹水を排液し，腹水貯留による腹部膨満の苦痛を軽減する。腹水を排液後，腹腔内に薬剤を注入することもある。

▣ NOTE
❶患者は糸やガーゼの端を引くことによって，容易に綿球やガーゼを抜去することができる。

● **必要物品**　腹腔穿刺針，注射器，局所麻酔薬，輸液セット，三方活栓，排液びん，滅菌手袋，消毒綿球，穴あき滅菌シート，検査用試験管，ガーゼなどを準備する。

● **手順**　腹腔穿刺は，次のような手順で行われる。

（1）排尿させて膀胱を縮小させる。

（2）仰臥位で穿刺部の皮膚を消毒後，局所麻酔を行う。

（3）多くの場合は，超音波検査で観察しながら穿刺針で穿刺する。長時間排液する場合は，腹水の流出を確かめ，穿刺針をテープなどで固定する。

（4）予定排液量と排液時間によって排液速度をクレンメで調節する。排液中は，患者の一般状態や，腹水の量・性状などを観察して記録する。

（5）予定排液量に達したら，穿刺針を抜去して滅菌ガーゼで圧迫する。必要に応じて細胞診や生化学検査などに検体を提出する。

4 ダグラス窩穿刺

ダグラス窩（直腸子宮窩）穿刺は，長穿刺針を用いて後腟円蓋を穿刺し，ダグラス窩の内容物を吸引する処置であり，腹腔穿刺の1つである（◆図4-33）。かつてはとくに異所性妊娠の場合などの診断目的で行われることがあった[1]。近年では超音波断層診断が発展・普及し，あまり行われなくなっている。

● **必要物品**　桜井腟鏡またはクスコー腟鏡，子宮腟部鉗子，長穿刺針，注射器，長鑷子，消毒綿球，ガーゼなどを準備する。

● **手順**　ダグラス窩穿刺は次の手順で行われる。

（1）内診台上で截石位をとる。

（2）腟鏡で子宮腟部を露出し，腟腔内を消毒する。

（3）子宮腟部を子宮腟部鉗子で牽引し，注射器につけた長穿刺針を後腟円蓋からダグラス窩に挿入して吸引する（◆図4-33）。

● **患者に伝えるべき注意点**　検査前に排尿させる。また，腟壁を穿刺する際に疼痛を伴うことを説明し，動かないように指導する。終了後，腟内に止

NOTE

[1]腹水の性状の鑑別などに有用であり，異所性妊娠や卵巣出血の場合には出血が貯留することから診断に有用であった。

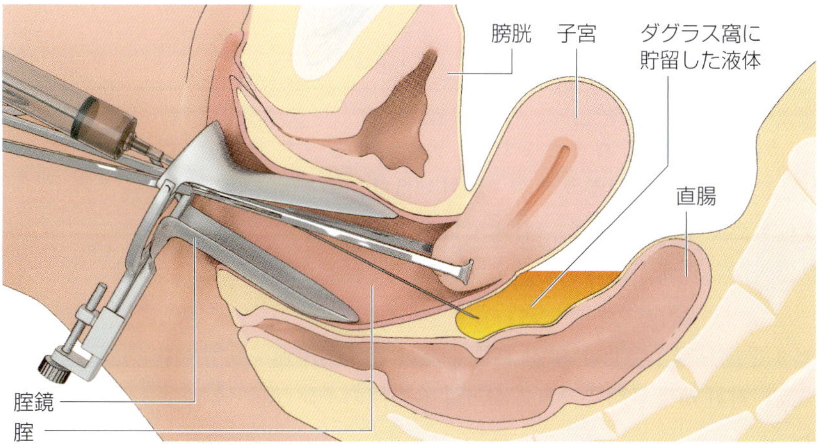

◆図4-33　ダグラス窩穿刺

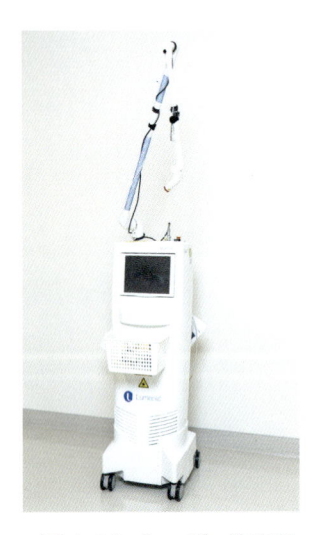

▶図 4-34　レーザー治療器

血目的で腟タンポンを挿入するため，抜去する時刻と方法を説明する。当日の入浴・性交は禁止する。

5 レーザー治療

　レーザー光線を用いた治療器には，切断や蒸散などの機能がある（▶図 4-34）。子宮腟部病変で用いる場合に用いられ，子宮頸部上皮内腫瘍（CIN）などの病変において子宮腟部の円錐切除や蒸散が行われる。

5 避妊

　近年，セクシュアル・リプロダクティブヘルツ/ライツ sexual reproducitve health and rights（SRHR）という概念が提唱され，性と生殖に関する健康と権利は，すべての人が生まれながらにもつべき人権だと提唱されている。意図しない，望まない妊娠はリプロダクティブヘルス/ライツの概念を侵害すると考えられている。

1 各種の避妊法

　わが国でも SRHR に関する問題点は多く存在しており，その 1 つが男性主体の避妊法である。避妊法には多数の種類があるが，海外では経口避妊薬（低用量ピル）が簡便で確実性も高く主流であるが，日本では男性用コンドームが主流である。それぞれに長所と短所があるため，よく理解しておくことが重要である。

　▱1▱経口避妊薬　低用量ピルを，月経 1 日目から 21 日間または 28 日間❶連日内服をする方法である。高い避妊効果が期待できるが，性感染症の予防効果はない。

　▱2▱子宮内避妊用具　子宮内にリングなどの**子宮内避妊用具** intrauterine con-

◨ NOTE
❶ 28 日間の薬剤は 7 日間のプラセボ薬（薬効成分を含まない薬剤）を含んでいる。

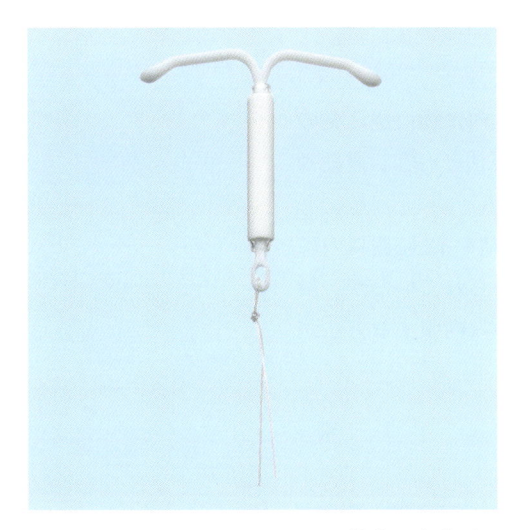

◯図4-35　レボノルゲストレル放出子宮内避妊システム

（画像提供：バイエル薬品株式会社）

traceptive device(**IUD**)を持続的に入れることで，避妊する方法である。さまざまな形をした子宮内避妊装置が開発されており，リング状・コイル状・ループ状のものなどがある。さらに近年では，黄体ホルモンを放出して避妊効果を高める新たな IUD として，レボノルゲストレル放出子宮内避妊システムが使われるようになった（◯図4-35）。IUD は，種類によるが数年程度で交換する。避妊効果はきわめて高い。

　3 **避妊手術**　避妊手術は女性・男性ともに行われ，女性には卵管結紮や卵管切除術など，男性には精管切除や精管結紮術などが行われる。高い避妊効果があるが，通常は妊孕性を取り戻すことができず，不可逆な方法である。

　4 **コンドーム**　おもに男性側に用いる避妊法である。薄いゴムやポリウレタン製で袋状をしており，男性用のものは陰茎にかぶせて精液が腟内に入らないようにするものである。避妊効果は完全ではないが副作用がほとんどなく，また性感染症の予防にもなることから日本では広く用いられている。なお，女性用コンドームも市販されているが，男性用に比べて確実性は若干劣る。

　5 **基礎体温法**　基礎体温を測定することによって排卵までの期間を計算し，排卵前の性交を避けることで避妊をする方法である。精子の受精能力が2日程度，卵子の受精能力が排卵後1日以内であることから，排卵が生じ，高温期に入って3日目以降は，妊娠する可能性は少ない。手軽な方法で自己管理ができるが，精子が体内で長く生存している可能性も否定できず，確実性は低い。

　6 **ペッサリー**　腟内に挿入する精液よけの器具である。

　その他，射精を腟外で行うことで妊娠を防ぐことを期待する腟外射精や，腟内に殺精子剤を性交前に挿入する方法なども知られているが，避妊効果はきわめて低く，通常すすめられない。

2 緊急避妊法

　避妊法を実施していなかった場合に，性交後72時間以内に経口避妊薬の
ホルモン製剤を内服することで，避妊する方法を緊急避妊法という。避妊効
果は確実ではないが，一定の避妊効果がある。

　エチニルエストラジオールとレボノルゲストレルの合剤を72時間以内に
内服し，さらに12時間後に内服するヤッペ法が多く用いられていたが，最
近ではレボノルゲストレルの錠剤を72時間以内に1回のみ内服する方法が
多く用いられている。

work 復習と課題

❶ 腟鏡の種類と，そのおもな用途を述べなさい。

❷ 内診・腟鏡診・直腸診・子宮消息子診の流れを説明しなさい。

❸ 細胞診と組織診の違いについて説明しなさい。

❹ 経腟超音波断層法の特徴について述べなさい。

❺ 妊娠反応（尿中 hCG 定性試験）の方法を説明しなさい。

❻ 腹腔鏡検査の目的について説明しなさい。

❼ 子宮鏡検査の目的について説明しなさい。

❽ 各種のホルモン療法について，その目的をまとめなさい。

❾ 悪性腫瘍に対する薬物療法のおもな副作用をあげなさい。

❿ 単純子宮全摘出術，広汎子宮全摘出術，子宮頸部円錐切除術における切除範囲
について説明しなさい。

⓫ 放射線療法のおもな副作用を説明しなさい。

⓬ 各種の避妊法について述べなさい。

第 5 章

疾患の理解

A 本章で学ぶ女性生殖器疾患

　女性生殖器は腟・子宮・卵管・卵巣・乳房などの複数の臓器や組織からなり，その機能は内分泌系の制御を受けている。したがって，臓器や組織，または機能の制御になんらかの異常が生じた場合にさまざまな症状があらわれる。これらは，その病態のなりたちによって，①発生段階の性分化疾患，②臓器別疾患，③機能的疾患，④性感染症に大別することができる（◉図5-1）。本章では，おもな疾患の原因や診断，治療を取り扱っていく。

1 性分化疾患

　生殖器は発生の段階で男性型または女性型へと分化する。この過程において，なんらかの原因によって内性器や外性器の構造が非典型的となる先天的疾患が，性分化疾患である。

　性分化疾患を大別すると，性染色体の異常が原因になるものと，性染色体に異常を伴わず，性分化の過程の異常が原因になるものがあり，それぞれに多数の疾患が含まれる。

　①性染色体の異常によるもの　ターナー症候群や混合性性腺異形成などがある。

　②性分化の過程の異常によるもの　精巣分化異常が原因になる場合や，アンドロゲン合成障害・作用異常，卵精巣性性分化疾患が含まれる。

2 臓器別疾患

　本章では，女性生殖器を構成する臓器・組織のいずれかに異常を生じたものを臓器別疾患として分類した。おもな病態は，①発生や発育，発達の異常，②炎症性疾患，③腫瘍性病変であり，外陰・腟・子宮・卵管・卵巣・乳房などの部位ごとに，それぞれの病態について述べていく。

　臓器・組織の異常は生殖機能にも影響が及ぶため，臓器別疾患は後述する月経の異常や不妊症，不育症をはじめとする機能的疾患の原因にもなりうる。

● **発生や発育，発達の異常**　女性生殖器の発生や発育，発達の過程で，その臓器に異常が生じた場合には，妊娠・分娩や月経の異常につながることが多い。おもな疾患として，腟中隔や腟欠損症，子宮奇形などがある。治療として外科的処置が行われることが多い。

● **炎症性疾患**　女性生殖器の炎症性疾患は多くの場合，細菌やウイルス，真菌が原因となり，炎症がおこることで発生する。女性は男性とは異なり，内性器を通じて腹膜腔が外界につながっているという解剖学的特徴があるため，腟・子宮・卵管を経て，腹膜腔内に感染がおこりやすい。そのため，外陰炎や腟炎のほかに，骨盤内炎症性疾患❶（PID）をしばしば発症する。

　なお，乳管の通過障害に起因するうっ滞性乳腺炎は非細菌性に生じるなど，感染性ではない機序で発症する炎症性疾患もある。

● **腫瘍性病変**　女性生殖器にはさまざまな良性腫瘍・悪性腫瘍が発生し，

NOTE

❶骨盤内炎症性疾患

　付属器炎（卵管炎）・骨盤腹膜炎・子宮内膜炎などを総称したものである。これらは併発することが多く，また局在を診断することがむずかしいため，臨床的にはひとまとめにして考えられている（◉146ページ）。

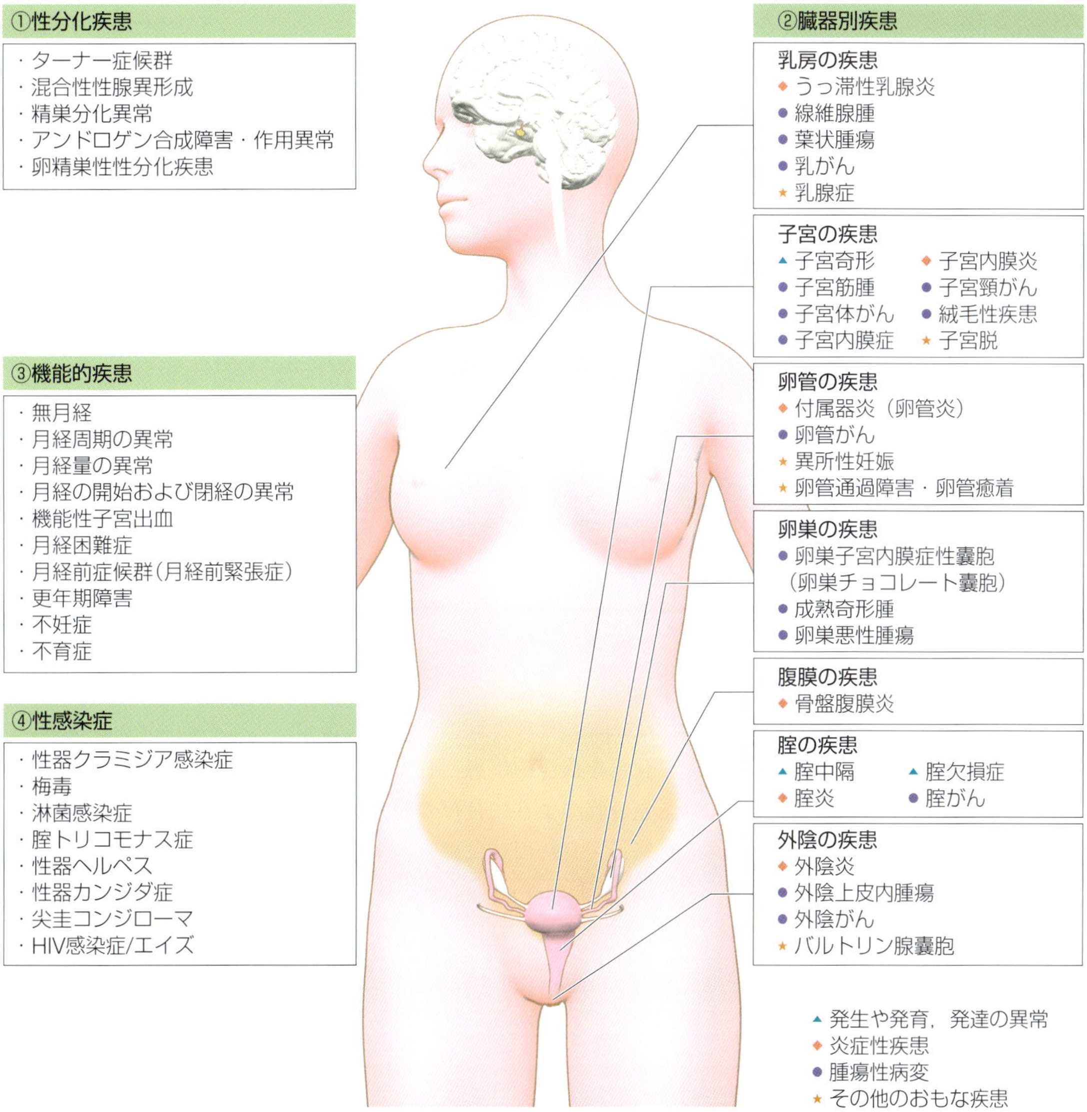

①性分化疾患

- ・ターナー症候群
- ・混合性性腺異形成
- ・精巣分化異常
- ・アンドロゲン合成障害・作用異常
- ・卵精巣性性分化疾患

③機能的疾患

- ・無月経
- ・月経周期の異常
- ・月経量の異常
- ・月経の開始および閉経の異常
- ・機能性子宮出血
- ・月経困難症
- ・月経前症候群（月経前緊張症）
- ・更年期障害
- ・不妊症
- ・不育症

④性感染症

- ・性器クラミジア感染症
- ・梅毒
- ・淋菌感染症
- ・腟トリコモナス症
- ・性器ヘルペス
- ・性器カンジダ症
- ・尖圭コンジローマ
- ・HIV感染症/エイズ

②臓器別疾患

乳房の疾患
- ◆ うっ滞性乳腺炎
- ● 線維腺腫
- ● 葉状腫瘍
- ● 乳がん
- ★ 乳腺症

子宮の疾患
- ▲ 子宮奇形　　◆ 子宮内膜炎
- ● 子宮筋腫　　● 子宮頸がん
- ● 子宮体がん　● 絨毛性疾患
- ● 子宮内膜症　★ 子宮脱

卵管の疾患
- ◆ 付属器炎（卵管炎）
- ● 卵管がん
- ★ 異所性妊娠
- ★ 卵管通過障害・卵管癒着

卵巣の疾患
- ● 卵巣子宮内膜症性囊胞
  （卵巣チョコレート囊胞）
- ● 成熟奇形腫
- ● 卵巣悪性腫瘍

腹膜の疾患
- ◆ 骨盤腹膜炎

腟の疾患
- ▲ 腟中隔　　▲ 腟欠損症
- ◆ 腟炎　　　● 腟がん

外陰の疾患
- ◆ 外陰炎
- ● 外陰上皮内腫瘍
- ● 外陰がん
- ★ バルトリン腺囊胞

- ▲ 発生や発育，発達の異常
- ◆ 炎症性疾患
- ● 腫瘍性病変
- ★ その他のおもな疾患

○**図 5-1　本章で学ぶおもな女性生殖器疾患**

腫瘍の部位や性状，そして症状に応じて，手術や薬物療法などが選択される。女性生殖器の腫瘍の発生や増悪には，感染症によるものやホルモンが関与するものなどがあり，原因に対する抑制を目的とした治療が行われることも多い。したがって，治療を理解するためにも病態の学習が重要である。

　①**外陰に発生するもの**　バルトリン腺囊胞（のうほう），外陰上皮内腫瘍，外陰がんなどがある。

　②**腟に発生するもの**　腟がんなどがある。

　③**子宮に発生するもの**　良性腫瘍としては，子宮筋腫や子宮腺筋症などがあり，悪性腫瘍としては，子宮頸がんや子宮体がん，妊娠に関連して発症する絨毛（じゅうもう）性疾患などがある。なお，子宮内膜症❶は子宮外に病変が存在するが，子宮内膜組織またはその類似組織が原因になることから，本章では子宮

NOTE

❶**子宮内膜症**

　病理学的には良性であるが，周囲の組織との癒着を形成することで強い症状を引きおこすことが特徴である。

の疾患とあわせて解説している。

　④**卵管に発生するもの**　異所性妊娠❶や卵管がんなどがある。

　⑤**卵巣に発生するもの**　良性腫瘍としては，卵巣子宮内膜症性嚢胞（卵巣チョコレート嚢胞）や成熟奇形腫がある。悪性腫瘍❷は，上皮性悪性腫瘍，悪性性索間質性腫瘍，悪性胚細胞腫瘍に分類されるほか，低悪性度の腫瘍である境界悪性腫瘍もある。

　⑥**乳房に発生するもの**　良性腫瘍には線維腺腫や乳管内乳頭腫がある。葉状腫瘍はほとんどが良性であるが，悪性の場合もある。悪性腫瘍である乳がんは，日本人女性における罹患数が最多の悪性腫瘍である。

●**その他の臓器別疾患**　上記の疾患のほかに，子宮の位置に異常が生じたものとして，子宮脱などがある。また，卵管疾患では，ほかに卵管通過障害や卵管癒着（ゆちゃく）も生じ，乳房では非腫瘍性・非炎症性の疾患である乳腺症も代表的な疾患である。

NOTE
❶子宮腔以外に受精卵が着床してしまう病態であり，卵管に生じる場合が多いことから，本章では卵管の疾患において解説した。
❷病理組織学的には，卵巣・卵管・腹膜に発生する腫瘍はまとめて取り扱われるが，本章では臓器別に解説した。

3　機能的疾患

　女性生殖器のはたらきは，複数の臓器・組織が，内分泌系の調節のもとで連携して機能することで果たされている。その機構がなんらかの原因によって破綻したものが，月経異常・月経随伴症状といった月経に関する異常や，更年期障害，不妊症・不育症であり，これらを機能的疾患として分類した。

　①**月経に関する異常**　月経異常には，無月経のように月経の開始および閉経の時期に異常がおこる疾患のほか，月経量・月経周期に異常が生じる場合があり，月経随伴症状は月経困難症と月経前症候群（PMS）が含まれる。その背景に器質的疾患がある場合もあるが，内分泌系の異常が原因となる場合も多い。

　とくに器質的疾患がないのに子宮内膜からの出血がみられる機能性子宮出血も，月経に関する異常に含まれる。

　②**更年期障害**　閉経に前後する期間を更年期とよび，卵巣の内分泌機能が徐々に弱まり，エストロゲン分泌が減少する。また，心理・社会的な環境もかわりやすく，これらの要因によってさまざまな症状があらわれてくる。これを更年期障害といい，症状に応じて治療が行われる。

　③**不妊症・不育症**　妊娠を希望していても，なんらかの原因で妊娠が成立しない不妊症と，妊娠はするが流産・死産を繰り返してしまう不育症がある。不妊治療・生殖補助医療といった不妊症に対するさまざまな治療が実施されているため，患者の希望にあわせた治療を行うことが求められる。なお，子宮内膜症などの器質的疾患や，卵管通過障害，卵管癒着が原因となる場合もある。

4　性感染症

　性感染症は，性的接触によって媒介される感染症であり，不妊症や母子感染の原因になることもある。感染した病原体に応じて，適切な治療が行われる。

B　性分化疾患

1　性分化疾患の定義と分類

定義

性分化疾患 disorders of sex development（**DSD**）とは，内性器である精巣・卵巣や，外性器の発育が非典型的である状態をいう。性分化疾患の中核症状は，出生時の外陰部異常[1]である。広義には，第二次性徴の発来の異常も含まれる。

分類

ヒトの染色体は，44本の常染色体と2本の性染色体の合計46本で構成されている。性分化疾患では，この染色体の構成をもとにした分類が広く用いられている（●表5-1）。

性分化疾患は大きく，性染色体異常に伴うものと伴わないものとに分けることができる。性染色体異常に伴わない場合はさらに，46, XY性分化疾患と，46, XX性分化疾患の2パターンに分けることができ，これらには共通しておこりうる病態が存在する。

性染色体異常に伴う性分化疾患は，ターナー症候群（45, X）[2]，クラインフェルター Klinefelter症候群（47, XXY）などがその代表である。

染色体の構成は正常の男性と同じである46, XY性分化疾患には，精巣の分化異常やアンドロゲンの作用不全，そのほか尿道下裂など男性化の段階で障害を受けた外性器異常も含まれる。

一方，染色体の構成は正常の女性と同じである46, XX性分化疾患には，卵巣の分化異常や，母親からの過剰アンドロゲンにより女児の男性化をきたす病態がある。

そのほかにも，性分化疾患には多様な原因が存在する。

2　おもな疾患

1　性染色体異常に伴う疾患

◆ ターナー症候群

ターナー Turner **症候群**は，45, Xの染色体型を有し，内性器・外性器は女性型を示す疾患である。低身長と，無排卵による原発性無月経を主徴とする。Y染色体のモザイク[3]も存在し，その際に性腺芽細胞腫が発生することがあるため，性腺摘出術を行う。

NOTE

[1] 出生時の外陰部異常は，出生4,500例に1例の頻度で生じると推定されている。

NOTE

[2] 染色体の構成について表記する際は，染色体数，カンマ，性染色体の構成の順で記載する。正常の女性であれば，染色体は46本，性染色体の構成はXXであるので，「46, XX」と示すことになる。

NOTE

[3] モザイク

　1つの個体が遺伝子型または染色体構成の異なる2種類以上の細胞群によって形成されている場合で，それらが一対の親に由来する場合をいう。発生の過程での突然変異や，受精卵の卵割期における染色体の不分離などによっておこり，たとえば45, X/46, XYがある。

○表 5-1　性分化疾患の分類

性染色体異常に伴う性分化疾患
45, X（ターナー症候群）など
47, XXY（クラインフェルター症候群）など
45, X/46, XY（混合性性腺異形成，卵精巣性性分化疾患）
46, XX/46, XY（キメラ，卵精巣性性分化疾患）

46, XY 性分化疾患

性腺（精巣）分化異常

完全型性腺異形成（スワイヤー症候群）
部分型性腺異形成
精巣退縮症候群
卵精巣性性分化疾患

アンドロゲン合成障害・作用異常

アンドロゲン生合成障害（17β-HSD 欠損症，5α-還元酵素欠損症，リポイド副腎
　過形成症など）
アンドロゲン不応症（完全型，部分型）
LH 受容体異常（ライディッヒ細胞無形成，低形成）
AMH および AMH 受容体異常（ミュラー管遺残症）
コレステロール合成障害（スミス-レムリ-オピッツ症候群）

その他（重症尿道下裂，総排泄腔外反など）

46, XX 性分化疾患

性腺（卵巣）分化異常

卵精巣性性分化疾患
精巣発生異常（*SRY* 転座，*SOX9* 重複など）
性腺異形成

アンドロゲン過剰

胎児性（21-水酸化酵素欠損症，11β-水酸化酵素欠損症，POR 異常症など）
胎児胎盤性アンドロゲン過剰（アロマターゼ欠損症）
母体性（黄体腫，外因性など）

その他

46, XY 性分化疾患 46, XX 性分化疾患に共通しておこりうる性分化疾患

未分化性腺への分化異常

性腺無形成症
泌尿生殖系分化異常（デニス-ドラッシュ症候群，フレイザー症候群，WAGR 症候群）

卵精巣性性分化疾患

視床下部-下垂体-性腺系の異常（カルマン症候群，複合型下垂体機能低下症，GnRH
受容体異常症，*SF-1* 異常症，*DAX-1* 異常症など）

（日本小児内分泌学会　性分化・副腎疾患委員会：Webtext：性分化疾患の診断と治療.
　＜http://jspc.umin.jp/medical/files/webtext_170104.pdf＞＜参照 2024-09-03＞）

◆ 混合性性腺異形成

　混合性性腺異形成は，45, X および 46, XY のモザイクのタイプと，キメ
ラ❶のタイプが存在する疾患である。
　性腺および外性器が低形成である場合や，対側で異なる左右非対称の性腺
を示す場合がある。

2　46, XY 性分化疾患

　46, XY 性分化疾患では，精巣の形成異常または精巣で産生されるホルモンの障害によって，外性器に男性化障害が生じる。外性器が女性型で女児として育てる場合は精巣摘出およびエストロゲンの補充が，外性器が男性型で男児として育てる場合は，男性器形成術とアンドロゲンの補充が行われる。

◆ 精巣分化異常

▌完全型性腺異形成（スワイヤー症候群）

　完全型性腺異形成（スワイヤー Swyer **症候群）**では，両側の性腺は索状であるが，外性器は完全女性型となる。性腺の悪性腫瘍が生じることが多いため，性腺を摘出し，女性ホルモンの補充を行う。

◆ アンドロゲン合成障害・作用異常

　アンドロゲン合成障害・作用異常に分類される疾患としては，①アンドロゲン生合成障害（17β-HSD❶欠損症，3β-HSD 欠損症，17α-水酸化酵素欠損症，5α-還元酵素欠損症など），②アンドロゲン不応症（アンドロゲン受容体異常症❷），③LH 受容体異常，④抗ミュラー管ホルモン（AMH）およびAMH 受容体異常（ミュラー管遺残症）があげられる。

　精巣女性化症の多くを占めるのが，アンドロゲン不応症であり，アンドロゲン受容体の遺伝子異常によって，アンドロゲン作用が障害され，外性器が女性型を示す。

▭ **NOTE**
❶ HSD
　水酸化ステロイド脱水素酵素の略である。
❷ アンドロゲン受容体異常症
　外性器は完全女性型を示す疾患である。

3　46, XY 性分化疾患と 46, XX 性分化疾患に共通する疾患

◆ 卵精巣性性分化疾患

　卵精巣性性分化疾患は，精巣と卵巣の両方が存在する病態である。両側の性腺が精卵巣である場合と，左右が精巣・卵巣に分かれている場合がある。

▌*WT1* 遺伝子異常

　女性の表現型を示すタイプでは，進行性腎疾患である巣状糸球体硬化症を

---

column　「半陰陽」から「性分化疾患」への用語の変更

　従来用いられてきた仮性半陰陽，半陰陽（雌雄同体）などの用語は，倫理的に問題があるとされてきた。そのため，2006 年に行われた性分化疾患の専門家による国際会議にて名称が検討され，性分化疾患（DSD）という用語に変更された。
　従来の男性仮性半陰陽は 46, XY 性分化疾患，女性仮性半陰陽は 46, XX 性分化疾患，真性半陰陽は卵精巣性性分化疾患，XX 男性は 46, XX 精巣性性分化疾患，XY 女性は 46, XY 完全型性腺異形成となった。

生じることが多い。性腺摘出とエストロゲンの補充，造腟術が行われる。

　また，男性の表現型を示すタイプでは，進行性腎疾患を生じ，腎腫瘍であるウィルムス Wilms 腫瘍を発生するリスクがある。男性器形成術と，腫瘍が発生した場合にはそれに対するフォローアップが必要となる。

3　診断と治療

1　診断

　診断は，性分化疾患を疑う所見と，性分化疾患に合併する所見に注意して行われる。

● **性分化疾患を疑う所見**　外性器所見が，典型的な男児や女児とは異なる点に注意して診断される。

（1）内性器：停留精巣など

（2）陰茎あるいは陰核：小陰茎，陰核肥大

（3）尿道口の開口部位：尿道下裂，陰唇癒合

（4）陰嚢あるいは陰唇：陰嚢低形成，大陰唇の男性化

（5）腟：腟盲端，尿生殖洞

（6）皮膚：色素沈着

● **性分化疾患に合併する早急に確認すべき所見**　急性副腎不全・急性腎不全の有無を診断される。低ナトリウム血症，高カリウム血症といった血清電解質異常がないかを確認する。

● **留意点**　性分化疾患の患者に対しては，慎重に対応することが重要である。治療は適切な社会的性の選択に関するきわめて重要な意味をもつ。戸籍に登録された性を変更するには家庭裁判所の判断が必要になり，社会的・文化的に性変更が受容される環境が整っているとはいえないことから，適切な診断と治療方針の決定が求められる。

2　治療

　医学的診断と性別判定がなされた患者に対して，外科的治療や内科的治療を行う。

● **告知**　治療の際には，患者の年齢や病態に応じた告知を行う。病態の説明は，年齢や理解度に応じて行っていく必要がある。両親に対しても病態の

---

plus　**性分化疾患の女性には月経がくるのか？**

　ターナー症候群や完全型性腺異形成では子宮が形成されており，ホルモン製剤の投与によって，月経は発来する。一方で卵子形成が行われないため，自身の卵子での妊娠は困難である。なお，アンドロゲン不応症では子宮が形成されないため，ホルモン製剤を投与しても月経は発来しない。

説明を繰り返し行い，理解を得ることが必要である。

● **手術時期**　性別判定に基づいた形成手術を行う場合には，性別の自覚が生じる1歳半までに行うことが望ましい。

◆ 外科的治療

1 **性腺生検および性腺摘出術**　性腺生検を行い，それぞれの性別において不要な性腺の摘出を行う。開腹または腹腔鏡下で行われる。

2 **女性外陰部形成術**　先天性副腎過形成症や混合性性腺異形成に対して，陰核形成術と造腟術などを行う。陰核形成術は，男性化によって肥大した陰核を縮小させる目的で行われる。腟が形成されていない場合には，月経血の流出路を確保することと，将来の性交時のために，造腟術が行われる。

3 **男性化外陰部形成術**　①精巣固定術，②尿道下裂修復術，③陰嚢形成術，④ミュラー管遺残組織摘出術，⑤偽精巣挿入術などがある。おもに尿路感染症と排尿障害を防ぐ目的で行われる。

◆ 内科的治療

疾患に応じて，男性化または女性化のための治療が行われる。

1 **女性化治療**　性腺機能低下に対して，エストロゲンを中心としたホルモン補充療法を行う。一般的にはエストロゲン製剤とプロゲステロン製剤を併用する薬物治療を行う。そのほか，コレステロール合成障害に対しては，副腎皮質ホルモン薬の投与を行う。

2 **男性化治療**　原発性性腺機能低下に対しては，男性ホルモン療法を行う。

C 臓器別疾患

1 外陰の疾患

外陰は，恥丘・大陰唇・小陰唇・腟前庭・会陰からなる。さらに腟前庭には，陰核・外尿道口・腟口・処女膜がある。

1 発育・発達の異常

外陰と腟の下部1/3は尿生殖洞から，腟上部2/3と子宮・卵管はミュラー管を原基として発生する。その発生過程においてなんらかの異常が生じた場合に，外陰や腟の形態的異常が生じる。

◆ 処女膜閉鎖症

尿生殖洞の発育の異常によって，処女膜が開口していない状態が**処女膜閉鎖症**である。

● **症状**　月経発来前は無症状である。月経が発来すると，月経血が流出できないため，腟および子宮内に貯留をきたし，周期的に下腹部痛を生じる。これを**月経モリミナ**という。月経血が腟に貯留した場合を**腟留血腫**，子宮に貯留した場合を**子宮留血腫**といい，子宮留血腫が増大すると便秘や尿閉をおこすことがある。

● **治療**　処女膜切開を行い，貯留した月経血の排出をはかる。

◆ 陰唇癒着

大陰唇および小陰唇が癒着し閉鎖したものを**陰唇癒着**(ゆちゃく)という。

● **原因**　多くは低エストロゲン状態が誘因となり，外陰部に炎症や感染，外傷などが加わり後天的に発生する。

● **治療**　エストロゲン軟膏(なんこう)の局所塗布などの治療を行う。

2 外陰炎

細菌やウイルス，真菌，原虫といった微生物の感染により，外陰皮唇部に炎症が発生したものが**外陰炎**である。多くは，腟内に発生した感染によって帯下が増加し，原因微生物が腟内より外陰に波及して発症する。

● **治療**　外陰炎の治療では，原因の除去を行い，合併症や腟炎の治療を行うことが重要である。適切な薬剤を選択し，吸湿性のよい下着を着用するように指導する(▶表5-2)。また，外陰部に手を触れないように指導し，爪を短く切るように指導する。

細菌感染

毛嚢への感染である**毛嚢炎**(もうのう)❶が，陰毛・鼠径(そけい)部・殿部に好発する。原因菌は黄色ブドウ球菌が最も多く，ほかに表皮ブドウ球菌，レンサ球菌属菌などがある。

毛嚢炎は自然治癒することが多いので，必ずしも薬物療法を要さないが，抗菌薬を含有する外用薬を使用することがある。

ウイルス感染

ウイルス感染では，単純ヘルペスウイルス Herpes simplex virus(HSV)1型あるいは2型が原因ウイルスとなる**性器ヘルペス**がある(▶190ページ)。HSVの感染経路は，外陰部または口腔にHSVを排出しているセックスパートナーとの性的接触である。

NOTE

❶炎症が拡大し，複数の毛嚢に及んだ状態を癤(せつ)，深部に広がった場合を癰(よう)という。

▶表5-2　外陰炎の原因と用いられる治療薬

原因	治療薬
細菌性	抗菌薬の内服，軟膏外用薬
ウイルス性	抗ウイルス薬であるアシクロビル・バラシクロビル塩酸塩の内服，外用薬
真菌性	イミダゾール系抗真菌薬の外用薬・内服薬
その他	副腎皮質ホルモン薬の軟膏外用薬など

● **症状**　症状があらわれる顕性感染では，強い痛みを伴うことが多い。小水疱や潰瘍が大陰唇・小陰唇を中心とする外陰に多発し，左右対称性に発生する接吻潰瘍が特徴的である。

しかし，割合としては症状があらわれない不顕性感染が多く，HSV は神経を伝って上行し，仙髄神経節に達して潜伏しながら，周期的に出現して症状を引きおこす。再活性化されると HSV は神経を伝って下行し，再び皮膚や粘膜に病変を形成するため，再発を繰り返すことになる。

初発時は，性的接触後 2〜10 日間の潜伏期間後に，外陰部に広範に多数の潰瘍・水疱を形成し，38℃以上の発熱や排尿時痛，鼠径リンパ節腫脹を伴うことがある。再発では病変は限局し，少数で小さく，1 週間以内に治癒する。

3　外陰瘙痒症

外陰部から肛門にかけておこる強いかゆみや，痛がゆくなる症状の総称が**外陰瘙痒症**である。かゆみのある部位に発赤を伴うことがある。

● **原因**　外陰部の乾燥や，細菌や真菌，ヒトパピローマウイルス Human papillomavirus（HPV）などの感染症，皮膚過敏症などが原因となる。

● **症状**　外陰に瘙痒感・熱感が生じる。爪でかくことにより，二次的に皮膚炎などがおこることもある。

● **治療**　閉経後にはホルモンの分泌が減少し，外陰部周囲の皮膚粘膜に萎縮がおこるため，外陰部の乾燥がよくみられる。この場合は，不足しているホルモンを補うことで改善する。感染症に対しては，原因微生物に合わせた内服薬または外用薬を使用する。皮膚過敏症に対しては，通気性のよい下着を着用し，むれや接触皮膚炎（かぶれ）を予防することが重要である。

4　バルトリン腺囊胞

バルトリン腺の導管の開口部の閉塞により，囊胞状に腫脹したものが**バルトリン腺囊胞**である（●図 5-2）。バルトリン腺や導管の炎症によって導管が閉鎖すると，腺分泌液が貯留して囊胞が形成される。原因菌は大腸菌やブドウ球菌属菌，淋菌などである。

● **症状**　形成された囊胞には強い疼痛や熱感はないが，感染を伴うとバルトリン腺膿瘍となり，激しい疼痛を生じる。

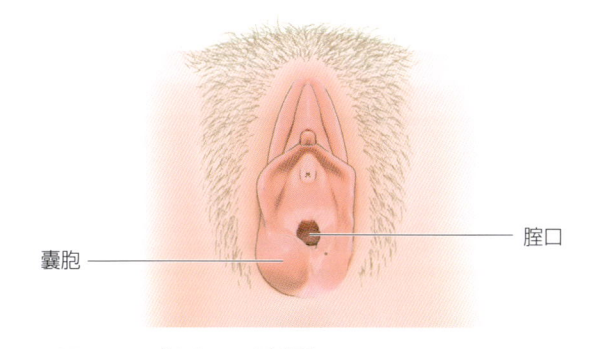

囊胞　　　　　　　　　　　　　腟口

●図 5-2　バルトリン腺囊胞

● **治療**　膿瘍を形成し，症状が強い場合には穿刺・切開術による排液・排膿が有効である。手術には，第一選択として造袋術がある（●88ページ）。急性期では開窓部が癒合閉鎖しやすいため，抗菌薬を投与し，消炎してから手術を行うことが望ましい。

5 ベーチェット病（粘膜皮膚眼症候群）

　ベーチェット Behçet 病（**粘膜皮膚眼症候群**）は，原因不明の炎症性疾患であり，特定の遺伝要因❶のもとに，なんらかの環境要因が作用して発症する多因子疾患と考えられている。20〜30代に好発する慢性再発性の全身性炎症性疾患である。

● **症状**　口腔粘膜のアフタ性潰瘍，外陰部潰瘍，皮膚症状である結節性紅斑様皮疹，眼症状の4つを主症状とする。また，副症状として関節炎・血管病変・消化器病変・神経病変などを伴うことがある。

● **診断**　主症状の4つ，あるいは主症状と副症状との組み合わせで診断される。外陰部潰瘍については，小陰唇を中心に，粘膜に痛みを伴う潰瘍が多発し，反復する。

● **治療**　治療では，副腎皮質ホルモン薬の外用および内服を行う。疼痛に対しては，局所麻酔薬含有ゼリーを塗布する。

NOTE
❶ヒト白血球抗原（HLA）の1つである，HLA-B51抗原の保有と発症が顕著に相関することが知られている。

6 尖圭コンジローマ

　尖圭コンジローマは感染が原因である。診断・治療などについては性感染症の項目を参照のこと（●190ページ）。

7 外陰上皮内腫瘍

　外陰上皮内腫瘍は，外陰部にできる腫瘍のうち，外界と接する上皮細胞内にとどまっているすべての腫瘍の総称である。HPVの感染❷と関連して生じるものと，喫煙などのHPV感染が関連していない原因が考えられているものがある。

● **症状**　早期の場合には自覚症状は出現しないことがある。進行した場合や悪性度が高い場合には，腫瘤感や瘙痒感，熱感，疼痛，色素沈着，白斑などをみとめ，性交障害や排尿障害をきたすこともある。外陰上皮内腫瘍から外陰がんが発生する割合は高いので，厳重な管理と検査が必要である。

● **治療**　外科的切除が原則であり，外陰の局所切除，外陰全体を切除する単純外陰切除が行われる。また，レーザーによる蒸散も行われる。薬物による局所治療では，抗がん薬のフルオロウラシル（5-FU）軟膏の塗布が行われる。

NOTE
❷とくにHPV16型と18型が関与している。

8 外陰がん

　外陰がん❸は，HPV感染に起因した外陰上皮内腫瘍の病変を基礎にして発生する。外陰がんは，全女性生殖器がんの3〜5%を占めており，そのほとんどが扁平上皮がんである。

NOTE
❸わが国の報告では，発症が多くみられる年齢は70代である。

● **症状**　性器出血・外陰部の瘙痒感・排尿時 灼 熱感などの自覚症状が多い
が，早期の段階では自覚症状がない場合がある。また，角化腫瘤や乳頭状外
向性の腫瘤となる場合など，形態は多様であり，病変部位は大陰唇・小陰唇
に多い。

● **診断**　診断は次のような流れで進められる。

　１ **腟拡大鏡診**　腟拡大鏡を用いて，病変部を拡大して細かい部分を観察
する。また，子宮頸部や腟，肛門周囲に病変が及んでいないかの精密検査を
行う。

　２ **生検**　病変部の皮膚および皮下を局所麻酔して，組織の一部を採取し，
組織診（組織学的検査）を行う。

　３ **X線検査，CT検査，MRI検査**　腫瘍の広がりや周辺臓器への浸潤，
リンパ節や肺などへの転移の有無を調べるために，必要に応じて X 線検査，
CT 検査，MRI 検査などの画像検査を行う。

● **治療**　根治的治療は外科治療であり，外陰部の病巣と所属リンパ節であ
る鼠径リンパ節の切除が第一選択となる。しかし，創部の感染や離開❶，リ
ンパ浮腫などの手術に伴う合併症が生じる可能性が高いことから，進行期に
応じて，また生活の質，年齢などの個別の状況を考慮して，放射線治療およ
び化学療法も単独あるいは併用で行われる。

NOTE
❶離開
　術後に縫合創が開くこと
をいう。

2　腟の疾患

　腟は，成人女性において腟口から子宮にいたる約 7〜8 cm の管腔構造と
なっている器官であり，粘膜におおわれている。

1 発生・発育の異常

◆ 腟中隔

　腟中隔は，腟の縦軸方向もしくは横軸方向に中隔が生じた疾患である（◐
図 5-3）。ミュラー管の融合過程がうまくいかない場合におこる先天的な疾
患の１つである。

　腟中隔は，中隔が縦軸・横軸のいずれに存在するかで，縦中隔と横中隔に
分類され，ほとんどは縦中隔である。

　１ **縦中隔**　縦中隔は，腟管に対して縦軸方向に隔壁があり，腟が左右に
分かれているものである。腟管の全長にわたる完全縦中隔と，一部に存在す
る不完全縦中隔がある（◐図 5-3-a，b）。完全縦中隔の場合，子宮の奇形であ
る双角子宮や重複子宮などを合併❷していることが多い（◐113 ページ）。

　２ **横中隔**　横中隔は，横軸方向に中隔が生じ，腟管を上下に分けるもの
であり，まれである（◐図 5-3-c）。

● **治療**　腟中隔は必ずしも症状があらわれるわけではなく，治療介入が必
要とされずに，経過観察となることがある。しかし，性交時痛などの症状が
ある際には中隔切除術が検討される。また，妊娠した場合は，分娩の障害と

NOTE
❷ミュラー管からは腟のみ
ではなく子宮も発生するた
め，腟中隔と子宮奇形が同
時にみられることがある
（◐113 ページ，図 5-5）。

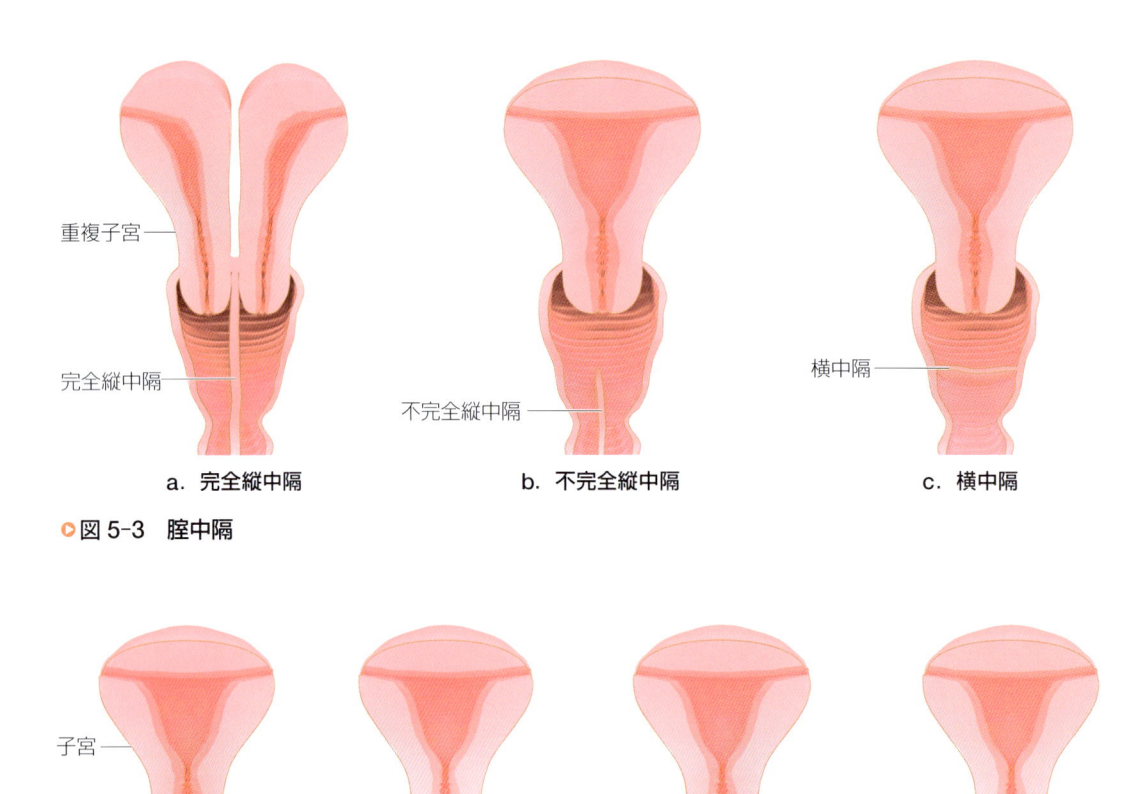

🔸図 5-3　腟中隔

a. 完全縦中隔
　　重複子宮
　　完全縦中隔

b. 不完全縦中隔
　　不完全縦中隔

c. 横中隔
　　横中隔

a. 正常
　　子宮
　　腟

b. 全腟欠損

c. 下部腟欠損

d. 上部腟欠損

🔸図 5-4　腟欠損症
ここでは子宮が正常な場合を示しているが，腟欠損症では子宮の形成が障害されることも多い。

なるため，帝王切開となることもある。

　子宮奇形を伴っていることもあるため，分娩の異常や不妊につながる異常であると判断された際には，子宮に対しての手術も検討される。

◆ 腟欠損症

　腟欠損症は，先天的に腟が欠損する疾患で，ミュラー管の発達過程において異常が生じることが原因で発症する。腟の欠損部位に応じて，全腟欠損・下部腟欠損・上部腟欠損に分類される（🔸図 5-4）。

　腟欠損症では，子宮の形成が同時に障害されることが多い一方で，卵巣は正常に発育していることが多い。そのため，第二次性徴は正常にあらわれるが，原発性無月経が生じる（🔸164 ページ）。また，腎臓や筋骨格系の異常や，聴覚の異常を併発することがある。

● **マイヤー-ロキタンスキー-キュスター-ハウザー症候群**　全腟欠損を主徴とする先天性疾患に，マイヤー-ロキタンスキー-キュスター-ハウザー

Mayer-Rokitansky-Küster-Hauser 症候群（ロキタンスキー症候群）がある。子宮は痕跡的で，卵管内腔をみとめない。染色体は 46, XX の正常女性型で，卵巣は正常である。

● **治療**　治療として造腟術を行うことで性交渉が可能となるが，性交渉に対して十分な理解がなされた状況であるかが重要である。また，子宮が欠損していることも多いため，妊孕性の問題もある。わが国では代理懐胎は認められていないため，腟欠損症の患者の家庭に子どもを迎える選択肢としては，里親制度や特別養子縁組制度などを利用することになる。

2 腟炎

　腟には自浄作用があり，その酸性の環境下では細菌は感染しにくい。しかし，性交渉やストレスなどによって自浄作用が破綻し，腟粘膜に感染性または非感染症の炎症がおこったものが**腟炎**である。臨床では，腟炎は頻繁にみられる疾患であり，外陰の炎症を伴うことがある。

◆ 細菌性腟症

　細菌性腟症❶とは，腟内の乳酸桿菌が減少し，さまざまな細菌が異常増殖した病的状態である。

● **原因**　レンサ球菌属菌・ブドウ球菌属菌・大腸菌などによることが多い。

● **症状**　帯下の増加と瘙痒感を主症状とするが，明らかな炎症所見はない。帯下は灰色で均質性である。

● **診断**　腟内容物の鏡検，塗抹染色，細菌培養検査を行う。アムセル Amsel の診断基準などがある（○表 5-3）。

● **治療**　メトロニダゾールの局所療法または内服療法を行う。

◆ 腟トリコモナス症

　腟トリコモナス症は，おもに性行為により，腟トリコモナス *Trichomonas vaginalis* が感染することで発症する感染症である。腟トリコモナスは原虫の一種の鞭毛虫である。

● **症状**　泡沫状で黄色の帯下が増量し，腟壁の発赤や子宮腟部の溢血性点状出血などがあれば本症が疑われる。10〜20％の患者は無症状である。

● **診断**　採取した腟分泌物をスライドガラス上で生理食塩水 1 滴と混和し，顕微鏡下で腟トリコモナスの活動を観察する方法が一般的であるが，この方法での診断率は 60〜70％である。そのほか，トリコモナス専用培地を用い

□**NOTE**
❶細菌性腟症
　従来は，カンジダ属菌・腟トリコモナス・淋菌などの特定の原因微生物が検出されない腟炎という意味で，非特異性腟炎とよばれていた。

○**表 5-3　細菌性腟症の診断基準（アムセルの診断基準）**

以下の 4 項目のうち少なくとも 3 項目が満たされた場合に，細菌性腟症と診断する。
• 腟分泌物の性状は，薄く均一である。 • 腟分泌物の生理食塩水標本で，顆粒状細胞質を有する糸玉状細胞が存在する。 • 腟分泌物に 10％水酸化カリウム水溶液を 1 滴加えたとき，アミン臭がする。 • 腟分泌物の pH は 4.5 以上である。

た培養法や分子診断などがある。

● **治療**　チニダゾールやメトロニダゾールの経口薬の全身投与が原則である。妊娠12週未満は禁忌で，最終投与後72時間は授乳を避ける必要がある。性感染症の1つと考えられており，夫やパートナーの感染もありうるため，その検査や治療も必要である。

◆ カンジダ腟炎

カンジダ腟炎[1]は，カンジダ属の真菌による感染症で，女性生殖器の感染症のなかでも頻繁にみられる主要な疾患である。

● **原因**　大部分がカンジダ-アルビカンスによるもので，ほかにカンジダ-グラブラータなどが原因になることもある。カンジダ属菌は常在菌で，無症状の女性の腟内にも少数みられることがあるが，その場合は必ずしも治療の対象にはならない。腟炎の発症の誘因としては，抗菌薬内服後が最も多く，そのほかに妊娠や糖尿病，化学療法，免疫抑制薬の投与などがある。

● **症状**　外陰部における疼痛を伴う強い瘙痒感が主症状である。腟内における白色濃厚な帯下が特徴的である。カッテージチーズ様の帯下や，酒粕様の帯下がみられる。

● **診断**　腟内容物をスライドガラス上で生理食塩水に希釈して鏡検し，菌糸を確認することで診断する。また，カンジダ属菌の培養に適している水野-高田培地などによる培養検査によってカンジダ属菌の存在を証明する。

● **治療**　外陰炎を併発していることが多いため，抗真菌薬の腟坐薬やクリーム，軟膏を用いる。抗真菌薬としては，クロトリマゾール，ミコナゾール硝酸塩，イソコナゾール硝酸塩，オキシコナゾール硝酸塩などが用いられる。

◆ 萎縮性腟炎（老人性腟炎）

閉経後あるいは両側卵巣摘出後の女性では，エストロゲンの分泌量が低下し，腟粘膜が乾燥・萎縮することで腟の自浄作用が低下する。そのため，大腸菌などに感染することで腟炎が発症する。これを**萎縮性腟炎**もしくは**老人性腟炎**という。

● **症状**　腟の粘膜が萎縮して薄くなることで，点状粘膜下出血がみられ，出血しやすい状態になる。帯下は黄色であることが多く，ときには血性のこともある。疼痛はないが，瘙痒感を軽度にみとめることがある。

● **診断**　腟鏡診で，腟壁や子宮腟部の粘膜に萎縮と粘膜下出血があることを確認する。

● **治療**　エストリオールの内服薬や腟坐薬を用いる。感染がある場合には，抗菌薬の腟坐薬を併用する。

◆ 淋菌性腟炎

● **原因**　淋菌の感染による腟炎が**淋菌性腟炎**である。性交渉により感染すると，子宮頸管炎から子宮内膜炎，付属器炎，骨盤炎症性疾患，肝周囲炎へ

NOTE
[1]75％の女性が生涯でも少なくとも1回は罹患するといわれている。

と上行性に感染が拡大していく。

● **症状**　子宮頸管炎では軽度の帯下増加のみで，無症状❶のことが多い。性交渉の経験をもつ女性が，帯下異常や性交時出血，下腹部痛，右上腹部痛を訴えた場合に，本疾患が疑われる。

● **診断**　腟と子宮頸管から，塗抹染色によってグラム陰性球菌を検出するか，またはポリメラーゼ連鎖反応（PCR）法によって DNA 診断が行われる。

● **治療**　ペニシリン系やセファロスポリン系，ニューキノロン系，アミノグリコシド系の抗菌薬の投与が行われる。

NOTE

❶女性の 50％が無症状感染とされている。

3 腟の腫瘍

◆ 良性腫瘍

腟の良性充実性腫瘍として**腟腺腫**などがあるが，まれである。経過観察でよい。

◆ 悪性腫瘍（腟がん）

腟の悪性腫瘍である**腟がん**は，きわめてまれである。女性生殖器の悪性腫瘍の 1～2％以下であり，閉経期以降に多い。90％以上が扁平上皮がんである。外陰・腟・子宮頸部の腫瘍の多くは HPV 感染が基盤になり，遺伝子変異を蓄積してがん化することから，これらは一連の病変としてとらえる必要がある。

▌腟上皮内新生物（VaIN）

腟上皮内新生物 vaginal intraepithelial neoplasia（VaIN）は，異型の扁平上皮の増殖を示すが，浸潤をしていない病変である。VaIN のほとんどは HPV 感染によるものである。

● **治療**　軽度病変では経過観察でよい。高度病変では症例に応じて，外科的治療やレーザー蒸散術が行われる。

▌腟扁平上皮がん

腟扁平上皮がんは，腟に生じた扁平上皮がんであり，浸潤の状態によって分類される。

● **症状**　不正性器出血・悪臭・帯下などをみとめる。

● **治療**　高齢者に多いため，放射線治療がおもな治療法である。初期の症例では，手術療法が行われることがある。

● **予後**　早期がんの 5 年生存率は 50～80％であるが，進行がんの予後は不良である。

4 腟閉鎖

腟閉鎖は，腟の一部に閉鎖があるもので，横中隔や処女膜閉鎖症，腟癒着症などが含まれる。横中隔のように先天的なものと，卵巣機能低下や，骨髄移植などによる移植片対宿主病 graft-versus-host disease（GVHD）ののちに生じる腟癒着症のように後天的なものがある。

● **症状**　月経血が流出できないため，腟や子宮・卵管に留血腫を形成し，疼痛を訴える。初経のない思春期の女性で，下腹部痛が 1 か月ほどの間隔で反復してあらわれる月経モリミナ（●104 ページ）に対しては，本症が強く疑われる。

● **治療**　外科的な治療として，腟の開口または器具を用いた拡張を行う。

5 腟壁裂傷

　腟壁に裂傷がおこったものを**腟壁裂傷**といい，多くは分娩によっておこる。分娩以外には性交渉による損傷が多く，粗暴な性交渉や，産 褥 期の性交渉が原因となる。

● **症状**　裂傷の多くは，腟の上部や腟円蓋に発生する。とくに腟円蓋の裂傷は腟断裂とよばれ，後壁に多い。出血量は裂傷の程度によるが，腟円蓋の裂傷では大出血をきたすことがある。また，後腹膜腔への内出血により，ショックに陥る危険性もあり，注意を要する。

● **治療**　十分な視野を確保して止血縫合を行う。その際は，腟式手術に準じて截石位（砕石位）をとる。

6 腟瘻

　腟瘻とは，腟と隣接する膀胱・尿道・尿管・腸管との間に，交通路（瘻管）を形成した状態をいう。そのため，尿や便が持続的に腟内に流出してしまう。生活の質が著しくそこなわれることが問題となる。

● **原因**　わが国では，婦人科手術による医原性の膀胱腟瘻❶が最も多く，子宮頸がん・子宮体がんの浸潤や放射線治療後に発生することもある。また，先天的に肛門や直腸が腟と交通している腟肛門や腟前庭肛門も存在する。

NOTE
❶開発途上国では分娩後に膀胱腟瘻が発生することが多い。

3　子宮の疾患

　子宮は，長さ約 8 cm，横径約 4 cm，厚さ約 3 cm 程度の大きさで，外面は漿膜でおおわれ，内面は子宮内膜でおおわれる，平滑筋で構成される洋梨状の形をした臓器である。

　子宮は体部と頸部に分けられる。体部である子宮内腔は，月経周期によって増殖し，脱落する子宮内膜におおわれ，内膜は腺細胞からなる。また，子宮頸部の内腔（子宮頸管）の子宮内膜から連続する子宮峡部は腺細胞からなり，腟と連続する子宮腟部は扁平上皮細胞からなる。

1 発生・発達の異常

　卵管・子宮・腟は，胎生 8 週ごろに左右からミュラー管が癒合し，子宮腟原基となる（●図 5-5）。左右の癒合から生じた子宮原基内の中隔は胎生 3 か月ごろまでに消失し，癒合しなかった部分が卵管となる。そして，子宮腟原基の終末は内胚葉由来の尿生殖洞に接してミュラー管結節を形成する。

　やがてこのミュラー管結節は貫通し，開放された腟となる。この際のミュ

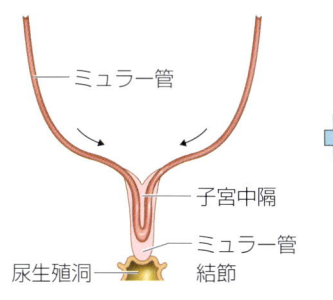 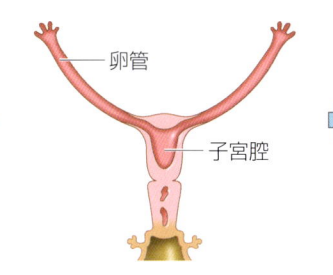 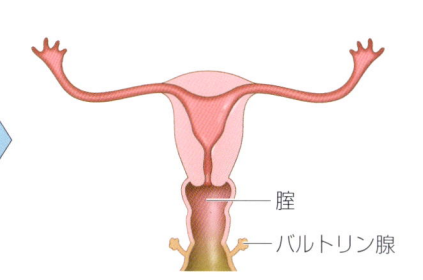

左右のミュラー管の癒合が不全だと，双角子宮が発生する。ミュラー管が1本しか発育しなかった場合，単角子宮が発生する。

子宮中隔の消失が不全だと中隔子宮が発生する。ミュラー管結節の貫通が不全だと，腟中隔が発生する（● 107 ページ）。

●図 5-5　卵管・子宮・腟の発生

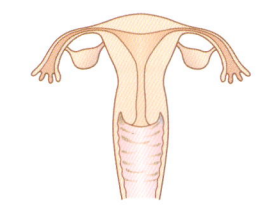 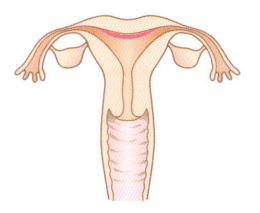 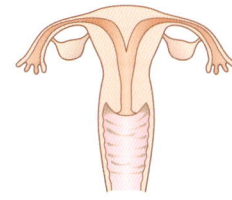 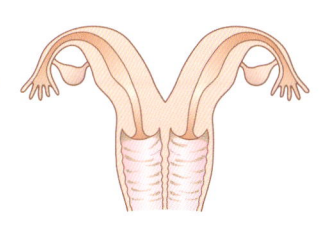

a. 正常子宮
内腔は逆三角形。

b. 弓状子宮
子宮底が弓状に突出。

c. 中隔子宮
外見上正常形の子宮だが内腔に中隔があり，左右に分かれている。

d. 重複子宮・腟中隔
子宮が左右に分かれ，腟中隔を伴っている。

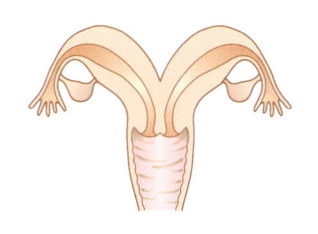 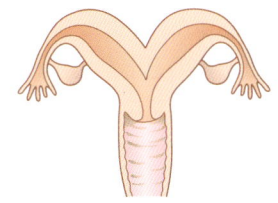 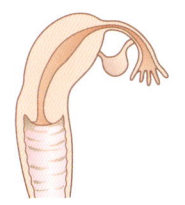 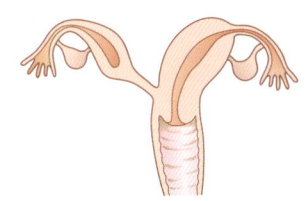

e. 双頸双角子宮
子宮が外見上も左右に分かれ，子宮口も左右別に存在する。

f. 単頸双角子宮
子宮が外見上左右に分かれて角状に見え，子宮内腔は角状に形成され狭い。

g. 単角子宮
細長い子宮が左右のどちらかにのみ存在する。

h. 副角子宮
単角子宮に伴い，他方に痕跡状の低形成の子宮が存在する。

●図 5-6　子宮奇形の種類

ラー管癒合不全によって，子宮奇形や腟中隔などが発生する。また，各種の性分化異常によって低形成・無形成❶が生じる。

◆ 子宮奇形

● **分類**　子宮内腔は逆三角形をしている（●図 5-6-a）。子宮底部が内腔側へ突出している場合，程度によって弓状子宮や中隔子宮に分類される（●図 5-6-b，c）。子宮体部本体が二分されているものは双角子宮または重複子宮に分類される（●図 5-6-d〜f）。また，子宮の発育が片側のみであれば単角子宮，

NOTE
❶正確な頻度は把握できないが，およそ 400 例に 1 例程度との報告がある。

痕跡状に発達不全の子宮（痕跡子宮）が存在する場合は副角子宮として分類される（●図5-6-g, h）。最も頻度が高い奇形は中隔子宮で，ついで双角子宮，単角子宮の順である。

● **原因**　性分化異常では，子宮や腟の欠損，また低形成が生じることがある。マイヤー–ロキタンスキー–キュスター–ハウザー症候群（●108ページ）では，腟欠損と痕跡子宮をみとめ，腎・泌尿器系や骨格系の異常を合併することがある。なお，卵巣は正常に存在する。

● **症状**　子宮奇形では，妊娠や分娩，月経への影響が生じる。

　①**妊娠への影響**　流産・早産や不妊の原因となることがある。とくに中隔子宮や双角子宮では，流産を繰り返すことがあり，不育症（●184ページ）や習慣流産の要因として知られている。なお，重複子宮では流産・早産はおこりにくい。

　②**分娩への影響**　横位，斜位，骨盤位といった胎位や胎勢の異常，子宮内発育不全，子宮頸管の開大障害や，微弱陣痛，弛緩出血などがおこることがある。子宮頸管の低形成による狭窄や腟中隔があると経腟分娩は困難であり，また微弱陣痛により帝王切開分娩となることが多い。

　③**月経への影響**　子宮欠損や低形成では，無月経（●164ページ）を生じることがある。また，腟欠損・腟閉鎖や副角子宮の閉鎖があると，月経モリミナによる下腹部痛などの症状が出現することがある。

● **診断**　問診・内診・視診，超音波断層検査・子宮卵管造影・MRIなどの画像検査，子宮鏡・腹腔鏡などによって診断される。

● **治療**　子宮奇形に気づかずに，妊娠・分娩を繰り返している場合には治療の適応はない。しかし，不妊症や不育症，流産・早産や死産に子宮奇形が関連している場合や，留血症の症状がある場合には治療の適応となる。単頸双角子宮や中隔子宮の習慣流産例に対しては，ストラスマン手術やジョーンズ–ジョーンズ手術などの子宮形成術を行う。中隔子宮や弓状子宮に対しては，子宮鏡下にて中隔切除などが行われる。

---

plus	**ヴンダーリッヒ症候群**

　ヴンダーリッヒ Wunderlich 症候群は，片側ウォルフ管の発育障害とミュラー管の癒合不全により，重複子宮，片側腟閉鎖，片側腎無形成の3つの特徴を有するまれな奇形である。重複子宮の，とくに発育障害を示す子宮と同側の腎臓が欠損し，閉鎖した部分には月経血が貯留するため，月経中の激しい腹痛や持続する腟炎により婦人科を受診する場合が多い。

　なお，症状もなく，自然分娩後に発育障害のある子宮内に貯留した悪露の感染で，はじめて本疾患に気づく症例も報告されている。治療法として，閉塞した腟壁を外科的に開口する腟壁開窓術のほか，診断的腹腔鏡や患側子宮または閉鎖腟管切除術などの外科的治療が行われる場合がある。

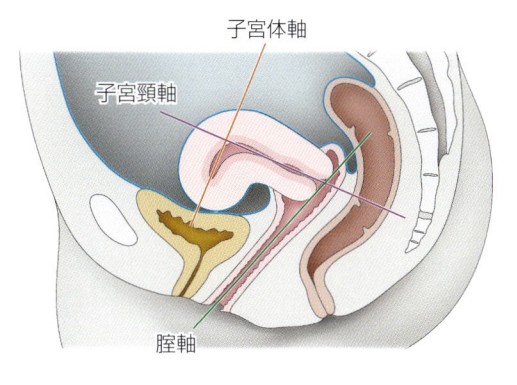

a. 前傾前屈

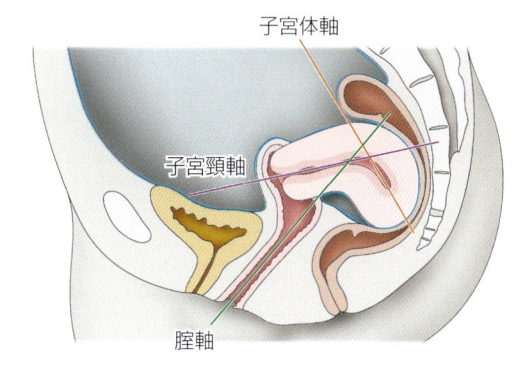

b. 後傾後屈

○図 5-7　子宮の前傾前屈と後傾後屈

2　子宮の位置異常

　子宮は小骨盤腔中央に位置し，位置は個人差があり，前後左右に傾いている（○図5-7）。子宮は前後方向の傾きによって前屈，後屈に分けられ，その頻度として前屈が70％，後屈が30％である。

◆ 子宮後屈

　子宮が後方へ屈曲している状態を**子宮後屈**とよぶ（○図5-7-b）。生理的なものもあり，子宮後屈はそれだけでは位置異常の病態とはならないが，子宮内膜症（○128ページ）などによって子宮の後壁と直腸との間に癒着が生じることで，子宮後屈を呈する場合がある。問題となるのはこのような癒着性後屈の場合であり，これは子宮が後方に癒着して固定された状態である。

● **原因**　子宮内膜症や骨盤腹膜炎，付属器炎（○146ページ）などによって骨盤底腹腔内に癒着が生じ，後屈となる場合がある。

● **症状**　下腹部痛，腰痛症，月経困難症などを主症状とする場合がある。

● **診断**　内診や超音波断層検査により容易に診断できる。

● **治療**　子宮内膜症によるものであるかどうかの鑑別が必要である。疼痛に対しては，鎮痛薬による薬物療法が主となるが，癒着による症状が疑われ，薬物療法の効果が得られない場合には，癒着剝離術を行うことがある。

◆ 子宮下垂・子宮脱

　子宮が下方へ下がる子宮下垂や腟外に脱出する子宮脱は，子宮の位置異常の代表的な疾患である。子宮を支えている支持組織の弛緩によって，子宮が下方へ下がるものことでおこり，老化や多産などが原因となる。

● **分類**　子宮が下がっているが，子宮腟部の下端が腟口より上方に存在するものを**子宮下垂**という（○図5-8-b）。一方，子宮が下がり，腟口より下方へ脱出してきたものを**子宮脱**という（○図5-8-c, d）。

● **症状**　不快感や出血のほかに，直腸脱や膀胱脱による排便あるいは排尿障害，脱出することによる歩行障害が生じることもある。排便や排尿の際に，

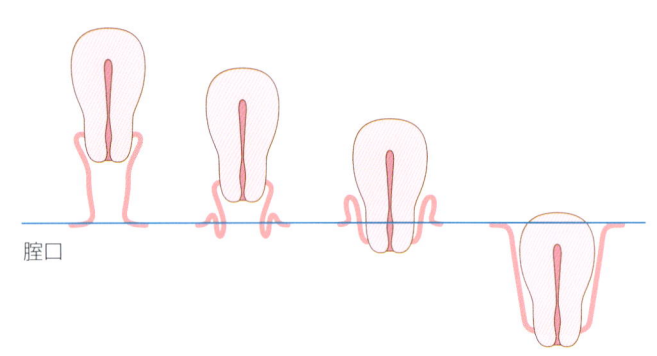

a. 正常　　b. 子宮下垂　　c. 不全子宮脱　　d. 完全子宮脱

腟口

● **図 5-8　子宮下垂と子宮脱**

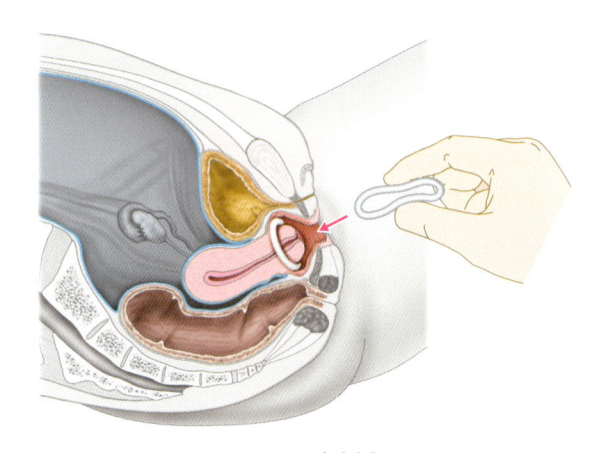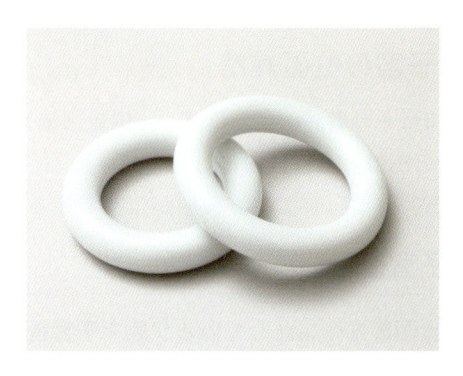

● **図 5-9　ペッサリーとその腟内挿入**
（写真提供：クーパーサージカル・ジャパン株式会社）

また入浴時に腟の入口部のかたい腫瘤❶に触れて気づき，来院する場合が多い。60歳以上の約5〜10％の女性が子宮下垂感を訴える。なお，子宮の前方に位置する膀胱や，後方に位置する直腸が子宮とともに下がることが多い。子宮前方の膀胱が腟壁とともに下方へ脱出するものが膀胱脱であり，子宮後方の直腸が腟壁とともに下方へ脱出するものが直腸脱である。

● **診断**　患者の訴えと，内診・視診で容易に診断できる。

● **治療**　治療には保存的治療と外科的治療がある。

[1] **保存的治療（ペッサリーの腟内挿入）**　5.0〜11 cm 径のリング状になっているペッサリーを腟内に挿入し，子宮を下方から挙上させる方法である（●図5-9）。異物を挿入することになるため，腟炎をきたすこともあり，定期的にペッサリーの入れかえが必要となる。

[2] **前腟壁後腟壁縫合術**　前後の腟壁を縫って縮めることで，子宮や膀胱，直腸を挙上して脱出を防止する腟式手術である。同時に腟式子宮全摘出術を行うことが多い。

[3] **腹膜外子宮円索短縮術（アレキサンダー–アダムス Alexander-Adams 手術）**　開腹手術で，子宮を支持しつり上げている円靱帯を短縮させる手術である。

▭NOTE
❶これは下がってきた子宮腟部を触れたものである。

④ **マンチェスター Manchester 手術**　膣式手術で，基靱帯を縫い縮め，子宮腟部を切断するものである。

⑤ **腟閉鎖術（ルーフォール Le Fort 手術）**　腟壁を前後に縫合して閉鎖させることで，脱出を防止する手術である。高齢者で性交を必要としない場合に適応となる。

3　子宮頸がん

　子宮頸がんは子宮腟部頸管に発生する上皮性腫瘍で，子宮に発生するがん（子宮頸がん＋子宮体がん）の 50～60％ を占める。

▌発生部位と罹患率・罹患年齢

● **発生部位**　子宮頸がんは，子宮頸部の**扁平円柱上皮境界** squamocolumnar junction（**SCJ**）に発生する（○図 5-10）。扁平上皮と円柱上皮が接合する SCJ は，成熟女性では外子宮口の外側（外頸部）に存在することが多いが，高齢女性では外子宮口の内側の頸管内に存在することから SCJ がわかりにくくなる。

● **罹患率の推移と罹患年齢**　子宮頸がんの罹患率（りかん）は 1980 年をピークに減少しつづけていたが，1999（平成 11）年の最下点から 2011（平成 23）年までは上昇傾向を示し，2023（令和 5）年には人口 10 万比 13.9 となっている。子宮頸がんの罹患年齢は，30 代後半をピークに，60 代まで徐々に減少するが，70 代以降の罹患も少なくない。上皮内がんを含まない子宮頸がんの罹患率は，30 代は 30 年間で 2 倍以上に増加し，20 代も微増している。

▌発生原因

　子宮頸がんの発生のリスク因子は HPV 感染である。HPV 感染は性交渉が原因であると考えられていて，90％ 以上の子宮頸がんから HPV が検出される。

　ただし，性交経験のある女性の約 80％ はハイリスク型 HPV に一度は感染すると考えられていて，HPV への感染は特別視すべきものではなく，あり

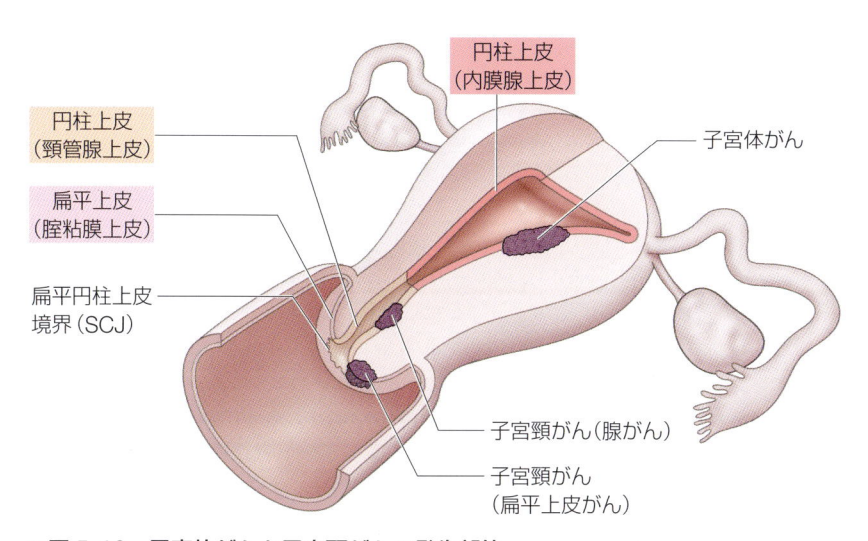

○ **図 5-10　子宮体がんと子宮頸がんの発生部位**

ふれた現象であることを理解しておく必要がある。HPV 感染者が子宮頸がんを発症する割合はわずか数％程度であり，90％以上の人は発症にいたらない。

　HPV 感染のほとんどは一時的で，約90％はウイルスが自然消失するが，約10％の HPV 感染ではウイルスが消えずに感染が長期化（持続感染）し，異形成・前がん病変❶を経て，将来子宮頸がんへと進む可能性がある。したがって，HPV ワクチンによる感染予防は有用な手段である。

　喫煙とがん死亡に関する子宮頸がん相対リスクは，肺がんについで高く，受動喫煙による子宮頸がん発生リスクの上昇も報告されている。医療に携わる者として，臨床で遭遇する喫煙女性に対して禁煙指導をしっかり行うだけでなく，受動喫煙による曝露を避ける対策も重要である。

● **組織型**　組織型は子宮頸がんの約75％を占める扁平上皮がんと，約25％を占める腺がん❷に分類される。早期発見がむずかしいことから，腺がんの予後は扁平上皮がんと比べて不良であると考えられている。

▌症状と診断

● **症状**　子宮頸がんの症状は，不正性器出血や性交時の出血などがあるが，初期の段階では症状があらわれないこともある。そのため，自治体や会社の子宮頸がん検診や婦人科での診察などで，はじめて診断されるケースも少なくない。一方，進行すると，不正性器出血や悪臭を伴う帯下などが主症状となり，さらに腰痛・坐骨神経痛・下肢痛といった疼痛や尿路閉塞なども発生する。

● **診断**　診断は，細胞診ならびに組織診による病理学的検査，内診・直腸診，超音波検査や MRI，CT，PET-CT などの画像診断によって行われる。一般的にはハイリスク型 HPV の感染から子宮頸がん発症までには，数年から十数年かかると考えられている。この間，子宮頸部では扁平上皮内部における低悪性度から高悪性度までの異形成が確認できる。子宮頸がんは異形成

NOTE

❶異形成と上皮内がんを総称して子宮頸部上皮内腫瘍 cervical intraepithelial neoplasia（CIN）という。CIN はその進行に合わせて CIN 1〜3 に分類される。

❷近年，腺がんの割合が増加傾向にある。

---

plus	**HPV ワクチン**

　子宮頸がんに高頻度に検出されるハイリスク型 HPV は 16，18，31，33，35，39，45，51，52，56，58，59，68 型である。わが国でも各国と同様に 16 型と 18 型が最も多く検出されるが，海外とは少し異なり，52 型，58 型の占める割合が高くなっている。現在は，①16 型と 18 型に対応する 2 価ワクチンと，②良性のコンジローマ病変の原因となる 6 型と 11 型とともに 16 型と 18 型に対応する 4 価ワクチンに加えて，③6，11，16，18，31，33，45，52，58 型に対応する 9 価ワクチンが 2020 年 7 月にわが国でも承認された。

　HPV 感染は性交渉によって引きおこされるため，おもな対象は 9 歳以上の女性となる。わが国においては，HPV ワクチンの副反応への懸念が論じられたため，2013 年以降定期予防接種が可能なワクチンであるものの，積極的勧奨が一時中止されていた。

　しかしながら，海外の研究にて有効性が示されたことと，安全性への特段の懸念はないことが判明したことから，2022 年 4 月から，小学校 6 年生から高校 1 年生の女性に対する HPV ワクチンの定期接種における積極的勧奨が再開された。海外では男子への定期接種を開始している国があるが，わが国では導入されていない。なお，4 価ワクチンは 9 歳以上の男性でも接種を受けることができる。

が長期間続くため，この段階の病変を細胞診あるいは組織診で発見することになる。

①**細胞診**　子宮腟部頸管から擦過細胞診を行う（●52ページ，図4-9）。子宮頸がんは異形成を経てがん化するが，細胞診ではがんの検出とともに，症状がまったくない異形成も検出できる。

②**腟拡大鏡診（コルポスコピー）**　酢酸加工前後の子宮腟部の変化とその広がりを腟拡大鏡にて観察する。異常所見には，白色上皮，モザイク，赤点斑，異常腺開口，辺縁所見，白斑，びらん，異型血管などが含まれる。

③**ねらい組織診**　腟拡大鏡の観察下で，異常所見などの病変部組織を採取するねらい組織診により，診断を確定する（●55ページ，図4-12）。

④**内診・直腸診**　治療方法を決定するために，治療開始前に子宮頸がんの進行期を内診や直腸診によって決定する。

⑤**その他の検査**　子宮頸がん進行期の決定のために行われる臨床検査には，触診，視診，腟拡大鏡診，子宮鏡，肺および骨のX線検査，子宮頸部円錐切除術が含まれる。なお臨床では，MRIやCT，PET-CTなどの画像診断，膀胱鏡や直腸鏡などによって病変の広がりが検討される。補助診断として，扁平上皮がんに対してはSCC抗原が，腺がんに対しては確立されたものはないものの，CA125，CA19-9やCEAなどの腫瘍マーカーが汎用される。

進行期分類

子宮頸がんの進行期の分類は，日本産科婦人科学会などによる『子宮頸癌取扱い規約』❶によって定められている（●表5-4，図5-11）。

治療

治療方法は進行期によって異なる。また，日本婦人科腫瘍学会により，術後再発リスク分類が低・中・高リスクに分類されていて，中・高リスクに対しては追加治療が選択される。

①**手術療法**　一般的にはI～II期までに対して手術療法を行う。手術による切除範囲は，進行期に伴って拡大する。

①**子宮頸部円錐切除術**　子宮腟部を円錐状にメスまたはレーザーなどを用いて切除する縮小手術で，妊娠も可能である。しかし再発に注意が必要であり，妊娠時には流産や早産，切迫流産・切迫早産などがおこる可能性が若干高くなる。高度異形成が対象となる。

▣ NOTE
❶日本産科婦人科学会では，国際的な進行期分類の比較のために，国際産婦人科連合（FIGO）による臨床進行期分類と整合をとっている。

---

column　**子宮頸がん検診の方法**

細胞診による子宮頸がん検診の導入によって，わが国でも子宮頸がんの罹患率ならびに死亡率が減少傾向を示したが，近年再び上昇傾向を示しており，また子宮頸がん検診受診率の低下が問題となっている。細胞診による子宮頸がん検診は感度が低いため，2024年にはHPV検査単独法による子宮頸がん検診の導入が決定され，現在自治体による実施が検討されている。

● 表 5-4　子宮頸がんの進行期分類（日本産科婦人科学会 2020 年，FIGO 2018 年）

Ⅰ期：がんが子宮頸部に限局するもの（体部浸潤の有無は考慮しない）。
　ⅠA 期：病理学的にのみ診断できる浸潤がんのうち，間質浸潤が 5 mm 以下のもの。
　　　　浸潤がみられる部位の表層上皮の基底膜より計測して 5 mm 以下のものと
　　　　する。脈管（静脈またはリンパ管）侵襲があっても進行期は変更しない。
　　ⅠA1 期：間質浸潤の深さが 3 mm 以下のもの。
　　ⅠA2 期：間質浸潤の深さが 3 mm をこえるが，5 mm 以下のもの。
　ⅠB 期：子宮頸部に限局する浸潤がんのうち，浸潤の深さが 5 mm をこえるもの（Ⅰ
　　　　A 期をこえるもの）。
　　ⅠB1 期：腫瘍最大径が 2 cm 以下のもの。
　　ⅠB2 期：腫瘍最大径が 2 cm をこえるが，4 cm 以下のもの。
　　ⅠB3 期：腫瘍最大径が 4 cm をこえるもの。
Ⅱ期：がんが子宮頸部をこえて広がっているが，腟壁下 1/3 または骨盤壁には達して
　　　いないもの。
　ⅡA 期：腟壁浸潤が腟壁上 2/3 に限局していて，子宮傍組織浸潤はみとめられない
　　　　もの。
　　ⅡA1 期：腫瘍最大径が 4 cm 以下のもの。
　　ⅡA2 期：腫瘍最大径が 4 cm をこえるもの。
　ⅡB 期：子宮傍組織浸潤がみとめられるが，骨盤壁までは達しないもの。
Ⅲ期：がん浸潤が腟壁下 1/3 まで達するもの，ならびに／あるいは骨盤壁にまで達す
　　　るもの，ならびに／あるいは水腎症や無機能腎の原因となっているもの，ならび
　　　に／あるいは骨盤リンパ節ならびに／あるいは傍大動脈リンパ節に転移がみとめ
　　　られるもの。
　ⅢA 期：がんは腟壁下 1/3 に達するが，骨盤壁までは達していないもの。
　ⅢB 期：子宮傍組織浸潤が骨盤壁にまで達しているもの，ならびに／あるいは明らか
　　　　な水腎症や無機能腎がみとめられるもの（がん浸潤以外の原因による場合を
　　　　除く）。
　ⅢC 期：骨盤リンパ節ならびに／あるいは傍大動脈リンパ節に転移がみとめられる
　　　　もの（r や p の注釈をつける）。
　　ⅢC1 期：骨盤リンパ節にのみ転移がみとめられるもの。
　　ⅢC2 期：傍大動脈リンパ節に転移がみとめられるもの。
Ⅳ期：がんが膀胱粘膜または直腸粘膜に浸潤するか，小骨盤腔をこえて広がるもの。
　ⅣA 期：膀胱粘膜または直腸粘膜への浸潤があるもの。
　ⅣB 期：小骨盤腔をこえて広がるもの。

（日本産科婦人科学会・日本病理学会・日本医学放射線学会・日本放射線腫瘍学会編：子宮頸癌取扱
い規約　臨床編，第 4 版．金原出版，2020）

　②単純子宮全摘出術　子宮を摘出する手術である。対象は，高度異形成や
上皮内腺がん（前がん病変），ⅠA1 期のみに限られる。

　③準広汎子宮全摘出術　子宮を一部の腟壁や傍結合織とともに摘出する術
式であり，排尿をつかさどる神経の大部分が温存され，骨盤リンパ節郭清を
含まないものである。ⅠA2 期の場合は骨盤リンパ節郭清を含む準広汎子宮
全摘出術が施行される。

　④広汎子宮全摘出術　子宮を，腟壁の一部や傍結合織とともに，準広汎子
宮全摘出術よりも広く摘出する術式であり，ⅠB～Ⅱ期に対して施行される。
骨盤リンパ節郭清も含み，年齢や組織型によっては，両付属器の摘出を含む
場合もある。

　広汎子宮全摘出術では，広い範囲を切除する必要性があるため，排尿をつ
かさどる神経の一部が損傷する場合がある。そのため，尿意低下や排尿困難
などの排尿障害が本手術の代表的な術後合併症であり，自己導尿の指導が必
要となる（●218 ページ）。また，骨盤リンパ節郭清の術後合併症として，リ

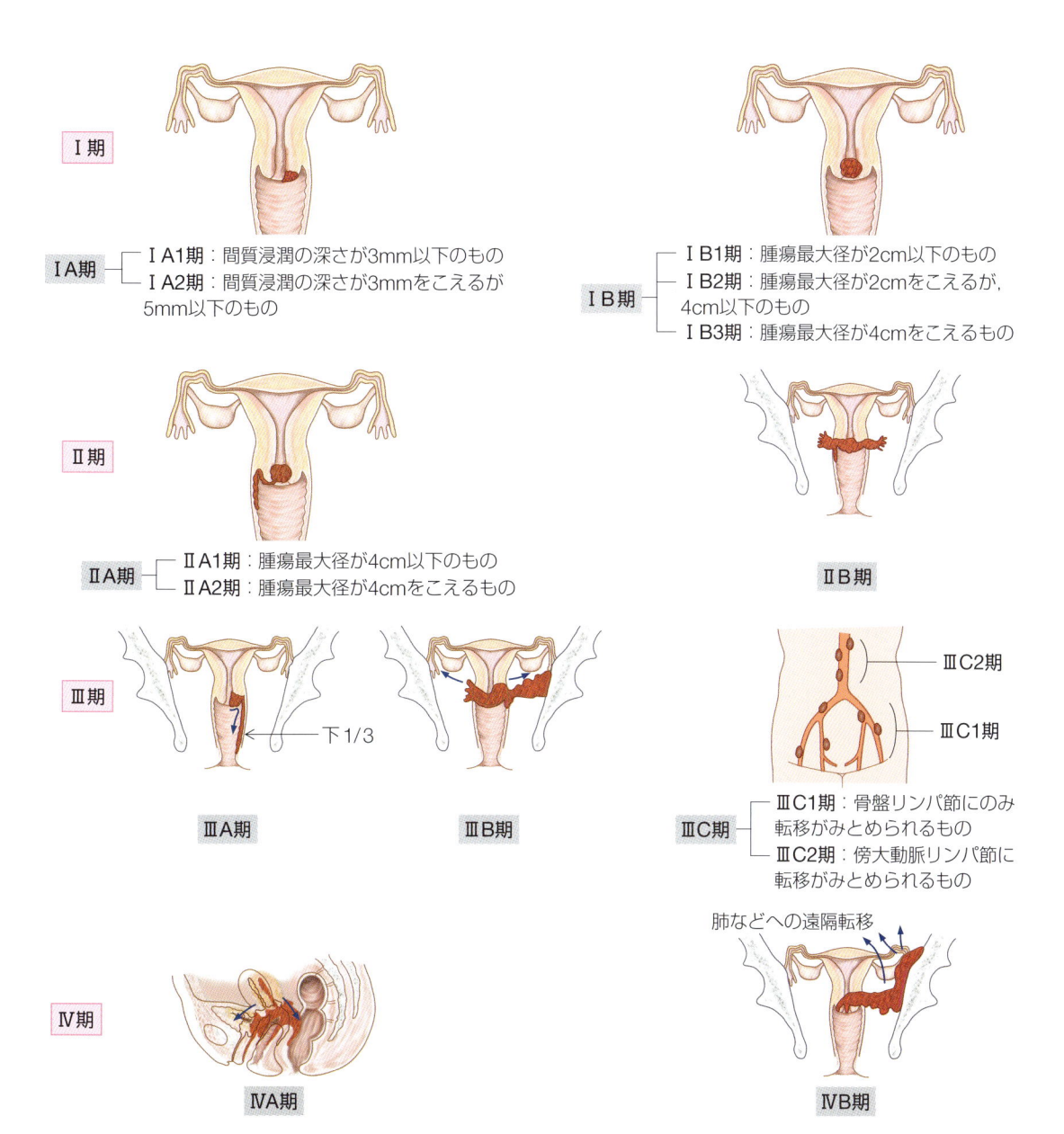

Ⅰ期

Ⅰ A 期 ── Ⅰ A1期：間質浸潤の深さが3mm以下のもの
　　　　　Ⅰ A2期：間質浸潤の深さが3mmをこえるが
　　　　　　　　　 5mm以下のもの

Ⅰ B 期 ── Ⅰ B1期：腫瘍最大径が2cm以下のもの
　　　　　Ⅰ B2期：腫瘍最大径が2cmをこえるが，
　　　　　　　　　 4cm以下のもの
　　　　　Ⅰ B3期：腫瘍最大径が4cmをこえるもの

Ⅱ期

Ⅱ A 期 ── Ⅱ A1期：腫瘍最大径が4cm以下のもの
　　　　　Ⅱ A2期：腫瘍最大径が4cmをこえるもの

Ⅱ B 期

Ⅲ期

下 1/3

Ⅲ A 期　　　　　　Ⅲ B 期

ⅢC2期
ⅢC1期

Ⅲ C 期 ── Ⅲ C1期：骨盤リンパ節にのみ
　　　　　　　　　 転移がみとめられるもの
　　　　　Ⅲ C2期：傍大動脈リンパ節に
　　　　　　　　　 転移がみとめられるもの

肺などへの遠隔転移

Ⅳ期

ⅣA期　　　　　　ⅣB期

○▶ **図 5-11　子宮頸がんの進行期分類（日本産科婦人科学会 2020 年，FIGO 2018 年）**

ンパ囊腫やその感染，下肢リンパ浮腫などがあげられ，リンパドレナージの指導が必要となる（○▶ 214 ページ）。

　なお，2018 年から，腫瘍の大きさが 2 cm 以下の初期子宮頸がんに対する腹腔鏡を用いた手術療法が，一部条件のもと認可された。

　2 放射線療法　　一般的にはⅡ～Ⅳ期の進行がんに行われる。そのほか，重篤な合併症を有する患者や高齢者に対して施行される場合もある。さらに，術後再発の中リスク患者に対して追加治療として施行される。子宮側から照射する内部照射（腔内照射）と，腹部を広く照射する外部照射を併用する。

　①内部照射（腔内照射）　　遠隔制御内照射装置 remote after loading system（RALS）を用いて原発巣に対して行う。

②**外部照射**　放射線治療装置（リニアック）を用いて原発巣から離れた骨盤壁病巣に対して行う。

③ **同時化学放射線療法**　術後再発の中・高リスク患者に対する追加治療として同時化学放射線療法 concurrent chemoradiotherapy（CCRT）が施行される。薬物療法として用いられる抗がん薬は，白金製剤のシスプラチンであり，5～6 週間の毎週投与を放射線療法に併用する。

④ **化学療法**　化学療法でも，CCRT と同様に白金製剤がカギとなる。ⅠB～ⅡB 期に対する治療法として手術前に腫瘍の縮小を期待して術前化学療法が選択される場合もある。近年，進行・再発がんに対して多剤併用化学療法として，シスプラチンとタキサン系薬剤のパクリタキセルに，分子標的薬のベバシズマブ，免疫チェックポイント阻害薬のペムブロリズマブを併用する化学療法が行われるほか，免疫チェックポイント阻害薬のセミプリマブの単剤療法などが行われるようになった。

▍予後

Ⅰ期，Ⅱ期，Ⅲ期，Ⅳ期の 5 年生存率は，それぞれ約 92%，約 77%，約 56%，約 30%である。

4　子宮体がん

子宮体がんは子宮内膜ががん化することで生じる。従来，子宮に発生するがんに占める子宮体がんの割合は圧倒的に低かったが，近年では欧米と同様に子宮体がんの罹患率が上昇し，その割合が高まっている。

▍発生部位と罹患率・罹患年齢

● **発生部位**　子宮内膜の腺上皮に発生する（◐117 ページ，図 5-10）。

● **罹患率の推移と罹患年齢**　子宮体がんの罹患率は長期にわたって上昇傾向を示しており，2023（令和 5）年には人口 10 万比 20.2 に達している。50 歳から 60 代の閉経期周辺が好発年齢となっているが，30 代から 40 代にかけての罹患率がここ 20 年で 3～5 倍に増大し，若年化が進んできている。

▍発生原因

子宮体がんの発生には，エストロゲンが深く関係している。食生活の欧米化などにより，子宮体がんに罹患する女性は増加傾向にあり，肥満や閉経が遅い女性，出産経験がない女性，無排卵症の女性など，エストロゲンの分泌機会の多い人の発症リスクが高い傾向にある。また，肥満や糖尿病，高血圧症の合併頻度が高いことが知られている。

比較的若年で発症する遺伝性大腸がんの 1 つであるリンチ症候群（遺伝性非ポリポーシス性大腸がん）では，子宮体がんを発症することが知られている。ホルモン受容体陽性乳がんに対するホルモン療法で使用される，タモキシフェンクエン酸塩の長期投与も子宮体がんの発症リスクとなる。なお，子宮体がんの前がん病変である子宮内膜異型増殖症は，約 30%が子宮体がんに進展すると考えられている。

● **組織型**　組織型はおもに類内膜がんと漿液性がんであり，そのほとんどが類内膜がん❶である。

⊟ NOTE

❶WHO（世界保健機関）の分類には，類内膜がんに分子遺伝学的分類が明記されたが，現実的な課題が多いことからわが国においては参考程度として用いられている。これを受けて，日本産科婦人科学会により，2022 年 12 月に『子宮体癌取扱い規約病理編』が第 5 版へ改訂された。

症状と診断

● **症状**　子宮体がんの症状は，不正性器出血や血性帯下，下腹部痛などの自覚症状を伴う場合が少なくない。とくに閉経後は，生理痛のような下腹部痛を自覚する場合があり，これをシンプソン Simpson 徴候とよぶ。

● **診断**　子宮体がんの検査では，子宮頸がんと同様に子宮腔内の子宮内膜細胞診が行われ，異常がみとめられる場合は，子宮内膜組織診で確定診断される。子宮腔内から採取する検査のため，痛みを伴う場合が少なくない。

1 子宮内膜細胞診　器具を用いて子宮内腔の細胞を採取する（●53ページ，図 4-11）。

2 子宮内膜組織診　キュレットなどを子宮内腔に挿入して掻爬を行い，組織を採取する（●57ページ，図 4-14）。内膜組織をより多く採取するために，麻酔を用いて患者の痛みを軽減したうえで，子宮内膜全面掻爬による子宮内膜組織診を行う場合もある。

3 画像検査　まず，最も侵襲の少ない超音波断層法による画像検査が施行され，子宮内膜の肥厚の程度を検出する。その後，MRI や CT などを用いて病変の広がりが検索される。

4 子宮鏡検査　子宮内病変を子宮鏡によって直視下で確認し，必要時に内膜組織を採取する。

5 腫瘍マーカー　確立された腫瘍マーカーは存在しないが，CA125 やCA19-9 などの腫瘍マーカーが用いられる場合がある。

6 内診・直腸診　子宮の大きさや病変の広がりの程度を確認する。

進行期分類

子宮体がんの進行期分類は，子宮頸がんと異なり，原則として手術後に進行期を決定する手術進行期分類となる（●表 5-5）。

治療

治療方法は手術療法が第一選択となる。また，術後再発リスクが病態により低・中・高リスクに分類❶されており，中・高リスクに対しては追加治療が選択される。なお，放射線への感受性は少ないと考えられているため，追加治療としては化学療法が用いられる。

1 手術療法　手術可能な場合は，原則として進行期にかかわらず，子宮ならびに両側付属器（卵管と卵巣）の摘出が行われる。しかし，高齢者や合併症を有する手術不能患者に対しては，化学療法や放射線療法が選択される。なお，Ⅰ〜Ⅱ期と推定される子宮体がんに対しては，内視鏡手術が施行される。おもな手術療法には下記のようなものがある。

①**単純子宮全摘出術＋両側付属器切除術**　子宮ならびに両側付属器を摘出する手術である。

②**準広汎子宮全摘出術＋両側付属器切除術**　子宮を一部の腟壁や傍結合織とともに摘出し，両側付属器も摘出する術式であり，骨盤リンパ節郭清を含まない。

③**広汎子宮全摘出術**　子宮を一部の腟壁や傍結合織とともに摘出し，準広汎子宮全摘出術よりも広く摘出する術式であり，両側付属器摘出ならびに骨

NOTE
❶リスク分類は日本婦人科腫瘍学会が示している。

◯表5-5　子宮体がんの進行期分類（日本産科婦人科学会 2011 年，FIGO 2008年）

Ⅰ期：がんが子宮体部に限局するもの。
ⅠA期：がんが子宮筋層 1/2 未満のもの。
ⅠB期：がんが子宮筋層 1/2 以上のもの。
Ⅱ期：がんが頸部間質に浸潤するが，子宮をこえていないもの*。
Ⅲ期：がんが子宮外に広がるが，小骨盤腔をこえていないもの，または領域リンパ節へ広がるもの。
ⅢA期：子宮漿膜ならびに/あるいは付属器をおかすもの。
ⅢB期：腟ならびに/あるいは子宮傍組織へ広がるもの。
ⅢC期：骨盤リンパ節ならびに/あるいは傍大動脈リンパ節転移のあるもの。
ⅢC1期：骨盤リンパ節転移陽性のもの。
ⅢC2期：骨盤リンパ節への転移の有無にかかわらず，傍大動脈リンパ節転移陽性のもの。
Ⅳ期：がんが小骨盤腔をこえているか，明らかに膀胱ならびに/あるいは腸粘膜をおかすもの，ならびに/あるいは遠隔転移のあるもの。
ⅣA期：膀胱ならびに/あるいは腸粘膜浸潤のあるもの。
ⅣB期：腹腔内ならびに/あるいは鼠径リンパ節転移を含む遠隔転移のあるもの

＊頸管腺浸潤のみはⅡ期ではなくⅠ期とする。
注1：すべての類内膜腺は腺がん成分の形態により Grade 1，2，3 に分類される。
注2：腹腔細胞診陽性の予後因子としての重要性については一貫した報告がないので，ⅢA期から細胞診は除外されたが，将来再び進行期決定に際し必要な推奨検査として含まれる可能性があり，すべての症例でその結果は登録の際に記録することとした。
注3：子宮内膜がんの進行期分類はがん肉腫にも適用される。がん肉腫，明細胞がん，漿液性がん（漿液性子宮内膜上皮がんを含む）においては横行結腸下の大網の十分なサンプリングが推奨される。
（日本産科婦人科学会・日本病理学会編：子宮体癌取扱い規約病理編，第5版．金原出版，2022）

盤リンパ節郭清も含む。

　子宮体がんにおいては，臨床的に明らかに子宮頸部間質までがんの浸潤が疑われる場合に，広汎子宮全摘出術が選択される。子宮頸がんの広汎子宮全摘出術でも述べたように，術後合併症への対応も重要である（◯120 ページ）。

　2 **化学療法**　再発中・高リスクの子宮体がんに対する標準的な多剤併用化学療法として，ドキソルビシン塩酸塩❶＋シスプラチンあるいはパクリタキセル＋カルボプラチンが選択される。なお，白金製剤を含む化学療法施行歴のある進行・再発子宮体がんに対しては，免疫チェックポイント阻害薬のペムブロリズマブと，マルチキナーゼ阻害薬のレンバチニブメシル酸塩を併用する化学療法が施行される。

予後

　子宮頸がんに比べて良好であり，Ⅰ期，Ⅱ期，Ⅲ期，Ⅳ期の5年生存率は，それぞれ約94％，約88％，約71％，約24％である。

5 子宮筋腫

　子宮筋腫は，子宮に発生する子宮腫瘍のなかでも，高頻度に発生する代表的な良性腫瘍である。一般的に筋腫核は球形で，大きさは一定せず，しばしば多発性に発生する。病態にはエストロゲンの作用が関与しており，エストロゲンによって子宮筋腫は増大する。

─NOTE
❶ドキソルビシン塩酸塩はアントラサイクリン系薬剤，パクリタキセルはタキサン系薬剤，シスプラチンとカルボプラチンは白金製剤に分類される。

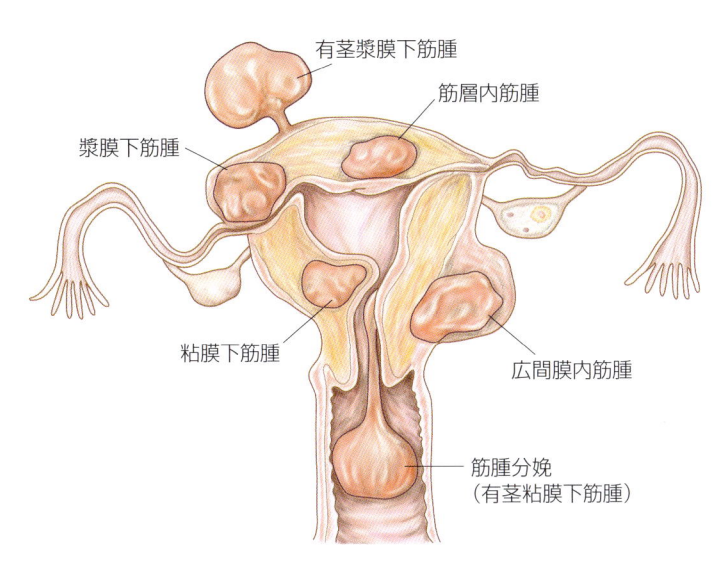

有茎漿膜下筋腫
筋層内筋腫
漿膜下筋腫
粘膜下筋腫
広間膜内筋腫
筋腫分娩
（有茎粘膜下筋腫）

◯図 5-12　子宮筋腫の発生部位

▌ 発生部位と発生年齢

● **発生部位**　子宮筋腫は子宮平滑筋から発生し，発生する部位によって，①筋層内筋腫，②漿膜下筋腫，③粘膜下筋腫に大別される（◯図 5-12）。なお，漿膜下や粘膜下に発育するものでは，筋腫が子宮から離れ，有茎発育をするものがある。とくに粘膜下筋腫の一部は長い茎を有し，外子宮口をこえて腟内に存在する場合もあり，これは筋腫分娩と呼称される。

● **発生年齢**　子宮筋腫はその発育が緩徐であり，症状がないほどの大きさの筋腫を有する女性も少なくない。そのため，正確な頻度は明らかではないが，全女性の約 20%，30 歳以上の女性の約 20～30% に発症する。

▌ 症状と診断

● **症状**　症状は筋腫の発生部位や発育様式，また筋腫の大きさや数などによって多様であるが，月経過多，不正性器出血，筋腫による圧迫に起因する頻尿や腰痛，腫瘤感などが代表的な症状である。一般に，筋腫を腫瘤感として触知するまでは症状が生じないことが多いが，粘膜下筋腫は小さくても過多月経となり，貧血を伴うことが多い。また，不妊症や流産の原因となるこ

---

plus	**若年子宮体がん患者に対する妊孕性温存療法**

　子宮体がん患者のうち，40 歳未満で発症する者の占める割合は約 4% である。画像診断で子宮内膜にがんが限局し，子宮筋層への浸潤が伴わない子宮体がん（類内膜がん G1）と，前がん病変である子宮内膜異型増殖症に関しては，妊娠を強く希望する若年女性に対する妊孕性温存療法として，子宮を摘出せずに高用量黄体ホルモン（メドロキシプロゲステロン酢酸エステ

ル）療法が慎重に施行される場合がある。

　なお，治療の効果は子宮内膜異型増殖症と子宮体がんのそれぞれで，約 86%，約 75% であり，再発率は約 23%，約 35% である。再発するケースが少なくないことから，慎重な対応が必要となり，再発時や分娩後は原則として子宮全摘を検討する必要がある。

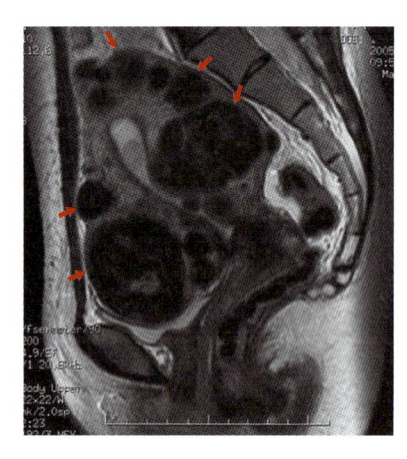

● 図 5-13　子宮筋腫の MRI（縦断面）

骨盤内を占拠するほどの腫大した子宮に，T2 強調像で低信号の円形の筋腫が多発している。

ともある。

● **診断**　子宮筋腫の診断の原則は内診と超音波検査である。発生部位や性状など，筋腫の正確な情報を知るため，また子宮腺筋症や卵巣腫瘍，その他の腫瘍との鑑別のために画像検査を行う。

　1 **内診・視診**　子宮筋腫の形状やかたさ，位置や痛みの有無などを診断するために行う。筋腫分娩では，視診で腟内に脱出した筋腫が確認できる。

　2 **超音波断層検査**　子宮筋腫の発生部位や大きさなどを診断するために行う。

　3 **MRI および CT**　筋腫の発生部位や大きさなどを診断するとともに，ほかの疾患との鑑別を行うために実施される。とくに，MRI は子宮肉腫との鑑別や変性した子宮筋腫の性状などを診断する際に有用である（● 図 5-13）。

　4 **子宮卵管造影**　子宮卵管造影によって，子宮腔の形状の異常や，粘膜下筋腫による子宮内腔の欠損像がみられる。

　5 **子宮鏡**　おもに粘膜下筋腫など，子宮腔内への筋腫の突出状態を確認する。

▌ **治療**

　子宮筋腫は良性腫瘍であり，その発育が緩徐であることが多い。治療の適

---

column　**子宮筋腫に対する腹腔鏡下筋腫核出術──筋腫と肉腫の鑑別診断のむずかしさ**

　そのほとんどが良性疾患である子宮筋腫と，発生はまれであるが，予後が不良な悪性疾患である子宮肉腫を，画像検査などにより術前に鑑別診断することは困難である。腹腔鏡で子宮筋腫核出術を行う場合，摘出した筋腫をダグラス窩経由で体外に取り出す場合や，モルセレータ（粉砕機）を用いて筋腫を細切して体外に取り出す場合がある。

　2014 年にアメリカで，腹腔内でモルセレータを用いて細切した腫瘍が，筋腫ではなく悪性の肉腫であっ

たため，細切された悪性腫瘍による腹膜播種により死亡となったケースが報告された。この一件以降，わが国では腹腔内で筋腫を細切する器具のアメリカからの納入が禁止され，その対応に関して議論がなされた。

　子宮筋腫は若年女性に発生する代表的な良性腫瘍であり，腹腔鏡下筋腫核出術は美容や合併症の点からも，標準的にすすめられてきた術式であった。まったく異なる臨床経過をたどる子宮筋腫と子宮肉腫の鑑別診断が困難である事実があらためて浮きぼりにされた。

応はあくまでも自覚症状によることから，子宮筋腫を有するすべての女性が治療対象となるわけではない。筋腫の大きさが小さく，症状がないか，症状を有していても軽微な場合は経過観察で十分な場合も少なくない。

とくに，更年期障害の女性においては，閉経後に筋腫の発育が停止し，症状が消失することが少なくないことから，経過観察となることが多い。治療法は，手術療法と薬物療法に分類される。

　1 手術療法　大きく分けて下記のようなものがある。

　①単純子宮全摘出術　筋腫だけでなく子宮全体を摘出する手術である。開腹(腹式)，腟式ならびに腹腔鏡下の手術がある。

　②筋腫核出術　筋腫核のみを摘出する手術である(●85ページ，図4-28)。開腹ならびに腹腔鏡下の手術がある。主として挙児の希望を有する若年女性に対して行われる。若年女性が対象となる場合が多いことから，筋腫の再発がみとめられる場合がある。

　③筋腫分娩の結紮術あるいは切除術　腟内に脱出した筋腫分娩の茎を結紮し，壊死させることで脱落させる。あるいは電気メスなどを用いて切除する。

　④子宮鏡下粘膜下筋腫切除術　経頸管的に子宮鏡を挿入し，粘膜下筋腫を切除する手術である。

　2 薬物療法　子宮筋腫に対しては次の薬物療法も行われる。

　①ゴナドトロピン放出ホルモン(GnRH)アゴニスト製剤　ゴナドトロピン放出ホルモン(GnRH)アゴニスト製剤は，長期間投与によって，下垂体にあるGnRH受容体の減少(ダウンレギュレーション)を生じさせることで，下垂体からのLH・FSH分泌量を低下させる(●76ページ)。その結果，卵巣からのエストロゲン産生が抑制され，低エストロゲン状態が生じ，筋腫の発育の停止や縮小をもたらす。

ただし，閉経前の女性の場合には，GnRHアゴニスト製剤による薬物治療の終了後に月経が再開し，縮小した子宮筋腫がもとの大きさに戻る可能性がある。

そのため，GnRHアゴニスト製剤は，手術適応はあるが手術希望のない閉経期周辺の女性や，重篤な合併症のため手術を回避したいハイリスク女性などに用いられる。また，手術前に子宮筋腫の大きさを縮小させることによって，子宮への損傷が回避できたり，術中出血量を減少させたりする効果が得られる場合がある。

　②ゴナドトロピン放出ホルモン(GnRH)アンタゴニスト製剤　下垂体のGnRH受容体を直接的に阻害することによってLHやFSHの分泌を阻害し，エストロゲンの分泌を抑制させるGnRHアンタゴニスト製剤が，新しい子宮筋腫治療薬として2019年に承認された。GnRHアンタゴニスト製剤の効能・効果は，子宮筋腫の主要な症状である過多月経，下腹部痛，腰痛，貧血の改善である。

6　子宮内膜症

　子宮内膜症は，子宮内膜に類似した組織が子宮内腔以外の部位に異所性に存在する疾患である。子宮内膜は月経時に脱落するが，異所性に存在する内膜に類似した組織も子宮内膜と同様に，女性ホルモンに感受性のある組織であるため，月経時に出血をきたすことで，卵巣子宮内膜症性嚢胞（卵巣チョコレート嚢胞）や腹腔内癒着の原因となる。

発生部位

（1）子宮：子宮筋層内に子宮内膜に類似した組織が存在する場合を，**子宮腺筋症**とよぶ（◉図5-14）。子宮腺筋症は子宮筋層が肥厚するため，月経困難症や過多月経，また不妊などの症状を呈する場合が多い。

（2）卵巣：卵巣内に血液の貯留が生じ，卵巣子宮内膜症性嚢胞と称される良性卵巣腫瘍を引きおこす（◉140ページ）。最近の大規模な検討結果から，卵巣子宮内膜症性嚢胞に卵巣がんが合併する頻度は3.14％と，以前考えられていたよりも少ないとはいえ，年齢とともに高率❶になると考えられている。したがって，保存的治療を行う際には，つねに上皮性卵巣がんの合併の可能性を念頭において，慎重に診断する必要性がある。具体的には，明細胞がんや類内膜がんなどの卵巣がんの合併が高率であると考えられている（◉142ページ）。

（3）骨盤腔内：腹腔内の腹膜に存在する内膜に類似した組織は，ブルーベリー斑とよばれる出血斑を生じる。癒着は進行性であり，重篤な例では骨盤内臓器全体の癒着をきたす場合もあり，これは凍結骨盤とよばれる。

症状と診断

●**症状**　月経困難症や性交痛，腰痛や慢性の骨盤痛などをきたす。その他，過多月経，月経不順などの月経異常の症状があり，不妊症の原因にもなりうる。発生頻度は30歳以後に急増し，40代が高頻度である。

●**診断**　子宮内膜症の診断は視診や組織診断である。しかし，子宮や卵巣の腫大のみならず，骨盤臓器を中心とした癒着が少なくないため，圧痛など

◻**NOTE**

❶40歳以上で4％と考えられている。

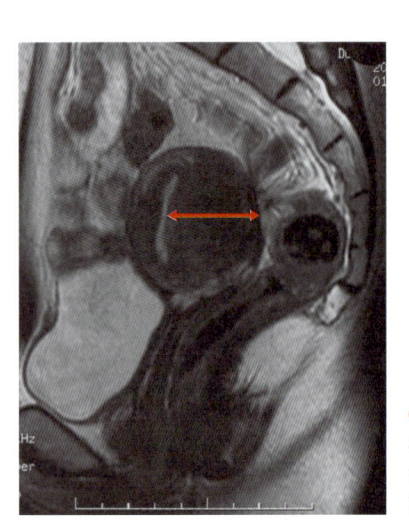

◉**図5-14　子宮腺筋症のMRI（縦断面）**
子宮体部後ろ側の筋層が腫大し，境界不明瞭な低信号の像を呈している。内部には点状の高信号像が散見される。

の症状と関連づけて診断を行うことが重要である。

1 **内診**　子宮や卵巣の腫大を診断するとともに，子宮の移動性や移動痛から癒着の有無などを判断する。

2 **超音波断層検査**　子宮筋層の肥厚や卵巣嚢胞などを診断する。

3 **MRI および CT**　子宮や卵巣の腫大とともに，ほかの疾患との鑑別を行う。とくに MRI は，T1 強調像と T2 強調像を組み合わせることで，子宮内膜症の診断が比較的容易である。

4 **腹腔鏡検査**　子宮内膜症の確定診断は腹腔鏡により，視診あるいは組織診断にて行われる。病変の有無や発生部位，癒着の有無などを確認する。

5 **腫瘍マーカー**　子宮内膜症では CA125 が陽性となる場合が多い。

治療

薬物療法と手術療法とがある。若年発症が多いことから，妊孕性保持の必要性の有無が，子宮内膜症治療の基本的な考え方となる。薬物療法を第一選択とするが，無効な場合あるいは年齢によっては手術療法を第一選択とする。

1 **薬物療法**　おもに下記のようなものがある。

①**合成黄体ホルモン(ジエノゲスト)療法**　第 4 世代プロゲステロンとして開発されたジエノゲストは，卵胞発育を抑制し，それによってエストロゲン産生を抑制する効果を示す。同時に，子宮内膜細胞の増殖を抑制する作用をもつことにより，子宮内膜症の治療薬として用いられる。

②**ダナゾール療法**　ダナゾールは，17α-エチニルテストステロンの誘導体であり，下垂体に対する低ゴナドトロピン作用や，卵巣のエストロゲン合成抑制作用，さらに子宮内膜に対する直接的な抑制作用がその作用機序である。副作用は体重増加や肝機能障害などである。

③**ゴナドトロピン放出ホルモンアゴニスト療法**　ゴナドトロピン放出ホルモン(GnRH)アゴニスト製剤は，下垂体の GnRH 受容体に作用して，早期にはゴナドトロピン分泌を促進させる。しかし，反復投与ではダウンレギュレーションが生じるため，反復投与によって GnRH 受容体数が減少し，最終的にゴナドトロピンの分泌が抑制される(●76ページ)。副作用として，低エストロゲン状態による，のぼせや頭痛，肩こりなどの更年期様の症状などがある。

④**低用量経口避妊薬による治療**　少量のエストロゲンと合剤となっているプロゲステロン製剤である，低用量エストロゲン・プロゲステロン(LEP)製剤を内服することにより，症状の軽減を期待する治療法である。エストロゲンとしてはエチニルエストラジオール(EE)がおもに使用されているが，最近では17β-エストラジオールのような，より内因性のエストラジオールに近いエストロゲンが利用されている製剤もある。

⑤**子宮内避妊具による治療**　レボノルゲストレル放出子宮内システム levonorgestrel-intrauterine system(LNG-IUS)が，月経困難症と過多月経に適応となっている。黄体ホルモンであるレボノルゲストレルがゆっくり持続的に放出される製剤で，効果は 5 年間継続する。

2 **手術療法**　子宮内膜症は，薬物療法で一時的に病状が改善しても，治

療を休止すると再び増悪してくることが多いため，手術療法が必要となることがある。また，不妊症の場合は，積極的に手術療法を行うことが多い。術式には腹腔鏡手術および開腹手術がある。

①**根治術**　子宮全摘術あるいは付属器摘出術などを行う。

②**卵巣嚢腫摘出術**　卵巣の健常組織を残し，嚢腫のみを摘出する。

③**癒着剥離**　癒着した組織を剥離する。

7　絨毛性疾患

絨毛性疾患は，胎盤絨毛のトロホブラスト（胎盤栄養膜細胞）に由来する疾患で，東洋人に多く発生することが知られている。絨毛性疾患は，次に述べる胞状奇胎，侵入胞状奇胎，絨毛がん，存続絨毛症のほか，胎盤部トロホブラスト腫瘍，類上皮性トロホブラスト腫瘍，非腫瘍性トロホブラスト病変に分類される。

◆ 胞状奇胎

胞状奇胎❶は胎盤絨毛のトロホブラストの異常増殖と間質の浮腫を主とする病変である。

● **分類と病因**　組織的所見に基づいて，全胞状奇胎と部分胞状奇胎に診断される。

①**全胞状奇胎**　肉眼的には，大部分の絨毛が水腫状腫大した病変である。組織学的には，トロホブラストの異常増殖ならびに絨毛間質の浮腫がみとめられ，胎児成分は存在しない。発生数は出生数 1,000 に対して 0.79 である。細胞遺伝学的には，父親由来の染色体によって発生した，雄核発生の2倍体（46, XX か 46, XY）である。

②**部分胞状奇胎**　肉眼的には，正常と水腫状腫大した絨毛からなる病変である。組織学的には，一部のトロホブラストの軽度増殖ならびに絨毛間質

□**NOTE**
❶胞状奇胎の発生は，欧米地域に比べてアジア地域に多いが，わが国では近年減少傾向にある。

---

plus | **LEP 製剤と静脈血栓塞栓症**

LEP 製剤は避妊のみならず，月経調整，月経痛や過多月経の改善，月経前症候群の症状改善目的で多くの女性に使用されており，その有益性は大きい。副作用としてみられる静脈血栓塞栓症の頻度も，けっして高くない。しかしながら，静脈血栓塞栓症による死亡例が報告されたことから，リスクにも十分に注意する必要性が強調されるようになった。

具体的には，LEP 製剤服用によって，年齢（40 歳以上），喫煙，肥満，家族などのリスク因子の有無にかかわらず静脈血栓塞栓症があらわれることがあるため，初期症状が出た場合には，投与を中止するなど適切な処置を行うこととなった。血栓症が疑われる初期

症状は，吐きけ・嘔吐，頭痛，下肢の腫脹・疼痛・しびれ，発赤，熱感などである。海外の報告によると，LEP 製剤を服用していない女性の静脈血栓塞栓症の発症リスクは年間 1 万人あたり 1～5 人であるのに対して，服用者は 3～9 人とされている。

一方，妊娠および産褥初期における発症頻度は 1 万人あたり 5～20 人および 40～65 人とされていて，妊娠中や分娩後と比較すると LEP 製剤による静脈血栓塞栓症の頻度はかなり低い。なお，海外の報告では LEP 製剤使用中の死亡率は 10 万人あたり 1 人以下とされている。

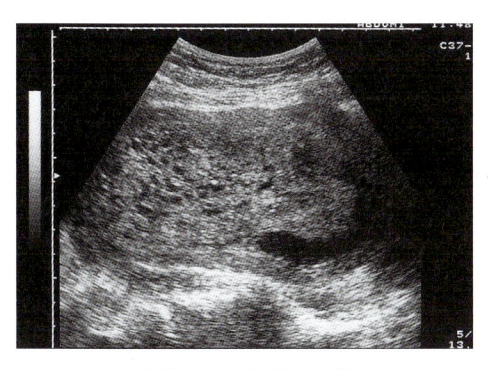

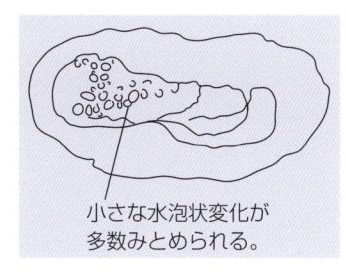

小さな水泡状変化が
多数みとめられる。

○図5-15　胞状奇胎の超音波画像

の浮腫がみとめられる。発生数は出生数1,000に対して0.85である。病因としては2つの精子が卵子に入り，受精することによる3倍体が多い。

● **症状**　胞状奇胎は妊娠を契機に発生するため，無月経やつわりなどの妊娠徴候が主症状である。つわりは，通常よりも強い症状があらわれる重症妊娠悪阻となることが多い。また，切迫流産の徴候と同様に，不正性器出血がみとめられることがある。他覚所見として，子宮は通常の妊娠週数に対して大きく，やわらかくなることが特徴である。

● **診断**　無月経によって妊娠が判明したあとに，自覚症状なしに，初診時の超音波断層法で指摘される場合が少なくない。

　①**超音波断層検査**　子宮腔内に小さな嚢胞が多発して充満するのが特徴である（○図5-15）。部分胞状奇胎では一部しか異常所見がみとめられない場合もある。

　②**MRIおよびCT**　胞状奇胎の診断を確定するために必須の画像検査ではないが，MRIは胞状奇胎の子宮筋層内への侵入の有無の診断に，またCTは全身転移の検索に有用である。

　③**hCG値の測定**　血中あるいは尿中のhCGの定量検査によって，同じ妊娠週数において正常妊娠時より高値となることが特徴❶で，50万mIU/mLになる場合もある。

　④**病理組織学的検査**　子宮内容除去術によって採取した子宮内容物に対する病理組織学的検査によって確定診断❷を行う。全胞状奇胎と部分胞状奇胎の鑑別には，$p57^{Kip2}$あるいはTSSC3というタンパク質に対する免疫組織化学染色が用いられ，全胞状奇胎では陰性を示す。

● **治療**　胞状奇胎は，侵入胞状奇胎や絨毛がんへの進展を予防するためにも，子宮内容物を完全に排出することが重要である。

　①**子宮内容除去術**　原則として2回行う。奇胎の排出を完全に行い，絨毛組織の遺残を防止する。

　②**単純子宮全摘出術**　閉経に近い年齢で，挙児希望がない場合には，単純子宮全摘出術が選択される場合もある。

　③**術後管理**　侵入胞状奇胎や絨毛がんなどの続発病変を早期に診断するために，hCG値測定による厳密な経過観察を行う（○図5-16）。具体的には，

NOTE

❶部分胞状奇胎では必ずしも異常高値とならない場合もある。

❷以前は，肉眼的に短径2mmをこえる絨毛の水腫状腫大の存在が，胞状奇胎の診断の必要条件とされていたが，早期の胞状奇胎では肉眼的に短径2mmをこえない絨毛の水腫状腫大もあるため，肉眼的所見は必要条件から外された経緯がある。なお胞状奇胎との病理組織学的診断時の鑑別疾患として，水腫様流産があげられる。

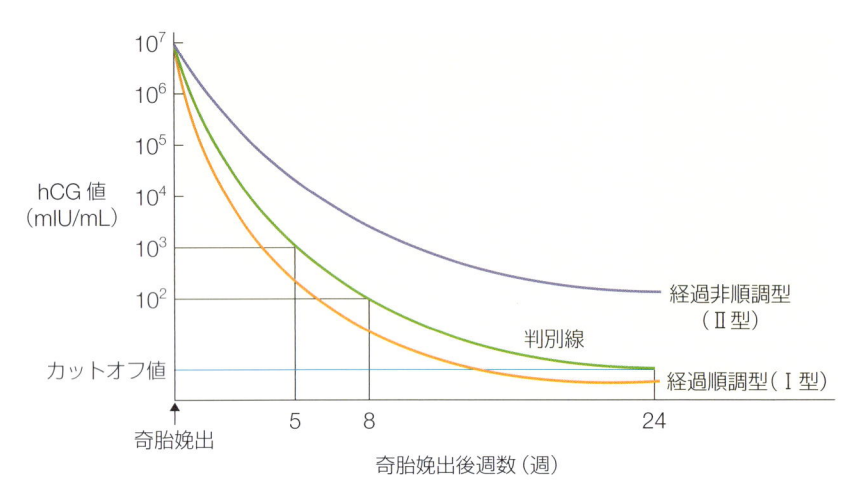

● 図 5-16　胞状奇胎娩出後の hCG 値の減衰パターンの分類
胞 状 奇 胎 娩 出 後 1～2 週 間 隔 で hCG 値 を 測 定 し，5 週 で 1,000mIU/mL，8 週 で
100mIU/mL，24 週でカットオフ値の 3 点を結ぶ線を判別線とし，いずれの時点でもこ
の線を下まわる場合を経過順調型（Ⅰ型）とし，いずれか 1 つ以上の時点でこの線を上まわ
る場合を経過非順調型（Ⅱ型）と分類する。
（日本産科婦人科学会・日本病理学会編：絨毛性疾患取扱い規約，第 3 版．金原出版，2011）

胞状奇胎娩出後，1～2 週間間隔で hCG 値を測定し，5 週で 1,000 mIU/mL，
8 週で 100 mIU/mL，24 週でカットオフ値❶の 3 点を結ぶ判別線を hCG 値
が下まわっているかを確認する。下まわっている場合を経過順調型，下まわ
らなかった場合を経過非順調型とよぶ。その後の妊娠は，一定期間，経過が
良好であったことを確認してから許可する。

NOTE
❶カットオフ値
　検査結果の陽性・陰性を
分ける値である。

◆ 侵入胞状奇胎

　侵入胞状奇胎とは，胞状奇胎絨毛が子宮筋層，あるいは子宮筋層の血管内
への侵入を示すものをいう。胞状奇胎のうち約 20％が侵入胞状奇胎を続発
し，加齢とともに頻度が上昇する。部分胞状奇胎は，全胞状奇胎と比べてそ
の頻度はきわめて低い。発生数は出生数 1,000 に対して 0.02 である。
● **症状**　不正性器出血が多く，また重症妊娠悪阻が継続する場合がある。
また，侵入胞状奇胎は肺や腟壁への転移や，子宮筋層から子宮漿膜へ穿通す
ることがある。よって，咳や腹痛などの症状もみとめられる場合がある。
● **診断**　原則として病理組織学的検査で確定診断するが，若年患者が少な
くなく，子宮全摘出術を行わない状況で診断する必要性があることから，基
礎体温や hCG 値などを参考に，絨毛がん診断スコアに準じて，臨床的侵入
胞状奇胎であるか，臨床的絨毛がんであるかを判定する（● 表5-6）。
　①**基礎体温**　hCG の分泌によって高温相が持続し，二相性でなくなる。
　②**hCG 値の測定**　厳密な hCG 値の経過観察にて経過非順調型の場合，絨
毛がん診断スコアに準じて判定する。
　③**病変部位の確認**　MRI や CT などで病変部位の確認を行う。
　④**胸部 X 線検査あるいは CT**　肺やその他の臓器への転移の有無を確認す
る。

●表5-6　絨毛がん診断スコア

スコア （絨毛がんである可能性）	0 （～50%）	1 （～60%）	2 （～70%）	3 （～80%）	4 （～90%）	5 （～100%）
先行妊娠（直前の妊娠）	胞状奇胎			流産		正期産
潜伏期	～6か月 未満				6か月～ 3年未満	3年～
原発病巣	子宮体部, 子宮傍結合織, 腟			卵管, 卵巣	子宮頸部	骨盤外
転移部位	なし 肺 骨盤内					骨盤外 （肺を除く）
肺転移巣　直径	～20 mm 未満			20～30 mm 未満		30 mm～
肺転移巣　大小不同性	なし				あり	
肺転移巣　個数	～20					21～
hCG値（mIU/mL）	～10^6 未満	10^6～10^7 未満		10^7～		
基礎体温（月経周期）	不規則・1相性 （不規則）					2相性 （整調）

（日本産科婦人科学会・日本病理学会編：絨毛性疾患取扱い規約，第3版．金原出版，2011）

● **治療**　病巣の摘出と化学療法で治療を行う。

1 **化学療法**　メトトレキサートあるいはアクチノマイシン D を中心とした単剤化学療法が基本となる。

2 **手術療法**　対応困難な不正性器出血がみとめられる場合や挙児希望がない場合には，子宮全摘出術が選択される。この場合には，病理組織学的診断で確定診断することが可能となる。

◆ 絨毛がん

絨毛がんは，異型なトロホブラスト細胞の異常増殖からなる悪性腫瘍である。肉眼的には，出血性で，変性や壊死を伴う充実性の腫瘤性病変を有する。病理組織学的には，合胞体栄養細胞❶，細胞性栄養膜細胞❶，中間型栄養膜細胞❶の破壊性・増殖性病変で，絨毛形態をみとめないものをいう。確定診断は病理組織学的検査である。

● **分類**　妊娠を契機に発生するものが多いが，妊娠の既往が明らかでない場合もあり，次の2つに分類される。

1 **非妊娠性絨毛がん**　妊娠に由来しない絨毛がんであり，まれな疾患ではあるが，卵巣絨毛がんなどがある。

2 **妊娠性絨毛がん**　妊娠に由来する絨毛がんである。

● **発生頻度**　従来は，絨毛がんは胞状奇胎の続発症として高頻度に発生していたが，胞状奇胎娩出後の管理が徹底されたため，その発生頻度は激減している。発生数は出生数1,000に対して0.02である。なお，好発年齢は

□ NOTE
❶胚に由来するもので，正常であれば胎盤の絨毛の形成にかかわる。

30〜40 歳である。

● **症状**　不正性器出血が多く，病巣が子宮の漿膜まで及ぶ場合，まれに子宮穿孔で出血性ショック状態を呈する。

● **転移**　遠隔転移する場合が多く，転移経路は血行性が多い。好発部位は，肺，脳，肝臓などである。

● **診断**　侵入胞状奇胎と同様の診断法を用いる。

● **治療**　病巣となりうる子宮の摘出と転移病巣が明確であれば摘除する。そのうえで化学療法が基本となり，WHO の予後スコアを用いてリスク分類を行う。なお，絨毛がんは 80％以上の症例で寛解が期待されるがんであるが，薬剤抵抗性の難治性絨毛がんも存在する。

　1 **化学療法**　侵入胞状奇胎と同様の薬剤選択を行うが，WHO リスク分類で高リスクに分類された場合，多剤併用化学療法を行う。

　2 **手術療法**　子宮全摘出術，付属器切除術，転移巣の摘出術が必要となる。

◆ 存続絨毛症

　存続絨毛症は，胞状奇胎または分娩や異常妊娠などの妊娠終了後に，hCG 値の測定や画像診断で侵入胞状奇胎や絨毛がんなどの絨毛性疾患が疑われるが，病理組織診断にて確定できないものをいう。奇胎後 hCG 存続症，臨床的侵入奇胎，臨床的絨毛がんに分類される。発生数は出生数 1,000 に対して 0.15 である。

● **治療**　奇胎後 hCG 存続症の治療は，メトトレキサートあるいはアクチノマイシン D を中心とした単剤化学療法が基本となる。臨床的侵入胞状奇胎や臨床的絨毛がんについては，侵入胞状奇胎の項目で述べた（●132 ページ）。

4　卵管の疾患

　卵管は骨盤腔の壁側最深部に位置する臓器であるため，腹壁からの外診や，内診による触診は困難である。解剖学的には，卵巣と近接していることから，卵巣と卵管を合わせて付属器とよぶ。なお，卵管の病変は卵管の通過障害や輸送能低下による卵管性不妊症の原因となりうる。

1　炎症

　卵管に生じる炎症として付属器炎（卵管炎）があるが，これは骨盤内炎症性疾患（PID）の 1 つであり，後述する（●146 ページ）。

2　悪性腫瘍

◆ 卵管がん

　卵管がんは，卵管に発生した悪性腫瘍である。発生頻度は少なく，40〜60 歳が好発年齢である。

● **症状**　卵管がんは，卵巣腫瘍と同様にきわめて症状に乏しいことから，進行して発見されることが多い。病状が進行すると，腹部の不快感や腹部のはりや痛み，不正性器出血，水様性の帯下などの症状があらわれる。

● **組織型**　高異型度漿液性がんが多い。

● **診断と治療**　卵巣，卵管，腹膜に発生する腫瘍は，臨床的にも病理組織学的にも共通性があることから，まとめて取り扱われている❶。卵管がんの診断・治療は，本書では卵巣悪性腫瘍の項目に記述した（●142 ページ）。

🗏 NOTE

❶日本婦人科腫瘍学会の発行するガイドラインの名称にもこの流れが反映されており，『卵巣がん治療ガイドライン』は，2020 年に『卵巣がん・卵管癌・腹膜癌治療ガイドライン』へと改訂されている。

3　異所性妊娠

　本来，妊娠すべき子宮腔以外の場所に受精卵が着床した場合を**異所性妊娠**❷という。異所性妊娠は発生部位により卵管妊娠・卵巣妊娠・腹膜妊娠・頸管妊娠に大別される（●図 5-17）。卵管妊娠は，発生箇所によって分類されるが，多くは卵管に発生し，そのなかでも膨大部妊娠が最も多い。

🗏 NOTE

❷異所性妊娠

　かつては子宮外妊娠とよばれていた。

　1 **卵管妊娠**　卵管内に妊娠が成立するもので，異所性妊娠の多くを占める。

　①**卵管膨大部妊娠**　卵管の遠位部を膨大部とよぶ。受精が行われる部位であり，異所性妊娠が最も多く発生することが知られている。

　②**卵管峡部妊娠**　卵管中央から近位部卵管を峡部とよび，膨大部についで異所性妊娠が多く発生する。

　③**卵管間質部妊娠**　子宮筋層を卵管が通過する部分を間質部とよぶ。この部位に妊娠が発生することがあり，診断がむずかしいことが多い。

　2 **卵管以外での妊娠**　頻度は少ない。卵管以外に発生する異所性妊娠の部位は卵巣，腹腔内および子宮頸管である。

　①**卵巣妊娠**　卵巣表面に妊娠が存在するものをいう。

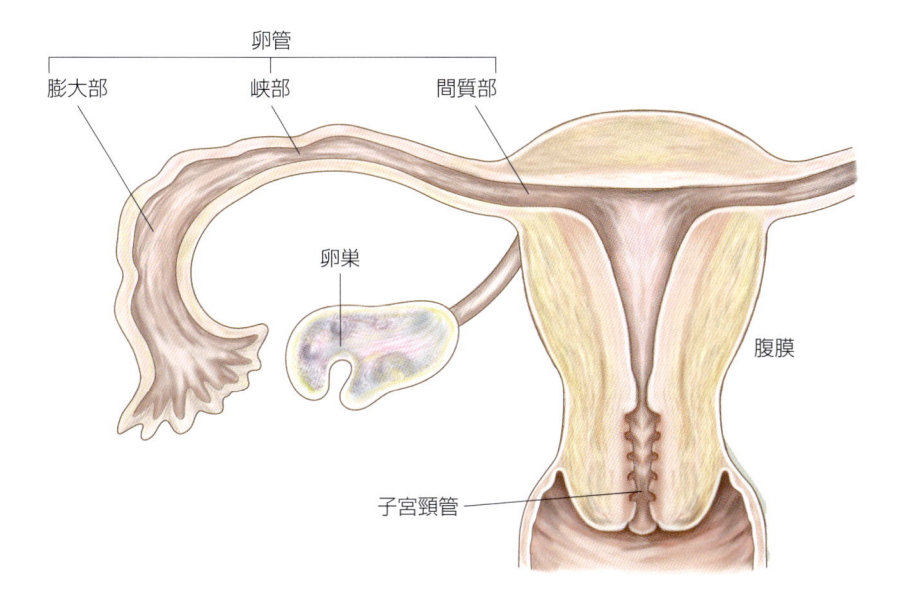

● **図 5-17　異所性妊娠の発生部位**
卵管膨大部が最も多い。

②**腹膜妊娠** 腹腔内妊娠が存在するものをいうが，診断はきわめて困難である。

③**頸管妊娠** 子宮頸管に妊娠が存在するものをいい，大量出血につながるため治療はむずかしい。

原因

卵管内の受精卵輸送障害によって卵管内に着床した場合では，付属器炎から生じた卵管内腔の癒着・狭窄や卵管周囲癒着による輸送障害などが原因となる。

子宮から卵管内への受精卵・流産組織の逆流が生じ，ときには外遊走することで腹腔内などに生着して発生する(◐図5-18)。

症状

初期には無月経以外には無症状であることが多い。軽度性器出血が生じることも少なくない。卵管流産・卵管破裂をおこすと，腹腔内出血による下腹部痛・腹膜刺激症状などのほかに急性貧血や，出血が貯留すると腹部膨満・ショック症状を生じる。

診断

まず，妊娠の経過から正常と異なる妊娠の経時的変化を証明するとともに，妊娠部位と現在の状態を把握する必要がある。

（1）妊娠反応が陽性であることの確認が重要で，最初に実施すべき検査である。

（2）内診によって，付属器腫瘤を触れ，圧痛がある。

（3）超音波検査は，経腟超音波検査所見では子宮内腔に胎囊をみとめず，子宮腔外に胎囊をみとめる。

（4）hCG 値の測定では，低値または増加速度がゆっくりであることが特徴的である。

（5）腹腔内出血がみとめられることも少なくない。超音波検査で腹腔内に液体の貯留を確認すること，またダグラス窩穿刺により経腟的に腹腔内へ穿刺して，凝固しない血性腹水を吸引することも特徴的な診断所見である。

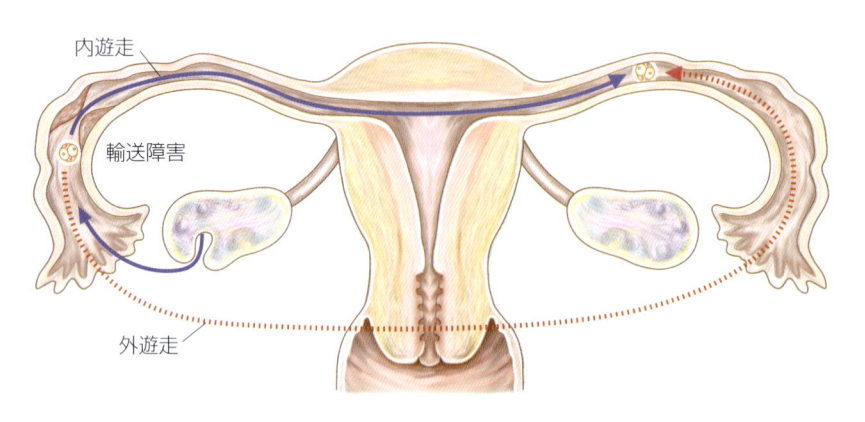

◐**図 5-18 異所性妊娠の原因**

（6）子宮内容除去術を行い絨毛組織がないことを確認することは，治療選択をするうえで重要である。

治療

（1）手術療法が基本であり，妊娠組織を除去する。手術の方法としては，開腹手術と腹腔鏡手術とがある。術式は卵管切除を行うか，また，最近では妊孕性を残すために，早期ならば卵管切開によって妊娠病巣のみを摘出する温存手術を行う選択肢がある。

（2）化学療法を行う場合もあり，妊娠が早期であるか，または妊娠部位が特定できないときなどが適応となる。メトトレキサートの注射により保存的治療を行う。児心拍が確認されたときには困難である。

（3）全身管理は重要であり，出血性ショックや貧血の改善が主となる。

4　卵管通過障害・卵管癒着

卵管通過障害・卵管癒着は，不妊症の原因として問題になるもので，卵管内腔の癒着は通過障害をまねく。とくに卵管膨大部末梢域の通過障害は，卵管留水症を引きおこす。付属器炎の増悪による腹膜炎や子宮内膜症も卵管周囲に癒着をつくる。

◆ 卵管閉鎖

卵管が通過性を失った状態を**卵管閉鎖**というが，感染による卵管の炎症が原因となる。

治療

①**卵管開口術**　腹腔鏡手術や開腹手術によって卵管采閉鎖により発生した卵管留水症に対して行う。

②**端々吻合**　卵管閉鎖部分を切除して，健常部を顕微鏡下に吻合する。

③**卵管形成術**　卵管カテーテルによる新しい治療が開発されている。新しい治療法で，多発性閉鎖が存在しても円筒状のバルーンカテーテルを用いて開通させる。

④**体外受精-胚移植（IVF-ET）**　卵管本体の病変への治療が困難か，または効果が少ない場合に卵管を用いない妊娠成立を目的として，卵子と精子を体外で受精させて子宮に移植する。

◆ 卵管留症

卵管末梢部，とくに卵管采の閉鎖によって卵管膨大部に卵管液が貯留し，拡張した状態が発生するものを**卵管留症**という。貯留した液によって卵管留水症と卵管留膿症に分類される。

1 **卵管留水症**　卵管内に卵管液が貯留し，拡張した状態である（●図 5-19）。

2 **卵管留膿症**　卵管内に膿が貯留し，拡張した状態である。

治療

卵管開口術は挙児希望があるときに行う手術で，卵管采を開口する。卵管切除を行うこともある。

卵管留水症　　　　　　　　　　　　　　卵管周囲癒着

卵管采癒着

◑**図 5-19　卵管留水症と卵管の癒着**

◆ 卵管外面の癒着

骨盤腹膜炎や子宮内膜症によって腹腔内に癒着を生じることがある。卵管周囲の癒着も多く，不妊症につながる。癒着の部位によって卵管周囲癒着と卵管采癒着に分類される（◑図 5-19）。

[1]**卵管周囲癒着**　卵管の周囲が周辺組織に癒着したものである。

[2]**卵管采癒着**　卵管末端が周辺の組織に癒着したものである。

▍**治療**

薬物療法は癒着の原因を取り除くために行われ，手術前から行われることが望ましい。子宮内膜症に対しては低用量ピル療法，GnRH アゴニスト療法[1]，またはダナゾール療法を行う（◑129 ページ）。感染症に対しては抗菌薬によって治療するが，とくにクラミジア感染症が原因となる場合が少なくない。手術療法が基本となるが，薬物療法後に癒着剝離術を行う。

5 卵巣の疾患

卵巣は骨盤腔の壁側最深部に位置する臓器であるため，腹壁からの外診や内診による触診は困難である。また，腫瘍が発生しても卵巣機能の異常をきたすことが少ないことや，腫大しても周囲の臓器への圧迫症状が発現しにくいため，無症状腫瘍ともよばれることがある。

このように，きわめて症状に乏しいことから，卵巣の悪性腫瘍は発見が遅れ，進行して発見されることが多いとされている。

2022 年に発表された現在の日本産科婦人科学会による卵巣腫瘍の組織型分類は，WHO2020 分類に基づいている（◑表 5-7）。卵巣腫瘍は，臨床病理学的分類によって，良性腫瘍，境界悪性腫瘍/低悪性度腫瘍/悪性度不明の腫瘍，悪性腫瘍に分類されている。なお，臨床的な取り扱いと，腫瘍学における国際疾病分類に乖離がある腫瘍については，◑表 5-7 では両方にまたがるように記載されている。

▭ NOTE
❶GnRH アゴニスト療法もダナゾール療法も，実施すると月経がとまる。

表5-7　臨床的取扱いに基づいた卵巣腫瘍の分類

	良性腫瘍	境界悪性腫瘍/低悪性度腫瘍/悪性度不明の腫瘍	悪性腫瘍
上皮性腫瘍	漿液性嚢胞腺腫・腺線維腫 漿液性表在性乳頭腫 粘液性嚢胞腺腫・腺線維腫 類内膜嚢胞腺腫・腺線維腫 明細胞嚢胞腺腫・腺線維腫 ブレンナー腫瘍 漿液粘液性嚢胞腺腫・腺線維腫 子宮内膜症性嚢胞	漿液性境界悪性腫瘍 粘液性境界悪性腫瘍 類内膜境界悪性腫瘍 明細胞境界悪性腫瘍 境界悪性ブレンナー腫瘍 漿液粘液性境界悪性腫瘍	低異型度漿液性がん 高異型度漿液性がん 粘液性がん 類内膜がん 明細胞がん 悪性ブレンナー腫瘍 漿液粘液性がん 未分化がん
		微小乳頭状パターンを伴う漿液性境界悪性腫瘍	
間葉系腫瘍			類内膜間質肉腫
混合型上皮性間葉系腫瘍			腺肉腫 がん肉腫
性索間質性腫瘍	線維腫 莢膜細胞腫 硬化性腹膜炎を伴う黄体化莢膜細胞腫 硬化性間質性腫瘍 印環細胞間質性腫瘍 微小嚢胞間質性腫瘍 ライディッヒ細胞腫 ステロイド細胞腫瘍 セルトリ・ライディッヒ細胞腫（高分化型）	富細胞性線維腫 若年型顆粒膜細胞腫 セルトリ細胞腫 輪状細管を伴う性索腫瘍 セルトリ・ライディッヒ細胞腫（中分化型） その他の性索間質性腫瘍 成人型顆粒膜細胞腫	線維肉腫 悪性ステロイド細胞腫瘍 セルトリ・ライディッヒ細胞腫（低分化型）
胚細胞腫瘍	成熟奇形腫 良性卵巣甲状腺腫 脂腺腺腫		未分化胚細胞腫 卵黄嚢腫瘍 胎芽性がん 絨毛がん（非妊娠性） 混合型胚細胞腫瘍 悪性卵巣甲状腺腫（乳頭がん, 濾胞がん） 脂腺がん がん（扁平上皮がん, その他）
		未熟奇形腫（Grade 1～Grade 3） カルチノイド腫瘍	
胚細胞・性索間質性腫瘍		性腺芽腫 分類不能な混合型胚細胞・性索間質性腫瘍	
その他	卵巣網腺腫	ウォルフ管腫瘍 傍神経節腫 充実性偽乳頭状腫瘍	卵巣網腺がん 小細胞がん ウィルムス腫瘍 悪性リンパ腫 形質細胞腫 骨髄性肉腫

（日本産科婦人科学会・日本病理学会編：卵巣腫瘍・卵管癌・腹膜癌取扱い規約 病理編, 第2版. 金原出版, 2022）

1 卵巣の良性腫瘍

卵巣の良性腫瘍は次の3つに分類される。

①**卵巣の上皮から発生する上皮性腫瘍** 卵巣子宮内膜症性囊胞などがある。
②**性索間質の細胞から発生する性索間質性腫瘍** 莢膜細胞腫などがある。
③**胚細胞から発生する胚細胞腫瘍** 成熟奇形腫などがある。

◆ 代表的な良性腫瘍

[1] **卵巣子宮内膜症性囊胞（卵巣チョコレート囊胞）** 子宮内膜症は，子宮内膜あるいはその類似組織が異所性に存在する良性の疾患である（●128ページ）。卵巣の表面に内膜症が発生し，チョコレート様の液体が貯留する囊胞を形成したものが**卵巣子宮内膜症性囊胞（卵巣チョコレート囊胞）**である（●図5-20）。

[2] **成熟奇形腫** 全卵巣腫瘍のなかでも，約40％と最も頻度が高い卵巣腫瘍の1つであり，皮様囊腫（デルモイド腫瘍）とよばれることもある（●図5-21）。腫瘍内容物としては，外胚葉由来の表皮，毛髪や脂肪塊，骨・歯牙・軟骨などが混在する場合が多い。腫瘤が小さい場合はほとんど無症状であるが，増大すると下腹部圧迫感を感じ，ときに腫瘍茎捻転の原因となることがある（●142ページ）。

▊ 診断

[1] **問診** 問診によって症状・月経歴・既往歴などを聴取する。卵巣腫瘍

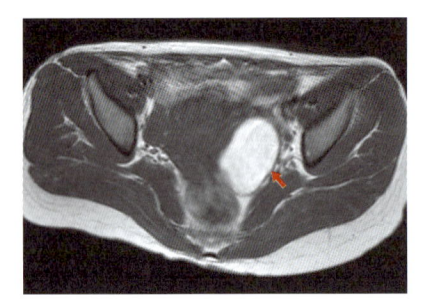 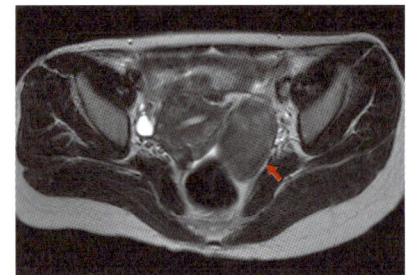

a. T1強調横断像（高信号）　　　　　　b. T2強調横断像（低信号）

●図5-20 **卵巣子宮内膜症性囊胞のMRI**
卵巣子宮内膜症性囊胞は，古い血液成分を含むためMRIによる特異的診断が可能である。T1, T2強調像で高信号，あるいはT1強調像で高信号，T2強調像で低信号を示す。

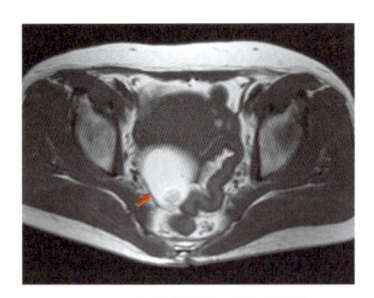 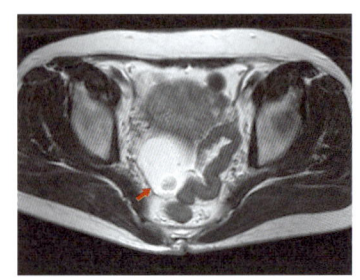 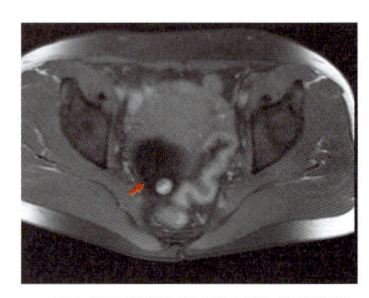

a. T1強調横断像（高信号）　　　b. T2強調横断像（高信号）　　　c. T1強調横断脂肪抑制像（低信号）

●図5-21 **成熟奇形腫のMRI**
成熟奇形腫は，ほとんどが皮脂を含むことからT1, T2強調像で高信号，選択的脂肪抑制法（T1強調像）で脂肪成分の信号低下を示す。

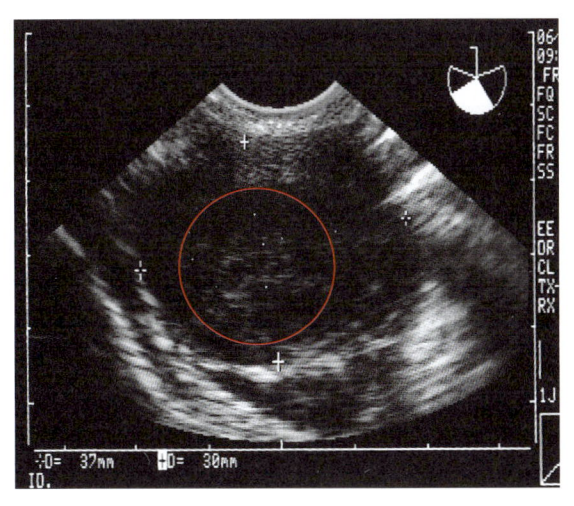

卵巣子宮内膜症性嚢胞

◑図 5-22　卵巣子宮内膜症性嚢胞の超音波画像

の発病初期には無症状のことが多いが，腹部腫瘤や腹部膨満，これに伴う周囲臓器への圧迫症状，排便・排尿障害，腹痛，月経不順などを主訴として受診することもある。

　２内診・外診　内診の所見によっては，子宮体部とは区別される付属器腫瘤として触知される。ただし，巨大腫瘤の場合は正確に判別できないこともある。また，外診によって腹部腫瘤の形状についても確認する。

　３超音波検査　経腟超音波検査では，内診で検出不可能な小さな腫瘍や，経腹超音波検査では描出しにくい肥満婦人の腫瘍や骨盤底に位置する腫瘤の発見が可能である（◑図 5-22）。

　４画像検査　良性卵巣腫瘍は一般的に腫瘍内容が液状で，単房性の嚢胞であることが多い。また，腫瘍の壁が薄く，充実性部分をみとめない画像所見となる。MRI では，腫瘍内容液の性状を推測することが可能である（◑図 5-20, 5-21）。

　▌治療

　１手術療法　良性卵巣腫瘍に対する手術には，腹式手術と腹腔鏡下手術がある。また，術式には卵巣腫瘍と卵管を同時に切除する付属器切除術と，嚢腫だけを摘出して正常部分を残す嚢腫摘出術とがある。腹腔鏡下手術は腹式手術に比べて術創が小さく，手術侵襲も少ないことから早期退院が可能である。

　２薬物療法　エストロゲン依存性の疾患である卵巣子宮内膜症性嚢胞に対しては，GnRH アゴニストを用いた偽閉経療法を施行することがある。GnRH アゴニスト療法は，下垂体からのゴナドトロピンの分泌を低下させることによって，二次的にエストロゲン分泌の低下をもたらすのが作用原理である（◑76 ページ）。そのため副作用として，エストロゲン分泌低下による更年期様の症状や長期使用による骨粗鬆症などがある。なお，卵巣子宮内膜症性嚢胞に対する保存的手術後において，LEP 製剤の投与は再発を抑制することができる。

◆ 卵巣腫瘍による急性腹症

　一般的に卵巣腫瘍は症状に乏しい場合が多いが，下腹部痛を伴う重篤な疾患である急性腹症の原因となることもある。その際は，ただちに手術を要する場合が多い。急性腹症をきたす疾患には，次のものがある。

　1 **卵巣腫瘍茎捻転**　突然激痛が生じ，吐きけ・嘔吐，腹膜刺激症状などがみとめられる。

　2 **卵巣出血**　排卵期ごろに突発的に激痛で生じることが多く，性交渉によって発症することもある。大量出血が腹腔内に貯留すると血圧が下降し，顔面蒼白などのショック症状を呈する。

　3 **卵巣腫瘍破裂**　突然の疼痛や圧痛が生じる。内診や性交渉によって発症することがある。

2　卵巣の悪性腫瘍

　卵巣の悪性腫瘍は，良性の卵巣腫瘍と同様にきわめて症状に乏しいことから，進行して発見されることが多いとされている。初期症状としては，下腹部膨満感・腫瘤感，食欲不振などの消化器症状，頻尿・便秘などの周囲臓器への圧迫症状などがあげられる。

　卵巣の悪性腫瘍は，以下の 3 つに分類される。

　①**卵巣の上皮や卵管・腹膜の上皮から発生する上皮性悪性腫瘍**　高異型度漿液性がん，粘液性がん，類内膜がん，明細胞がんなどの上皮性卵巣がんがある。

　②**性索間質の細胞から発生する悪性性索間質性腫瘍**　顆粒膜細胞腫などがある。

　③**胚細胞から発生する悪性胚細胞腫瘍**　未熟奇形腫，未分化胚細胞腫などがある。

　さらに，低悪性度の腫瘍である境界悪性腫瘍として上皮性境界悪性腫瘍などがあるほか，顆粒膜細胞腫，未熟奇形腫なども境界悪性腫瘍を含む。なお，上皮性卵巣がんが卵巣の悪性腫瘍の 90％を占める。

　発症年齢は，上皮性卵巣がんの場合は 40〜60 代，また悪性胚細胞腫瘍では 20〜30 代である。なお，2023 年には人口 10 万人に対して 15.7 となっており，増加傾向にある。

　卵巣がんの危険因子は，家族発生に関与する遺伝因子，生活習慣，環境因子および排卵に関連する内分泌因子などである。また，排卵を抑制する因子である妊娠・分娩・授乳，および経口避妊薬の使用は卵巣がんの発生を有意に低下させ，逆に過度の排卵刺激は卵巣がんの発生リスクを増大させると考えられている。

▌診断

　1 **問診**　問診によって症状・月経歴・既往歴などを聴取する。卵巣がんは発病初期には無症状のことが多いが，下腹部膨満・腫瘤感，これに伴う周囲臓器への圧迫症状，排便・排尿障害，腹痛，月経不順や不正性器出血など

を主訴として受診することもある。

　また，卵巣腫瘍の種類による好発年齢を考慮し，さらに卵巣がんの危険因子とされる疫学的事項や他臓器の悪性腫瘍の治療歴，家族の悪性腫瘍の既往歴についても注意をはらう必要がある。

　②内診・外診　内診の所見によっては，子宮体部とは区別される付属器腫瘍として触知される。ただし，巨大腫瘍や腹水が貯留している場合は正確に判別できないこともある。また，外診によって腹部腫瘤の形状，腹水貯留の有無，鼠径リンパ節・ウィルヒョウリンパ節❶の腫大の有無についても確認する。

　③超音波検査　超音波検査では，腫瘍のスクリーニングや良性・悪性の鑑別，腹水の有無などの情報を得ることができる。また，経腟超音波検査は，内診で検出不可能な小さな腫瘍や経腹超音波検査では描出しにくい肥満婦人の腫瘤や骨盤底に位置する腫瘤の発見が可能である。

　④画像検査　卵巣がんでは，手術前には病理組織診断のための生検材料を得ることができない。よって，補助診断ではあるが，画像診断と腫瘍マーカーの組み合わせによって手術前にある程度の診断を推定する。したがって，画像検査は重要な検査法である。

　CTは，がんのリンパ節転移や腹膜播種の診断などに有用である。MRIは，任意の方向からの画像が得られ，腫瘍内容成分のうち血液や脂肪の同定にすぐれている（◉図5-23）。これらの画像診断は，造影剤を用いることによってすぐれた診断効果が得られている。

　また，PET-CTは，がん細胞に集まる薬剤を体内に注射で投与し，薬剤の集まりぐあいをPETカメラで映し出すことによってがんの有無や位置，進行状態を検索する検査方法である（◉61ページ）。具体的には，がん細胞には正常な細胞よりも多量のグルコースを取り込む性質があることから，PET-CTでは擬似グルコースに放射性物質を標識した薬剤を患者へ投与することになる。播種性転移やリンパ節転移が比較的多い卵巣がんに対して有益な画像診断になる。

⊟NOTE
❶ウィルヒョウリンパ節
　左鎖骨上リンパ節が，がんのリンパ行性転移によって腫大し，触知可能になったものをいう。腹腔内の臓器由来の悪性腫瘍を示す所見である。

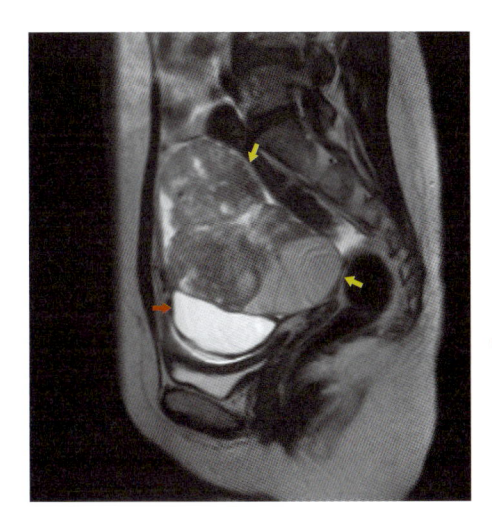

◉図5-23　卵巣がんのMRI（T2強
　　　　　調矢状断像）
骨盤内を占拠する大きな多房性腫瘤がみとめられ，T2強調像で高信号の嚢胞性部分（⬅）と，低信号あるいは淡い高信号部分（⬅）が混在している。

⑤ **腫瘍マーカー**　卵巣腫瘍の良性・悪性の鑑別の補助診断や，治療効果の評価，再発の発見に用いられる。腫瘍マーカーによる良性・悪性の鑑別診断を行う際には，複数の腫瘍マーカーを効率的に組み合わせることが重要である。上皮性卵巣がんの場合には，CA125 とあわせてヒト精巣上体タンパク 4（HE4）を測定することによる卵巣悪性腫瘍推定値（ROMA 値）を用いて，良性・悪性の鑑別を行う。

　また，胚細胞腫瘍が疑われるときには上記に加えて AFP，hCG，LDH などを，さらに悪性転化を伴う成熟奇形腫が疑われるときには SCC 抗原の検査を追加する。なお，卵巣腫瘍のなかにはエストロゲン・アンドロゲンなどのホルモン産生性の性索間質性腫瘍があり，これらの腫瘍ではホルモンも腫瘍マーカーとして利用できることがある。

⑥ **細胞診**　腹水貯留がみとめられるときには，腹壁穿刺あるいはダグラス窩穿刺を施行し，腹水細胞診をすることで，出現細胞の悪性度の判定や組織型の推定などの有益な情報を得ることができる。ダグラス窩穿刺は，注射器で後腟円蓋からダグラス窩に貯留した腹水や血液などの内容物を穿刺・吸引する検査法である（○91 ページ）。ダグラス窩は腹腔の最低位にあり，腹腔内に貯留した液体が最もたまりやすい。一方，子宮腟部あるいは内膜の細胞診を行うことによって，上皮性卵巣がん細胞が証明されることもある。

■ **進行期分類**
　卵巣がん・卵管がん・腹膜がんの進行期分類を○表 5-8 に示した。

　原発性の卵巣がん・卵管がん・腹膜がん，また境界悪性腫瘍の進行期分類に際しては，臨床的な検査あるいは外科的検索を施行し，進行期の決定にあたっては組織診を，また腹水や胸水などの体腔液については細胞学的診断を行い，さらに骨盤外の疑わしい箇所については生検によって検索することが望ましいとされている。

● **予後**　婦人科がんの中で最も不良であり，Ⅰ期，Ⅱ期，Ⅲ期，Ⅳ期の 5 年生存率は，それぞれ約 91%，約 77%，約 54%，約 36% である。

■ **上皮性卵巣がんの治療**
① **手術療法**　卵巣の悪性腫瘍に対する手術は，両側の卵巣と卵管および子宮を摘出し，大網を切除する基本術式に加えて，手術進行期を確定するために，リンパ節郭清などを含む広範囲にわたる系統的な腹腔内の検索，ならびに腫瘍の最大限の減量が施行されるのが一般的である。

　一方，進行がんで原発病巣の摘出が困難な場合，また最大限の腫瘍減量が不可能である場合には，先に抗がん薬による化学療法を行ってから再度手術を行うことも多い。また開腹時，腹水があれば腹水を十分量採取し，腹水がなければ十分量の生理食塩水を腹腔内全体に注ぎ洗浄したのちに洗浄腹水を採取し，細胞診でがん細胞の有無を検索する。

② **化学療法**　化学療法には，手術に先だって化学療法を行う術前化学療法や，手術の効果をさらに補強する補助化学療法，手術で取りきれなかったがん細胞を消失して寛解する目的で行われる寛解導入化学療法などがある。なお標準的な化学療法は，タキサン系薬剤のパクリタキセルと白金製剤のカ

○**表 5-8　卵巣がん・卵管がん・腹膜がんの進行期分類（日本産科婦人科学会 2014 年，FIGO 2014 年）**

Ⅰ期：卵巣あるいは卵管内限局発育
　Ⅰ A 期：腫瘍が一側の卵巣（被膜破綻がない）あるいは卵管に限局し，被膜表面への浸潤がみとめられないもの。腹水または洗浄液の細胞診にて悪性細胞のみとめられないもの。
　Ⅰ B 期：腫瘍が両側の卵巣（被膜破綻がない）あるいは卵管に限局し，被膜表面への浸潤がみとめられないもの。腹水または洗浄液の細胞診にて悪性細胞のみとめられないもの。
　Ⅰ C 期：腫瘍が一側または両側の卵巣あるいは卵管に限局するが，以下のいずれかがみとめられるもの。
　　Ⅰ C1 期：手術操作による被膜破綻。
　　Ⅰ C2 期：自然被膜破綻あるいは被膜表面への浸潤。
　　Ⅰ C3 期：腹水または腹腔洗浄細胞診に悪性細胞がみとめられるもの。
Ⅱ期：腫瘍が一側または両側の卵巣あるいは卵管に存在し，さらに骨盤内（小骨盤腔）への進展をみとめるもの，あるいは原発性腹膜がん。
　Ⅱ A 期：進展ならびに／あるいは転移が子宮ならびに／あるいは卵管ならびに／あるいは卵巣に及ぶもの。
　Ⅱ B 期：他の骨盤部腹腔内臓器に進展するもの。
Ⅲ期：腫瘍が一側または両側の卵巣あるいは卵管に存在し，あるいは原発性腹膜がんで，細胞学的あるいは組織学的に確認された骨盤外の腹膜播種ならびに／あるいは後腹膜リンパ節転移をみとめるもの。
　Ⅲ A1 期：後腹膜リンパ節転移陽性のみをみとめるもの（細胞学的あるいは組織学的に確認）。
　　Ⅲ A1（ⅰ）期：転移巣最大径 10 mm 以下。
　　Ⅲ A1（ⅱ）期：転移巣最大径 10 mm をこえる。
　Ⅲ A2 期：後腹膜リンパ節転移の有無にかかわらず，骨盤外に顕微鏡的播種をみとめるもの。
　Ⅲ B 期：後腹膜リンパ節転移の有無にかかわらず，最大径 2 cm 以下の腹腔内播種をみとめるもの。
　Ⅲ C 期：後腹膜リンパ節転移の有無にかかわらず，最大径 2 cm をこえる腹腔内播種をみとめるもの（実質転移を伴わない肝および脾の被膜への進展を含む）。
Ⅳ期：腹膜播種を除く遠隔転移。
　Ⅳ A 期：胸水中に悪性細胞をみとめる。
　Ⅳ B 期：実質転移ならびに腹腔外臓器（鼠径リンパ節ならびに腹腔外リンパ節を含む）に転移をみとめるもの。

（日本産科婦人科学会・日本病理学会編：卵巣腫瘍・卵管癌・腹膜癌取扱い規約　病理編，第 2 版. 金原出版，2022）

ルボプラチンによる併用療法である。進行がんに対しては，パクリタキセルとカルボプラチンに分子標的薬のベバシズマブの併用療法を施行したのちに，ベバシズマブや卵巣がん細胞が DNA 修復をうまく行えない状態であれば PARP 阻害薬を維持療法として使用することがある。一方，再発上皮性卵巣がんに対しては，初回の化学療法終了後から再発までの期間に応じて治療が異なる。

■ **境界悪性腫瘍，性索間質性腫瘍，胚細胞腫瘍の治療**
　境界悪性腫瘍，性索間質性腫瘍，胚細胞腫瘍に対しては，次のような治療が行われる。
　①**境界悪性腫瘍**　境界悪性腫瘍では，手術標本が正確な診断に必要であるため手術療法が行われる。化学療法の意義は確立しておらず，初期の境界悪性腫瘍では化学療法が行われない症例も多いが，腫瘍が取りきれなかった場合などにはタキサン系薬剤と白金製剤による術後化学療法が行われることも

ある。

②**性索間質性腫瘍**　性索間質性腫瘍の治療は上皮性悪性腫瘍に準じた手術療法であり，若年者には子宮と一方の卵巣を残す妊孕性温存手術も考慮される。

③**胚細胞腫瘍**　胚細胞腫瘍患者は若年者が多く，化学療法への感受性も高いことから，妊孕性温存手術と，ブレオマイシン塩酸塩・エトポシド・シスプラチンなどによる化学療法が実施される場合が多い。

6　骨盤内炎症性疾患（PID）

臨床的には，子宮内膜炎，付属器炎（卵管炎），骨盤腹膜炎は，合わせて**骨盤内炎症性疾患** pelvic inflammatory disease（**PID**）として取り扱われることが多い。

1　子宮内膜炎，子宮筋層炎，子宮傍結合織炎

子宮体部の炎症は，**子宮内膜炎，子宮筋層炎，子宮傍結合織炎**に大別される。

● **原因**　おもに細菌感染による上行性感染がその原因となる。起炎菌には溶血性レンサ球菌，ブドウ球菌属菌，大腸菌などのグラム陰性桿菌，結核菌などがある。

● **症状**　産褥期に発生した子宮内膜炎では，発熱，下腹部痛，不正性器出血，帯下の増量や悪臭を伴う帯下（悪露）がみられる。

● **診断**　内診や各種の検査によって診断される。

　1 **内診**　子宮の圧痛や，子宮頸部の移動痛がみとめられる。

　2 **血液検査**　白血球の増加やC反応性タンパク質（CRP）の上昇などの急性の炎症反応がみとめられる。

　3 **画像診断**　超音波検査，CT，MRIなどによって，液体貯留などの子宮内腔の所見を検索する。

　4 **培養検査**　起炎菌の同定を行う。

● **治療**　原因を検索し，状況によって抗菌薬の投与を行いながら保存的な治療を行う。

2　付属器炎（卵管炎）

子宮頸管から子宮内腔，さらに卵管腔に逆流して感染が波及して炎症を生じるものを**付属器炎（卵管炎）**とよぶ。

● **原因**　おもに細菌感染による上行性感染が原因となる。起炎菌には溶血性レンサ球菌，ブドウ球菌属菌，大腸菌などのグラム陰性桿菌，淋菌，結核菌，クラミジア属菌などがある。

● **症状**　急性期には下腹部痛や腰痛，性交痛，排便痛が生じる。骨盤腹膜に波及することで腹膜刺激症状などが出現し，発熱を呈することもある。慢性期には，おもに癒着に起因する鈍痛や腰痛など，慢性の骨盤痛が出現する。

● **診断**　内診や各種の検査によって診断される。

　　1 **内診**　子宮や付属器領域の圧痛や，子宮頸部の移動痛❶がみとめられる。

　　2 **血液検査**　白血球の増加や CRP の上昇などの急性の炎症反応がみとめられる。

　　3 **画像診断**　超音波検査，CT，MRI などによって，付属器や骨盤内の所見を検索する。

　　4 **培養検査**　起炎菌の同定を行う。

● **治療**　急性期には，抗菌薬の投与による保存的な治療を行うことが多いが，状況によっては，手術療法で炎症の原因となっている腫瘤の摘出やドレナージなどを行う。

3　骨盤腹膜炎

　骨盤腹膜炎は，骨盤腔の腹膜の炎症による病態で，子宮内膜炎や付属器炎から引きつづいて発症する場合が多い。付属器炎と同様の原因が多いが，骨盤内臓器の炎症には，生殖器以外に憩室炎・虫垂炎などの消化器疾患もあり，それらとの鑑別が重要となる。

● **原因**　子宮内膜炎や付属器炎とほぼ同様である。

● **症状**　付属器炎とほぼ同様である。

● **診断**　腹部触診や内診，各種の検査によって診断される。

　　1 **腹部触診と内診**　下腹部の圧痛や筋性防御反応，子宮の圧痛や子宮移動痛などがみとめられる。

　　2 **血液検査**　白血球の増加や CRP の上昇などの急性の炎症反応がみとめられる。

　　3 **画像診断**　超音波検査，CT，MRI などによって，下腹部の所見を検索する。

　　4 **培養検査**　起炎菌の同定を行う。

● **治療**　付属器炎と同様の治療を行う。

7　乳房の疾患

　乳房の疾患において最も臨床的に重要であるのは乳がんであるが，それ以外にも線維腺腫や葉状腫瘍などの腫瘍性疾患，乳腺炎などの炎症性疾患，乳腺症などがある。

1　乳がん（乳腺悪性疾患）

◆ 疫学

　乳がんは日本人女性における罹患数第 1 位のがんであり，2019 年の罹患数は 97,812 例である。一方で，死亡数は 14,779 例であり，大腸がん，肺がん，膵臓がんについで第 4 位となっている。つまり，乳がんは罹患しても救命できる確率が高いといえる。

　また，わが国における乳がんの年齢階級別罹患率は経時的に増加している。

NOTE

❶移動痛

　子宮頸部を内診指で左右前後に移動させることで生じる疼痛をいう。

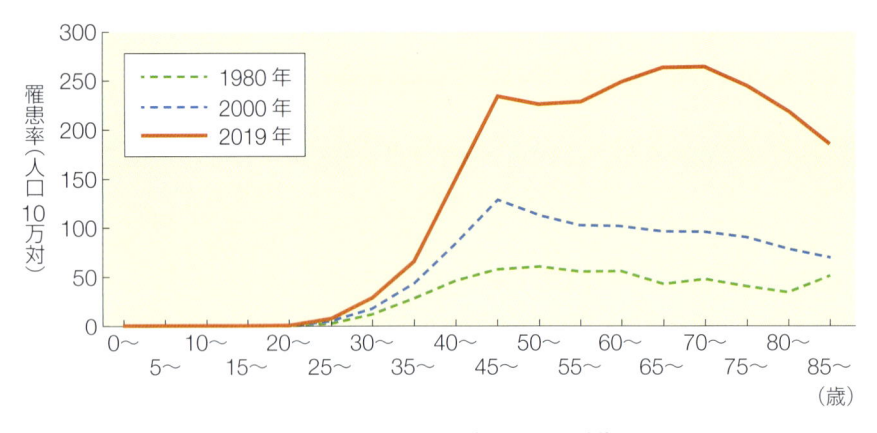

● **図 5-24　乳がんの年齢階級別罹患率の推移（人口 10 万対）**
1980 年は上皮内がんを含む。
（がん情報サービス：がんの統計 2024.）

● **表 5-9　乳がんのリスクファクター**

リスクファクター	程度	リスクファクター	程度
出産経験なし	確実	乳製品	リスク減少の可能性あり
早い初経年齢	ほぼ確実		
遅い閉経年齢	ほぼ確実	アルコール	ほぼ確実
乳がんの家族歴	確実	喫煙	ほぼ確実
高脂肪食	証拠不十分	閉経後の肥満	確実

40 代から増加傾向を示し，40 代後半にピークとなるが，その後もゆるやかに増加する（●図 5-24）。

■ リスクファクター

　出産経験がないこと，乳がんの家族歴があること，および閉経後の肥満は乳がん罹患の確実なリスクファクターである（●表 5-9）。また，女性ホルモンであるエストロゲンへの曝露が乳がんのリスク上昇と関連があるため，早い初経や遅い閉経はほぼ確実なリスクファクターである。アルコールの摂取や喫煙も，乳がん罹患リスクをほぼ確実に上昇させる。

　一方，高脂肪食と乳がん罹患リスクの関連は不明であり，乳製品の摂取は罹患リスクを減少させる可能性がある。

◆ 症状

● **皮膚の症状**　皮膚の発赤をみとめた場合は，炎症性乳がん（●162 ページ）と乳腺炎の鑑別が重要となる。炎症性乳がんの場合は発赤に加えて，橙皮様変化を伴うことがある（●図 5-25）。乳頭のびらん（湿疹様変化）をみとめた場合は，乳房パジェット病（●161 ページ）が考えられる。

● **乳房のしこりや皮膚陥凹**　乳がんでもっとも多くみられる症状はしこりであり，患者が自覚して来院することも多い。乳がんのしこりはかたく，周

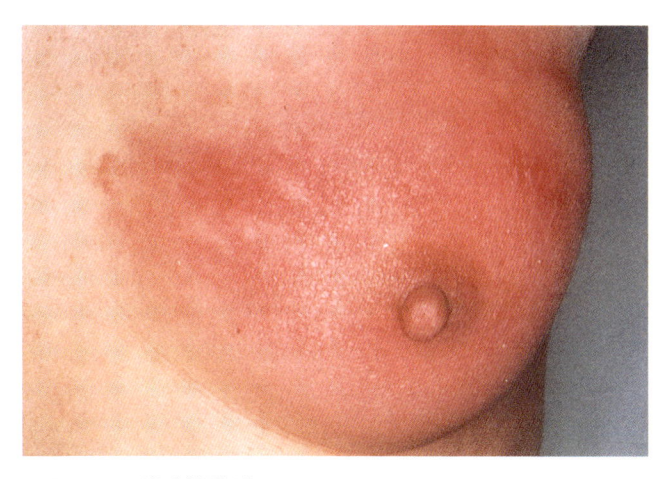

○図5-25　炎症性乳がん
炎症性乳がんにより，乳房に広範囲の発赤がみられている。

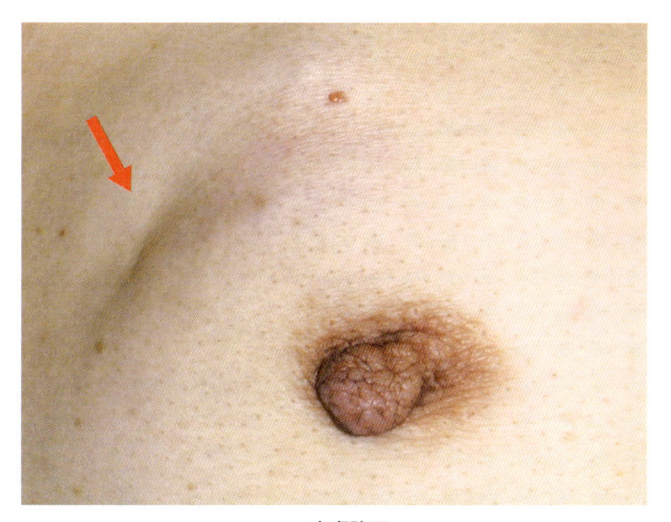

a. 皮膚陥凹

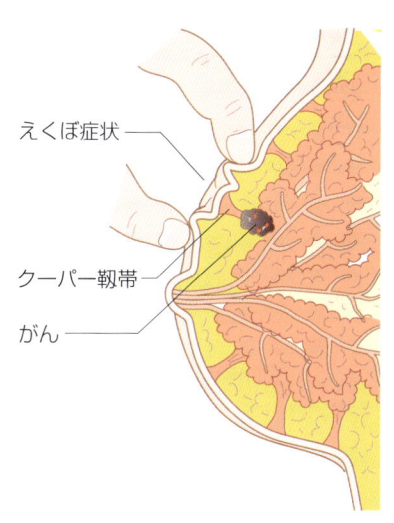

えくぼ症状

クーパー靱帯

がん

b. えくぼ症状

○図5-26　乳がんによる皮膚陥凹とえくぼ症状

囲との境界が不明瞭であることが多い。通常，痛みを伴うことはなく，胸壁
に浸潤した場合は可動性が不良となる。また，皮膚陥凹や，しこりの上の皮
膚を両側から寄せた際に皮膚陥凹がはじめて明らかとなるえくぼ症状もみら
れる（○図5-26）。皮膚陥凹やえくぼ症状は，乳腺組織を支えているクーパー
靱帯にがんが浸潤することにより引きおこされる。

● **乳頭分泌**　授乳期ではない時期に，乳頭から分泌物が排出されることを
乳頭分泌という。分泌物の性状には，乳汁様のものや漿液性のものがあり，
膿性や血性の分泌物がみられる場合もある。
　乳頭分泌は，乳管内乳頭腫や乳腺症が原因であることが多いが，乳がんで
もみられることがある。両側の複数の乳管から乳性ないし漿液性の分泌がみ
とめられるときは，高プロラクチン血症が考えられる。

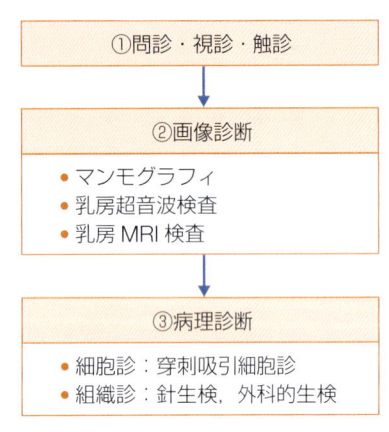

①問診・視診・触診

②画像診断
- マンモグラフィ
- 乳房超音波検査
- 乳房 MRI 検査

③病理診断
- 細胞診：穿刺吸引細胞診
- 組織診：針生検，外科的生検

◯図 5-27　乳がんの診断の流れ

◆ 診断

▌問診・視診・触診

　問診および視診・触診から得られる情報は，その後の画像診断および病理診断への進め方を決める重要な第一歩である（◯図 5-27）。また，乳がんの場合は，視診・触診から得られた腫瘍径，皮膚への浸潤の有無，リンパ節の腫脹などの情報は病期診断の決定に必要である。

● **問診**　乳房腫瘤や乳房痛などの症状の出現時期と，その後の経過を確認する。また，閉経前女性の場合は月経周期に伴う症状の変化についても確認する。以下の項目も重要である。

（1）これまでの乳房に関する検診歴や受診歴

（2）初経時期，閉経時期，妊娠・出産・授乳歴および月経の状況

（3）婦人科診察歴，ホルモン補充療法の実施歴や経口避妊薬の内服歴

　さらに，家族歴においては，遺伝性乳がん卵巣がん症候群（◯162ページ）を念頭におき，乳がんや卵巣がん，腹膜がん，前立腺がんなどの有無についても確認する。

● **視診・触診**　視診・触診にあたっては，患者には上半身を脱衣してもらう。座位に加えて，仰臥位（背臥位）でも行う。最初は両上肢を下垂した状態で診察し，その後，挙上した状態でも行う。

　視診では，まず，乳房の形状の左右の対称性を確認し，次に，皮膚陥凹やえくぼ症状，発赤，浮腫，潰瘍などの皮膚所見をチェックする。また，乳頭についても，陥凹，左右の対称性，表面のびらんの有無の観察も行う。

　乳房の触診においては，乳房が円形ではなく，腋窩方向にも広がっていることに留意して行う。鎖骨，胸骨，中腋窩線，肋骨下端で囲まれた範囲をもれなく触診する。触診は必ず両手で行い，指先ではなく指の腹を用い，胸壁に押しつけるようにして行う。

　また，乳輪から乳頭直下部をつまむように軽く圧迫し，乳頭分泌の有無を調べる。分泌をみとめた場合は，両側性か片側性か，単孔か多孔かを確認するとともに，性状と色調❶も確認する。分泌液は塗抹細胞診に提出される。

NOTE
❶性状は漿液性，乳汁様，また混濁の有無が確認され，色調には黄色，白色，茶褐色といったものがある。

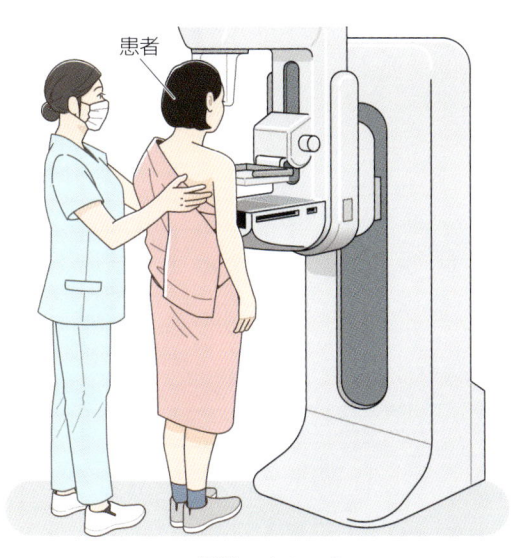

患者

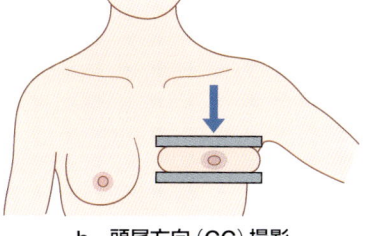

b. 頭尾方向（CC）撮影

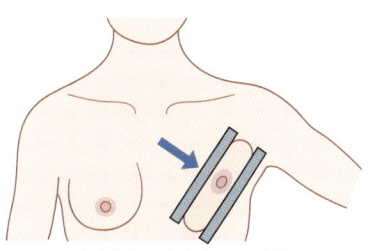

c. 内外斜位方向（MLO）撮影

a. 撮影のイメージ

◯図 5-28　マンモグラフィの撮影方法

　さらに，頸部，鎖骨上，鎖骨下および腋窩領域のリンパ節腫脹の有無について確認する。リンパ節を触知した場合はそのかたさ，可動性，リンパ節どうしの癒合について確認する。

█ 画像診断
　乳腺疾患に対する基本的な画像診断法は，マンモグラフィと超音波検査である。

● **マンモグラフィ**　専用の装置を用いることにより，乳房を圧迫して単純X線撮影をする検査である（◯図5-28）。頭尾方向 cranio-caudal（CC）と内外斜位方向 medio-lateral oblique（MLO）の2方向撮影を行う。乳房の画像診断の基本であり，病変は腫瘤や石灰化として描出される。腫瘤辺縁のスピキュラ❶と微細石灰化の集族（しゅうぞく）が，乳がんに特徴的な画像所見である（◯図5-29，5-30）。

　乳房は乳腺実質と脂肪で構成されているが，乳腺実質の割合が多い高濃度乳房は日本人，さらにそのなかでも若年女性で多い。高濃度乳房の場合，乳がんが正常乳腺に隠れ，描出率が低下することが問題となっている。

● **乳房超音波検査**　乳房超音波検査では，体表専用の10 MHz前後の高周波数探触子を用いる。超音波検査は，高濃度乳房であっても病変の描出にはすぐれている。画像診断以外にも，超音波ガイド下の細胞診や針生検にも用いられる。さらにドプラ法により腫瘤の血流の状態を，エラストグラフィ❷により病変のかたさをみることもできる。また，被曝がないために妊婦であっても検査が可能である。乳がんに特徴的な超音波画像としては，境界不明瞭，ハロー（境界部高エコー），内部エコー不均一，前方境界線の断裂，高い縦横比があげられる（◯図5-31）。

● **乳房 MRI**　乳房を撮影する際には，うつぶせになり乳房を下垂させて，乳房専用のコイルを用いて撮影する。良性・悪性の鑑別に有用であるが，偽陽性になることも多い。また，乳房内のがんの広がりの診断にも有用である。

　　NOTE
❶スピキュラ
　マンモグラフィ画像にて，腫瘤から周囲に向かって出る棘状の突起のことをいう。

　　NOTE
❷エラストグラフィ
　超音波検査にて，組織のかたさをリアルタイムに映像化する技術をいう。

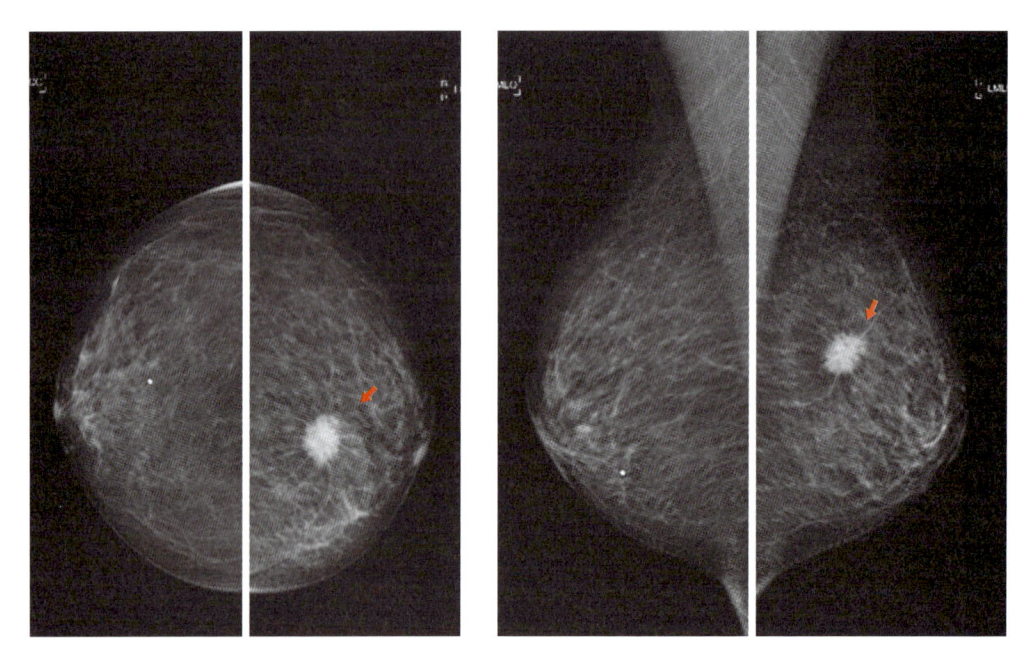

▶図 5-29　乳がんの特徴であるスピキュラ像
左側から順に，右乳房の CC，左乳房の CC，右乳房の MLO，左乳房の MLO の画像である。

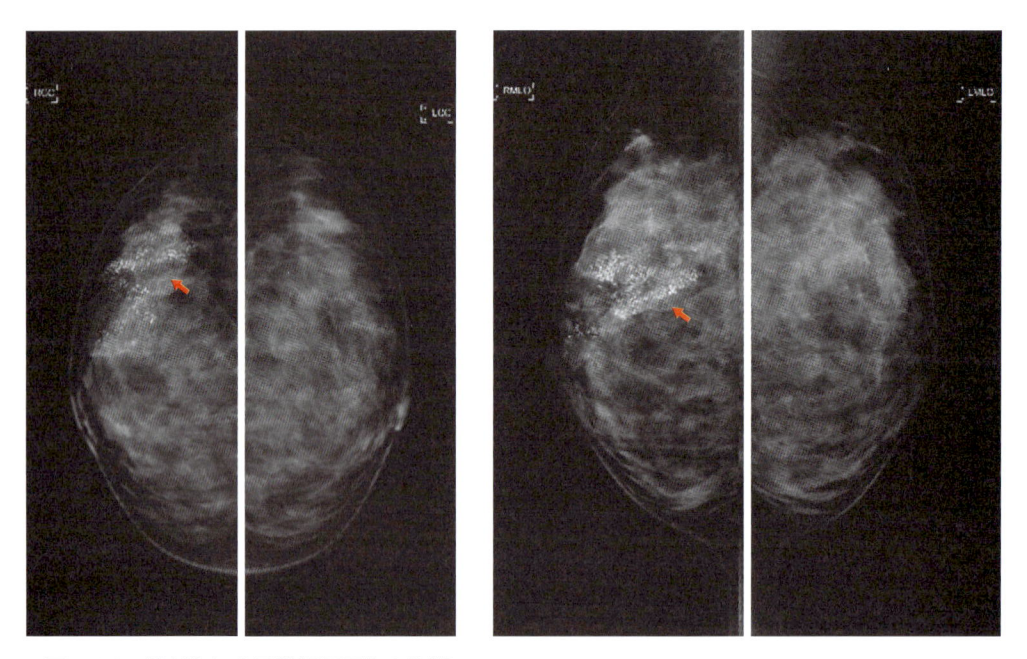

▶図 5-30　乳がんによる微細石灰化の集簇
左側から順に，右乳房の CC，左乳房の CC，右乳房の MLO，左乳房の MLO の画像である。

原則，ガドリニウム造影剤を使用するため，検査前に血清クレアチニンなど
の腎機能評価が必須である。

▌病理診断

● **細胞診**　乳房の細胞診では，空の注射器に 21〜23 G の針を装着し，超音
波ガイド下に腫瘤を穿刺吸引することにより，針内に細胞成分が採取される

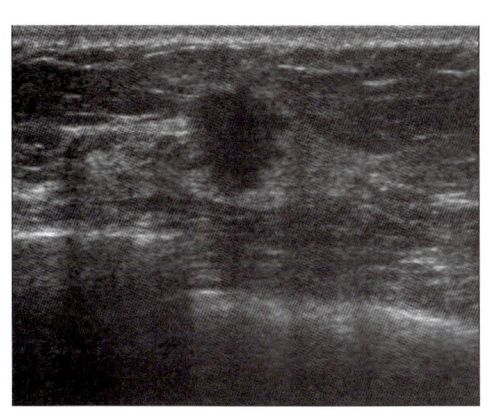

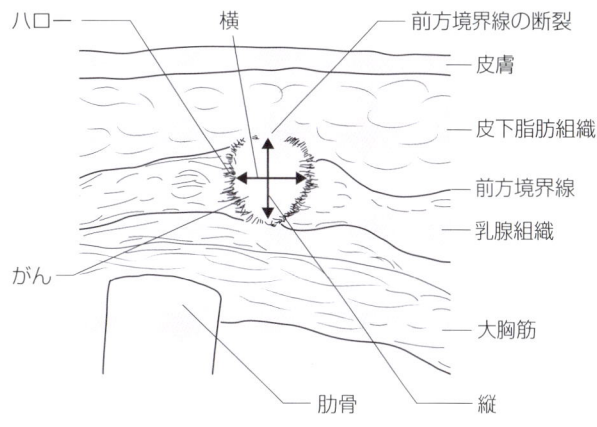

ハロー　横　前方境界線の断裂

皮膚

皮下脂肪組織

前方境界線

乳腺組織

がん

大胸筋

肋骨　縦

▶図5-31　乳がんの超音波画像

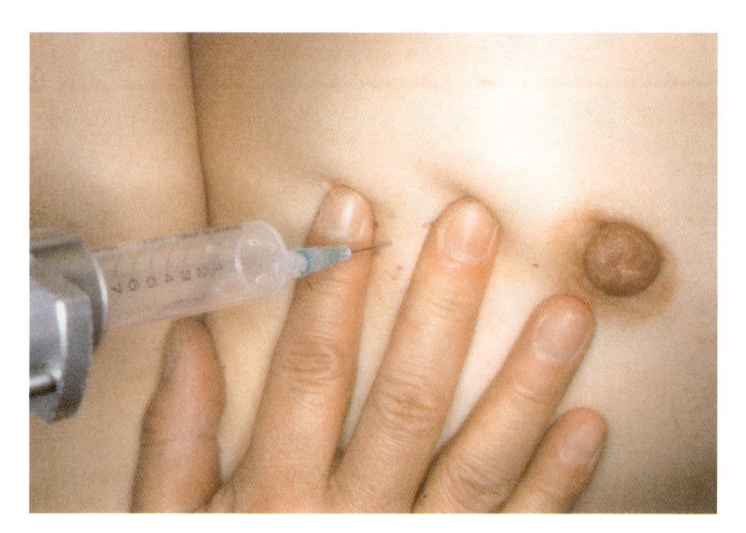

▶図5-32　穿刺吸引細胞診

（▶図5-32）。その後，スライドガラスに針内の内容物を吹きつけることにより標本を作製する。乳頭分泌液や囊胞内容穿刺液も細胞診に用いられる。皮膚潰瘍や乳頭びらんのある症例では，捺印細胞診❶や擦過細胞診を行う。細胞診は細い針を用いるため，低侵襲ではあるが，偽陽性および偽陰性が多いという問題点がある。

● **組織診**　組織診として，腫瘍に14～18Gの針を挿入し，その組織の一部を採取する針生検が行われる（▶図5-33-a）。陰圧をかけることにより多量の組織採取が可能となる吸引式組織生検もよく実施される（▶図5-33-b）。腫瘍に対しては超音波ガイド下に，石灰化病変に対してはマンモグラフィガイド下（ステレオガイド下）に行う。外科的生検には，腫瘍全体を切除する摘出生検と腫瘍の一部を摘出する切開生検とがある。良性腫瘍の場合，摘出生検がそのまま治療となる。

　組織診では，良性・悪性の鑑別に加えて，乳がんの場合には，浸潤の有無，組織型，ホルモン受容体やHER2タンパク質の発現を調べることにより，サブタイプの診断も可能となる（▶154ページ）。

□ **NOTE**

❶捺印細胞診
　手術や生検によって得られた組織片を，スライドガラスに捺印するように押しつける方法で細胞診を行うことをいう。スタンプ細胞診ともいう。

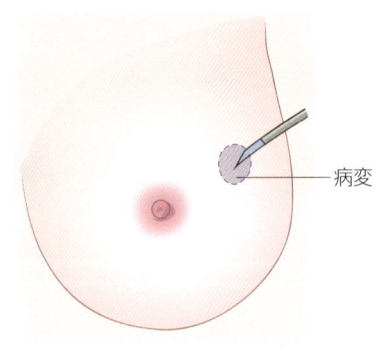

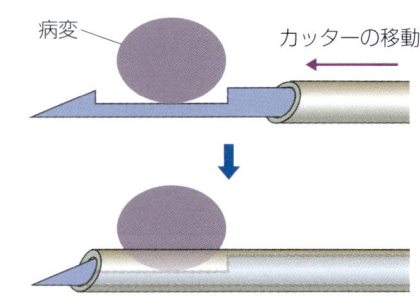

a.　生検針の刺入　　　　　　　b.　吸引式組織生検針のしくみ

●図5-33　乳房の組織診のしくみ

●表5-10　乳がんの組織型分類

非浸潤がん
a.　非浸潤性乳管がん b.　非浸潤性小葉がん

微小浸潤がん

浸潤がん

a.　浸潤性乳管がん
　a1.　腺管形成型
　a2.　充実型
　a3.　硬性型
　a4.　その他
b.　特殊型

● **組織型の診断**　乳がんにはさまざまな組織型がある（●表5-10）。非浸潤がん（●161ページ）は乳がん全体の2割弱であり，8割以上は浸潤がんである。

▌サブタイプ分類

遺伝子解析により，乳がんはいくつかのサブタイプに分かれることが判明している。臨床では，エストロゲン受容体（ER），プロゲステロン受容体（PgR），HER2受容体，Ki67タンパク質❶の免疫染色により，ルミナルA，ルミナルB，HER 2，トリプルネガティブに分類される（●表5-11）。これらのサブタイプでは予後が明瞭に分かれるのみならず，薬剤に対する感受性も異なる。

▌病期の診断と予後因子

乳がんの病期の診断にはTNM病期分類を使用する。これは，腫瘍の原発巣（T）の大きさなど，領域リンパ節（N）への転移の程度，遠隔転移（M）の有無からなる病期分類である。原発巣と領域リンパ節については，視診・触診，マンモグラフィおよび超音波の画像診断から決定する。

①**原発巣（T）**　原発巣の大きさ，胸壁への固定（胸壁固定）の有無，皮膚の浮腫・潰瘍・衛星皮膚結節❷の有無によって判定される。T0～T4に分類さ

NOTE

❶**Ki67タンパク質**

細胞増殖能のマーカーで，増殖中の細胞に存在する一方で，増殖を休止している細胞には存在しない。乳がんの増殖の速さを推定する指標として用いられる。

❷**衛星皮膚結節**

局所で進行した乳がんの症候の1つで，がん細胞が病巣からリンパ管を通じて周囲の皮膚に転移し，小さな結節を生じた状態である。

○表 5-11　サブタイプ分類

分類	エストロゲン受容体(ER)	プロゲステロン受容体(PgR)	HER2受容体	Ki67タンパク質	適応となる薬物療法
ルミナル A	陽性	陽性/陰性	陰性	低値	ホルモン療法
ルミナル B	陽性	陽性/陰性	陰性	高値	ホルモン療法，症例により化学療法
HER2	陽性/陰性	陽性/陰性	陽性	高値	抗 HER2 療法
トリプルネガティブ	陰性	陰性	陰性	高値	化学療法，免疫チェックポイント阻害薬

れ，原発巣をみとめない場合は T0 で，非浸潤がんあるいは乳房パジェット病の場合は Tis とする。胸壁固定や皮膚の浮腫・潰瘍・衛星皮膚結節がある場合は腫瘍の大きさにかかわらず，T4 に分類される。

　胸壁固定や皮膚症状がみとめられない場合は，腫瘍の大きさが 20 mm までは T1，20 mm をこえて 50 mm までは T2，50 mm 以上は T3 と分類される。なお，炎症性乳がんは T4 に分類される。

　②領域リンパ節(N)　どの領域のリンパ節に転移しているかによって判定される。リンパ節転移をみとめない場合は N0 で，リンパ節転移をみとめる場合はその病態に応じて N1〜N3 に分類される。

　③遠隔転移(M)　遠隔転移の有無で判定され，遠隔転移がない場合は M0，遠隔転移がある場合は M1 である。

　遠隔転移がみられる臓器としては，肺・肝臓・骨があり，それぞれ，胸部 CT，腹部超音波検査，骨シンチグラフィなどで検査を行う。PET-CT は遠隔臓器転移に加えて，リンパ節転移の診断にも有用である。

　乳がんの病期は，非浸潤がんの場合は病期 0 に分類される。浸潤がんでは病期 I 〜IVに分類される。

● 予後因子　予後因子とは，患者の予後を予測する因子である。乳がんにおいて有用な予後因子としては，腋窩リンパ節転移の有無とその個数，腫瘍径，核異型度などがある。サブタイプ分類においてはルミナル A の予後が最も良好で，ついでルミナル B であり，HER2 とトリプルネガティブが予後不良である（○図 5-34）。しかしながら，抗 HER2 療法の開発により HER2 タイプの予後は非常に改善している。

　ルミナルタイプにおいては，21 個の遺伝子を解析して 1 から 100 までの再発スコアを算出する遺伝子検査が開発された。この検査は予後予測に加えて化学療法の効果予測因子としても使用されている。

◆ 治療

　乳がんの治療は，大きく分けて局所療法と全身療法とがあり，局所療法には手術療法と放射線療法とがある。全身療法には，化学療法，ホルモン療法および分子標的療法がある。現在の乳がんの治療は，患者ごとにこれらの治療を適切に組み合わせる個別化治療が標準である。根治を目ざすために，手術などの局所療法に薬物療法を追加することが多い。

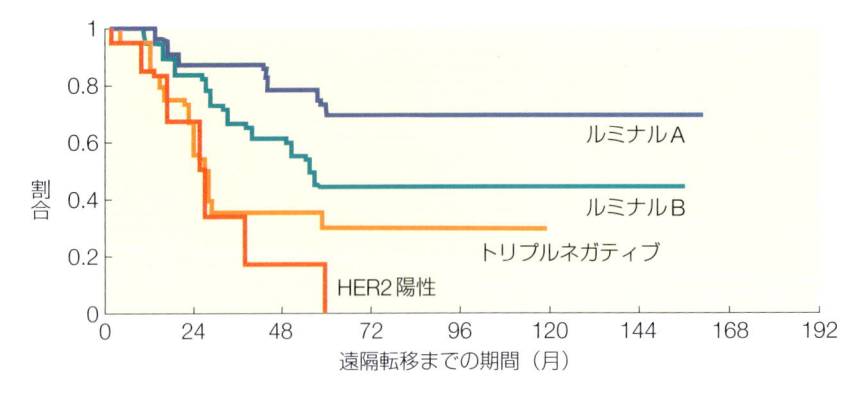

◯図 5-34 サブタイプ別の予後
(Sørlie, T. et al.: repeated observation of breast tumor subtypes in independent gene expression data sets. *The Proceedings of the National Academy of Sciences*, 100(14)：8418-8423, 2003 をもとに作成)

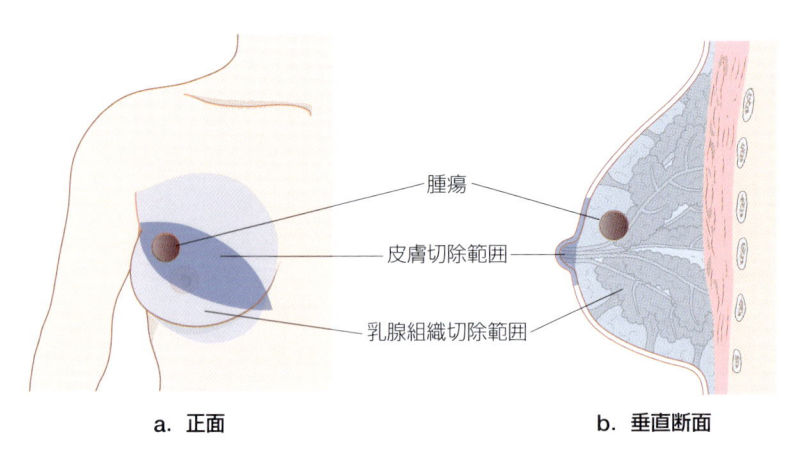

a. 正面　　　　　**b. 垂直断面**

◯図 5-35 乳房全切除術

　再発乳がん(◯160ページ)の治療は薬物療法が主体となる。再発乳がんにおいては，基本的に根治はのぞめないため，治療の目的は生存期間の延長とQOLの維持となり，根治を目ざす手術前後の治療とは目的が異なる。

▌手術療法

　1980年代における乳がんの手術は，ほぼ全例に乳房全切除術を行っていた。その後，ランダム化比較試験により，乳房温存療法(乳房部分切除術＋術後乳房照射)と乳房全切除術の生存率が同等であることが証明され，現在では乳房部分切除術と乳房全切除術の症例数はほぼ同数となっている。

● **乳房の手術**　乳房に対する手術を以下に示す。

　１乳房全切除術　現在，行われている乳房全切除術は，大胸筋あるいは大胸筋・小胸筋の両方を温存しつつ，乳房のみを切除する胸筋温存の乳房全切除術である(◯図 5-35)。

　２乳房部分切除術　乳房部分切除術では，乳がんとその周囲だけを切除する(◯図 5-36)。切除範囲が広くなると整容性がそこなわれるため，通常は3cm以下程度の小さな乳がんが適応となる。整容性が確保できない場合は，

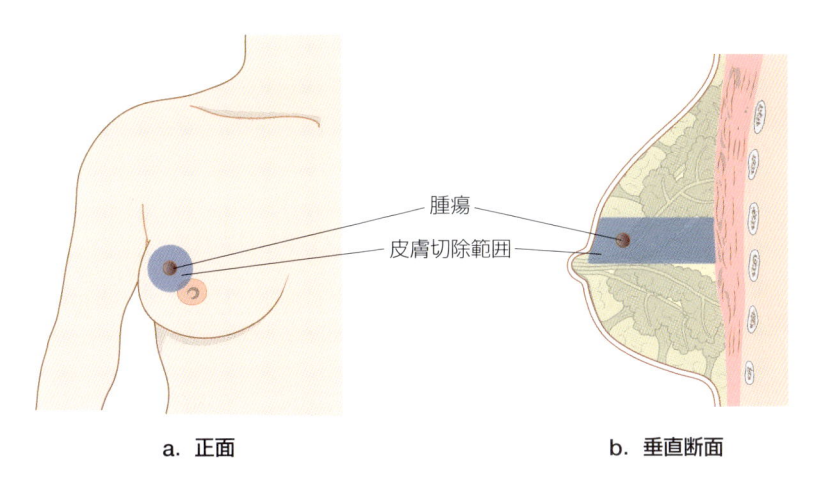

腫瘍

皮膚切除範囲

a. 正面　　　　　b. 垂直断面

▶**図 5-36　乳房部分切除術**
乳房部分切除術では，腫瘍とその周囲の正常乳腺組織を円柱状に切除する。

乳房全切除術の適応となる。

　③ 乳頭温存乳房全切除術　乳頭・乳輪を含めた乳房の皮膚を切除せず，皮下の乳腺組織のみを全切除する術式である。再建術と併用することにより，整容性の維持が可能となる。皮膚切開は外側，乳房下溝，あるいは乳輪縁におく❶。乳がんが皮膚に近接している場合は，腫瘍直上の皮膚は切除する。

● **乳房再建術**　乳房全切除術後であっても，乳房再建術により整容性を取り戻すことが可能である。乳房再建術には，乳がんの手術と同時に行う一次再建と，時期をおいて再建する二次再建がある。再建材料としては，腹直筋皮弁や広背筋皮弁のような自家組織と，シリコンインプラントがある。表面があらいテクスチャードタイプのシリコンインプラントでは，まれであるが乳房インプラント関連未分化大細胞型リンパ腫が発生することが報告されている。そのため，現在流通しているインプラントは，表面がなめらかなスムースタイプにおきかわっている。

● **腋窩リンパ節の手術とセンチネルリンパ節**　乳がんにおいても，ほかのがんと同様に，原発巣の切除の際に領域リンパ節の切除（郭清）が行われてきた。その目的はリンパ節転移の診断と治療である。切除したリンパ節を病理検査に提出することによって，転移の有無を診断し，もし転移リンパ節が存在すれば切除することが治療となる。

　腋窩リンパ節への転移の有無および転移の個数は，乳がんの予後を決める最も重要な因子でもある。しかしながら，腋窩リンパ節郭清の合併症として，後述する上腕の挙上障害，リンパ浮腫および知覚異常などが生じることがある。

　そこで，センチネル（見はり）リンパ節という概念が登場した。センチネルリンパ節とは，腫瘍からのリンパ流が最初に到達するリンパ節である（▶図5-37）。臨床試験の結果，センチネルリンパ節に転移がなければそれ以外のリンパ節に転移している可能性は非常に低いことが判明した。現在では，センチネルリンパ節をみつけて摘出するセンチネルリンパ節生検を行い，転移

▭**NOTE**
❶1 か所のみを切開する場合のほか，2 つを併用する場合もある。

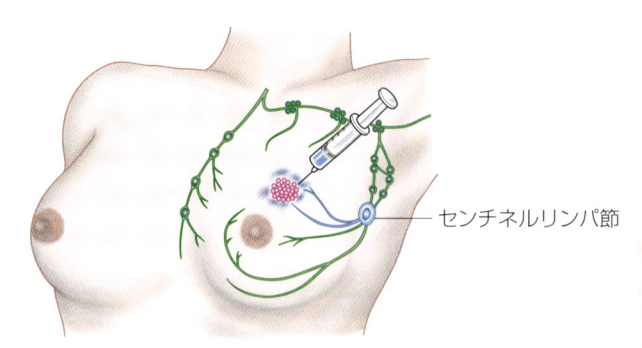

センチネルリンパ節

◯図5-37　センチネルリンパ節
腫瘍の周囲にラジオアイソトープ（放射性同位元素）や青色色素を注入することで，センチネルリンパ節を特定できる。

陰性であれば腋窩リンパ節郭清は省略する。

● **腋窩リンパ節の手術の合併症**　腋窩リンパ節の手術では次のような合併症がおこりうる。

　□1□ **上腕の知覚障害・挙上障害**　肋間上腕神経を術中に切断することにより生じるが，通常，症状は軽微であり治療は不要であることが多い。また，上腕の挙上障害は，リハビリテーションにより1〜2か月で日常生活に支障のない程度に回復する。

　□2□ **上腕のリンパ浮腫**　腋窩を通るリンパ流が，腋窩リンパ節郭清により障害されることにより生じ，その発現頻度は10〜20％である。リンパ浮腫の治療としては，皮膚の保清と保湿によるスキンケア，弾性スリーブなどによる圧迫，用手的リンパドレナージなどがある。ほかにリンパ管細静脈吻合術を行うこともある。

■ **薬物療法**

　手術前後に行う薬物療法は，全身に存在している可能性がある微小転移の根絶を目的としており，その目的はがんの完治である。一方，再発乳がんの根治はむずかしいため，再発乳がんにおける薬物療法の目的は，生存期間の延長とQOLの維持である。

● **ホルモン療法**　乳がん全体の約70％は，エストロゲン受容体（ER）またはプロゲステロン受容体（PgR）陽性のホルモン感受性乳がんであり，エストロゲンにより増殖が刺激される。サブタイプではルミナルAおよびBタイプに相当し，これらはホルモン療法の適応となる（◯155ページ，表5-11）。ホルモン感受性乳がんでは，エストロゲンがエストロゲン受容体に結合することにより，がんの増殖が促進される。したがって，ホルモン療法のメカニズムは，エストロゲンのはたらきを阻害するか，体内のエストロゲン濃度を下げるかのどちらかである。

　□1□ **抗エストロゲン薬**　エストロゲンのはたらきを阻害する薬剤として，抗エストロゲン薬のタモキシフェンクエン酸塩がある。タモキシフェンクエン酸塩は，エストロゲンとエストロゲン受容体の結合を阻害することで作用を発揮する。タモキシフェンクエン酸塩を，ホルモン感受性乳がんに対して術後5年間内服投与した場合，再発率が約40％減少する。有害事象としては，更年期様の症状と帯下の増加がある。頻度は低いが，子宮体がんや静脈

血栓症の報告もある。

　エストロゲンとエストロゲン受容体の結合阻害に加えて，エストロゲン受容体そのものを分解する作用をもつフルベストラントも使用されている。フルベストラントは筋肉内注射で投与される。

　② アロマターゼ阻害薬　閉経後の場合には，エストロゲンは生体内に広く分布するアロマターゼという酵素により産生される。そこで閉経後のホルモン感受性乳がん患者において体内のエストロゲン濃度を低下させる薬剤として，アロマターゼ阻害薬が用いられている。アロマターゼ阻害薬の有害事象としては，更年期症状に加えて，関節痛や骨密度低下がある。

　③ LHRH アゴニスト　閉経前のホルモン感受性乳がん患者において，体内のエストロゲン濃度を低下させる薬剤として黄体化ホルモン放出ホルモン（LHRH）アゴニストがある。LHRH アゴニストを投与すると，下垂体からの卵巣刺激ホルモンである LH と FSH の分泌が抑制されることによって，卵巣機能が可逆性に停止する。LHRH アゴニストは単独ではなく，抗エストロゲン薬あるいはアロマターゼ阻害薬との併用で用いられる。

　根治を目ざす術後のホルモン療法は，術後5年から10年の長期間にわたって行われる。副作用が比較的軽度であるため，長期間投与が可能となっている。一方，再発乳がんの場合は，定まった投与期間はなく，治療効果が持続している限り投与を継続する。

● 化学療法　乳がんは比較的，抗がん薬に対して感受性があるがんとして知られている。手術後に抗がん薬を使用した場合，再発率を約25〜40%減少させることが報告されている。

　抗がん薬の種類は，フルオロウラシル（5-FU）やメトトレキサートなどの代謝拮抗薬，アントラサイクリン系薬などの抗がん抗生物質，シクロホスファミド水和物などのアルキル化薬，タキサン系薬やエリブリンメシル酸塩などの微小管阻害薬などがある。根治を目ざす術後化学療法ではアントラサ

---

column　ブレストアウェアネス

　ブレストアウェアネスとは，日常生活のなかで乳房の状態や変化を意識し，ふだんとかわりがないかどうかに気をつける生活習慣である。ブレストアウェアネスの概念は1990年代のはじめに英国で提唱され，次の4つがポイントになっている。
　1）自分の乳房の状態を知る。
　2）乳房の変化に気をつける。
　3）変化に気づいたらすぐ医師に相談する。
　4）40歳になったら2年に1回乳がん検診を受ける。
　それ以前には，自身で定期的に腫瘤をさがすことによる乳房の自己検診が推奨されていたが，その手順や方法が確立されていなかったため，かえって多くの女性に乳がんへの恐怖や不安をもたらした。また，不必要な生検が増加したことが社会的な問題にもなった。さらに，自己検診に関するランダム化比較試験の結果，自己検診による偽陽性という不利益が増加した一方で，乳がんの死亡率減少という利益がないことが証明された。

　ブレストアウェアネスの実践により，乳がん検診で偽陰性であった場合にも早期に乳がんを発見することが可能となるため，マンモグラフィ検診における高濃度乳房の問題への対応策にもなる。また，乳がん検診の対象とならない40歳未満の若年性乳がんの発見にも役だつ可能性がある。ブレストアウェアネスに特別な機器の整備や購入などは不要であるため，安価で効果的な乳がんの医療政策としても位置づけられている。

イクリン系薬とタキサン系薬のどちらか，あるいは両者を使用する。再発乳がんの場合は，QOL の維持が目的であるため，有害事象の少ないフルオロウラシルやエリブリンメシル酸塩を用いることが多い。

● **分子標的薬** がんの進展・増殖のメカニズムの解明に伴い，ある特定の分子を標的とする分子標的薬が開発され，臨床応用されている。

HER2 タイプの乳がんは予後不良であることが知られていたが，HER2 を標的とした抗体薬であるトラスツズマブにより，HER2 タイプの予後は大きく改善された。現在，HER2 タイプの乳がんでは術前から術後にわたる1年間のトラスツズマブの投与が標準治療である。特徴的な有害事象として心毒性があるが，頻度はまれである。

また，細胞周期を調節しているサイクリン依存性キナーゼ cyclin-dependent kinase(CDK)である CDK4 と CDK6 がホルモン療法の耐性メカニズムとして重要であり，ホルモン療法と CDK4/6 阻害薬の併用療法は，ホルモン療法単独に比べて効果が高く，ホルモン感受性乳がんの再発に対する第一選択となっている。また，再発リスクの高いルミナルタイプでは，術後にホルモン療法を5年間に加えて，CDK4/6 阻害薬を2年間併用することで再発率を減少させることができる。副作用としては好中球減少や下痢がある。

遺伝子の修復に重要なはたらきをする *BRCA1/2* 遺伝子の変異は遺伝性乳がん卵巣がん症候群の原因遺伝子としても知られている。*BRCA1/2* 遺伝子に変異をみとめる乳がんにのみ効果を示す PARP 阻害薬は再発乳がんに有効であるのみならず，術後1年間の投与により再発率が減少する。

▌ 放射線療法

乳がんは，腺がんのなかでは比較的，放射線感受性の高いがんである。放射線療法も，手術と同様に局所療法の1つである。乳房部分切除術に追加することで，温存乳房内再発が有意に減少するのみならず，生存率も向上することが確認されているため，標準治療となっている。また，乳房全切除術を受けた患者においても腋窩リンパ節転移をみとめる場合は，術後に胸壁照射を追加することにより局所再発率の減少のみならず，生存率も向上することが確認されている。術後に乳房や胸壁に照射を行った場合の合併症としては，皮膚の発赤・炎症，乳房の硬化，放射線肺炎などがある。

再発乳がんに対する治療は薬物療法が基本となるが，局所制御を目的として，骨転移や脳転移に対して放射線療法を行うことがある。

◆ 再発乳がん

乳がんの約 70～80％は完治するが，残りの 20～30％の患者は再発する。再発の形態としては，骨・肺・肝臓への遠隔臓器転移再発と，手術部位やその近傍のリンパ節などの局所再発がある。

● **再発部位と転移** 再発は術後2～3年の術後早期に生じることが多い。生命予後に重要な影響を及ぼすのは肺と肝臓への転移であるが，そのなかでも肝転移が最も予後不良である。局所および領域リンパ節再発および骨転移は，比較的予後良好である。

　骨転移で最も多いのは脊椎であり，ついで骨盤である。骨転移では生命予後への影響は少ないが，ときに転移部位の疼痛をきたすことがあり，痛みをコントロールすることが QOL の改善につながる。

● **再発の診断**　局所および領域リンパ節再発では，視診や触診に加えてマンモグラフィや超音波検査を用いる。遠隔臓器転移の診断には，胸腹部 CT や腹部超音波検査，骨シンチグラフィおよび PET などが用いられる。腫瘍マーカーとしては CEA，CA15-3，NCC-ST-439，BCA225 などがあるが，再発の早期発見における有用性は高くない。腫瘍マーカーが最も有用なのは，再発時に上昇している腫瘍マーカーを経時的に測定して，治療効果の目安にすることである。

◆ 非浸潤がん

　非浸潤がんとは，間質に浸潤していない，すなわち乳管内にとどまっているがんである。乳管内にはリンパ管や血管が存在しないため，非浸潤がんは理論的には，リンパ節にも他臓器にも転移しない。非浸潤がんはマンモグラフィでの微細石灰化によって見つかることが多い。

● **治療**　手術は浸潤がんと同様に行われる。術後の薬物療法としては，化学療法や分子標的療法は不要であるが，ホルモン感受性がある場合にはホルモン療法を考慮する。

◆ 乳房パジェット病

　乳房パジェット Paget 病は，乳頭皮膚あるいは乳頭近傍の乳管内上皮から発生したがんが，乳管内を進展したもので，乳頭皮膚にがん細胞が広がることで乳頭のびらんとなる（●図 5-38）。がん細胞は真皮内，あるいは乳管内にとどまることが多く，根治の可能性が高い。

◆ 男性乳がん

　男性乳がんは乳がん全体の 1% 未満を占める。エストロゲン受容体陽性のホルモン感受性乳がんが多い。男性乳がんの場合は後述する *BRCA* 変異を

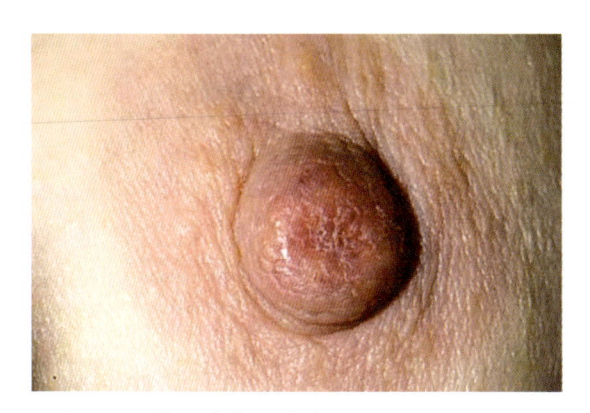

● **図 5-38　乳房パジェット病**

伴う遺伝性乳がん卵巣がん症候群の可能性を考え，*BRCA* 遺伝子の検査を行う。診断や治療は女性の乳がんと同様である。予後に関しても女性の乳がんと同等である。

◆ 炎症性乳がん

　炎症性乳がんは，乳房にびまん性の発赤および浮腫をみとめ，触診上は腫瘤をみとめないか硬結程度を示す乳がんである（●149 ページ，図 5-25）。真皮内のリンパ管が腫瘍細胞により閉塞するために，発赤や浮腫などの皮膚所見が出現する。乳がん全体の 1〜6％を占め，非常に予後不良である。

● **診断**　乳房の発赤や浮腫をみとめた場合，乳腺炎との鑑別が重要である。乳腺炎は大部分が授乳期におこり，高齢者の乳腺炎は陥没乳頭を伴うことが多い。

　通常の乳がんと同様に，マンモグラフィや超音波検査などの画像診断を施行し，確定診断には針生検などによる病理診断が必須である。

● **治療**　炎症性乳がんは診断時には全身に微小転移が存在している可能性が高いため，初期治療としては，手術ではなく化学療法を行うことが多い。サブタイプに応じて，分子標的療法を併用する。

◆ 遺伝性乳がん卵巣がん症候群

　乳がんのなかには，生まれつき遺伝子に異常があるために発症するものがある。これを遺伝性乳がんという。遺伝性乳がんの原因となる候補遺伝子はいくつかあるが，最も頻度が高いものが *BRCA1* 遺伝子と *BRCA2* 遺伝子である。

　この遺伝子のどちらかあるいは両者に変異があると，乳がんあるいは卵巣がんに罹患するリスクが高く，遺伝性乳がん卵巣がん症候群とよばれる。*BRCA1* 遺伝子に変異があった場合には，一生涯のうちに乳がんになる確率は 46〜87％，卵巣がんになる確率は 39〜63％と予測されている。また患者本人だけでなく，血縁関係がある家族や親戚にも遺伝子変異をみとめる可能性がある。

　BRCA1/2 変異陽性の乳がんの場合には，乳房部分切除術ではなく，乳房全切除術が推奨される。また，*BRCA1/2* 変異陽性乳がんでは，PARP 阻害薬の適応となる。さらに，予防的卵巣卵管切除術や対側乳房の予防的乳房切除も考慮する。

　BRCA 遺伝子検査を行う際には，遺伝の専門家による遺伝カウンセリングが心理的および社会的なサポートの意味でも重要である。

２　乳腺良性腫瘍

◆ 線維腺腫

　線維腺腫は，日常臨床で最も多く遭遇する良性腫瘍であり，間質成分と上皮性成分の増殖によって発生する。若年者に発症することが多い。

● **診断**　触診上，表面平滑・境界明瞭な弾性を示す腫瘤で，可動性は良好である。マンモグラフィでは，境界明瞭な楕円形の腫瘤像として描出される。粗大な石灰化を伴うこともある。超音波検査では，扁平な楕円形の均一な低エコー領域として描出される。

　触診・マンモグラフィ・超音波検査で診断は比較的容易であるが，限局型の乳がんとの鑑別がむずかしい場合は，針生検が行われる。

● **治療**　経過観察が基本であるが，腫瘤が経時的に増大する場合には外科的切除も考慮される。

◆ 葉状腫瘍

　葉状腫瘍は，線維腺腫と同様に，間質成分と上皮性成分のどちらも増殖することにより発生する。線維腺腫に比べて増殖が活発で，かつ浮腫状を呈し，急速に増大することがある。病理学的には良性，悪性，境界病変に分類される。悪性の場合には血行性転移を生じることがある。

● **診断**　腫瘍は境界明瞭・表面平滑で，可動性があり，かたさは弾性硬である。診断にはマンモグラフィおよび超音波検査に加えて，生検による組織診断が必須である。

● **治療**　外科的切除が原則である。良性の場合でも局所再発をきたすことがあるため，腫瘍に 1 cm 程度の正常組織をつけた状態で完全に切除する。

◆ 乳管内乳頭腫

　乳管内にポリープ状に増殖した腫瘤をみとめる良性の疾患を，乳管内乳頭腫という。異常乳頭分泌を主訴として来院することが多い。

● **診断**　通常の画像検査に加えて，分泌物の細胞診や CEA 測定などが行われる。血性異常乳頭分泌は，大部分が乳管内乳頭腫によることが多いが，ときに乳がんによる症状の場合があるので注意を要する。

3 その他の乳腺良性疾患

◆ 乳腺症

　乳腺症は臨床で遭遇する最も頻度の高い疾患である。非腫瘍性・非炎症性であり，ホルモンバランスの異常が背景にあるとされるため，両側乳房に症状がみられることが多い。

● **症状**　症状としては腫瘤と疼痛がおもなものであり，乳頭分泌がみられることもある。

● **好発年齢**　好発年齢はがんよりもやや若く，30～40 代である。

● **診断**　乳がんとの鑑別にはマンモグラフィおよび超音波検査を行う。画像診断にてがんとの鑑別がむずかしい場合は組織診が必要となる。

● **治療**　経過観察が基本であり，治療は不要である。

◆ 女性化乳房症

　女性化乳房症は男性において乳腺組織が肥大してくる病態である。発生機序としてはエストロゲンの過剰によるものが多く，その原因としては肝硬変，慢性腎不全に起因する女性ホルモンの代謝異常に加えて，ジギタリス製剤，プロトンポンプ阻害薬，向精神薬などによる薬剤性のものがある。しかしながら，最も多いのは思春期および高齢者におこる特発性のものである。男性乳がんとの鑑別が重要である。

● **症状**　症状は両側あるいは片側の乳房腫大と疼痛である。がんとは異なり，乳頭を中心とした同心円状に乳房は肥大し，かたさは弾性軟で，乳頭や皮膚の症状，異常乳頭分泌はみとめない。

● **治療**　経過観察が基本であり，治療は不要である。

D 機能的疾患

1 月経異常・月経随伴症状

　女性は平均12歳で初経をきたし，性成熟期の女性は通常25〜38日周期（変動6日以内）で子宮からの出血を繰り返している。これが月経であるが，これはおもに月経後に卵巣性の性ステロイドホルモンである卵胞ホルモン（エストロゲン）によって子宮内膜が増殖し，排卵後の黄体ホルモン（プロゲステロン）によって約2週間の分泌期を経て脱落することによる。

　したがって，排卵障害を生じると月経の異常も伴うことになる。また，内分泌的変化に伴って月経前後にはさまざまな自覚症状を生じるが，これを月経随伴症状とよぶ。

1 無月経

　無月経とは，月経が発来しないことをいい，原発性無月経と続発性無月経とがある。

　1 原発性無月経　満18歳になっても月経が発来しないものを**原発性無月経**という（●表5-12）。原発性無月経は染色体異常や遺伝子異常・発生異常など，性分化過程の異常である場合が少なくない。そのため，診断には生殖器の発達の理学的検査・画像検査・内分泌検査・染色体検査に加えて遺伝子検査なども行われる。治療は困難であることも少なくないため，対症的な治療にとどまることが多い。

　2 続発性無月経　月経があった女性が，予定月経発来日になっても月経が発来せず無月経であるものを**続発性無月経**という（●表5-13）。続発性無月経は原因を解明し，それに対する治療を行うことで月経周期を整えることが可能であることが多い。とくに頻度の高い無排卵無月経症や無排卵周期症

● 表 5-12　原発性無月経の原因別分類

分類	原因
正常ゴナドトロピン性	子宮性無月経 ・マイヤー-ロキタンスキー-キュスター-ハウザー症候群 ・その他の子宮・腟欠損症
高ゴナドトロピン性	卵巣形成障害，生殖腺発育不全，ターナー症候群（45, X, モザイク型）
	精巣性女性化症候群（46, XY）
	卵巣のゴナドトロピン感受性障害
	炎症・外傷・放射線・手術などによる二次的卵巣機能の欠落
低ゴナドトロピン性	性成熟の遅延，思春期遅発
	下垂体機能障害 ・先天性ゴナドトロピン欠損症（カルマン症候群） ・炎症・外傷・放射線・手術などによる二次的下垂体機能障害
	視床下部機能障害 ・視床下部性原発性無月経 ・マルファン症候群 ・フレーリッヒ症候群 ・ローレンス-ムーン-バルデ-ビードル症候群
	その他の内分泌系の異常に伴うもの ・先天性副腎低形成の一部 ・甲状腺機能低下症
	全身的・精神的原因によるもの

● 表 5-13　続発性無月経の原因別分類（生理的無月経を除く）

分類	原因
子宮性無月経	炎症性子宮性無月経（結核性子宮内膜炎など） 外傷性子宮性無月経（アッシャーマン症候群）
卵巣性無月経	早発閉経 ゴナドトロピン抵抗性卵巣 多囊胞性卵巣
下垂体性無月経	下垂体の虚血性壊死（シーハン症候群） 下垂体腫瘍 視床下部機能低下による二次的下垂体機能低下
視床下部性無月経	原因不明の視床下部機能障害 神経性食思不振症 医原性（薬物性）無月経 心因性無月経 乳汁漏無月経症候群のうち乳漏症，高プロラクチン血症 視床下部疾患（フレーリッヒ症候群など） 全身性・消耗性疾患，内分泌疾患に伴うもの

そのほか，生理的無月経として，妊娠，産褥無月経，授乳無月経，閉経がある。

（● 167 ページ）などに代表される排卵障害は，同時に内分泌異常を有し，排卵のみならず黄体期の不全状態も導くことになる。

● **診断**　続発性無月経である場合には，エストラジオールやプロゲステロ

ンなどの性ステロイドホルモンや黄体化ホルモン（LH）・卵胞刺激ホルモン（FSH）・プロラクチン（PRL）などの下垂体ホルモンを測定する内分泌検査を行う。また，治療法を選択するために同時にプロゲステロン（ゲスターゲン）テストやエストロゲン–プロゲステロンテストなどからなる，ホルモン投与によるテストを行う。

▶図5-39にクッパーマン Kupperman 方式の続発性無月経の診断と治療法のフローチャートを示した。この順に従ってホルモンテストを行うことが一般的である。まず，プロゲステロン投与によって消退出血の有無を確認する（プロゲステロンテスト）。消退出血があれば第1度無月経と診断し，出血の生じない場合はエストロゲンとプロゲステロン合剤の投与，またはエストロゲンとプロゲステロンを順次投与するカウフマン Kaufmann 療法によって消退出血の有無をみる。出血を生じれば，第2度無月経と判定する。

● **治療** 基礎体温上は一相性を示し，無排卵ではあるが，月経をみとめる無排卵周期症，および第1度無月経は間脳性の無月経である。これに対する治療は，クロミフェンクエン酸塩を月経5日目より5日間内服させ，排卵を誘発する方法が効果的である。クロミフェンクエン酸塩で排卵がおこらない

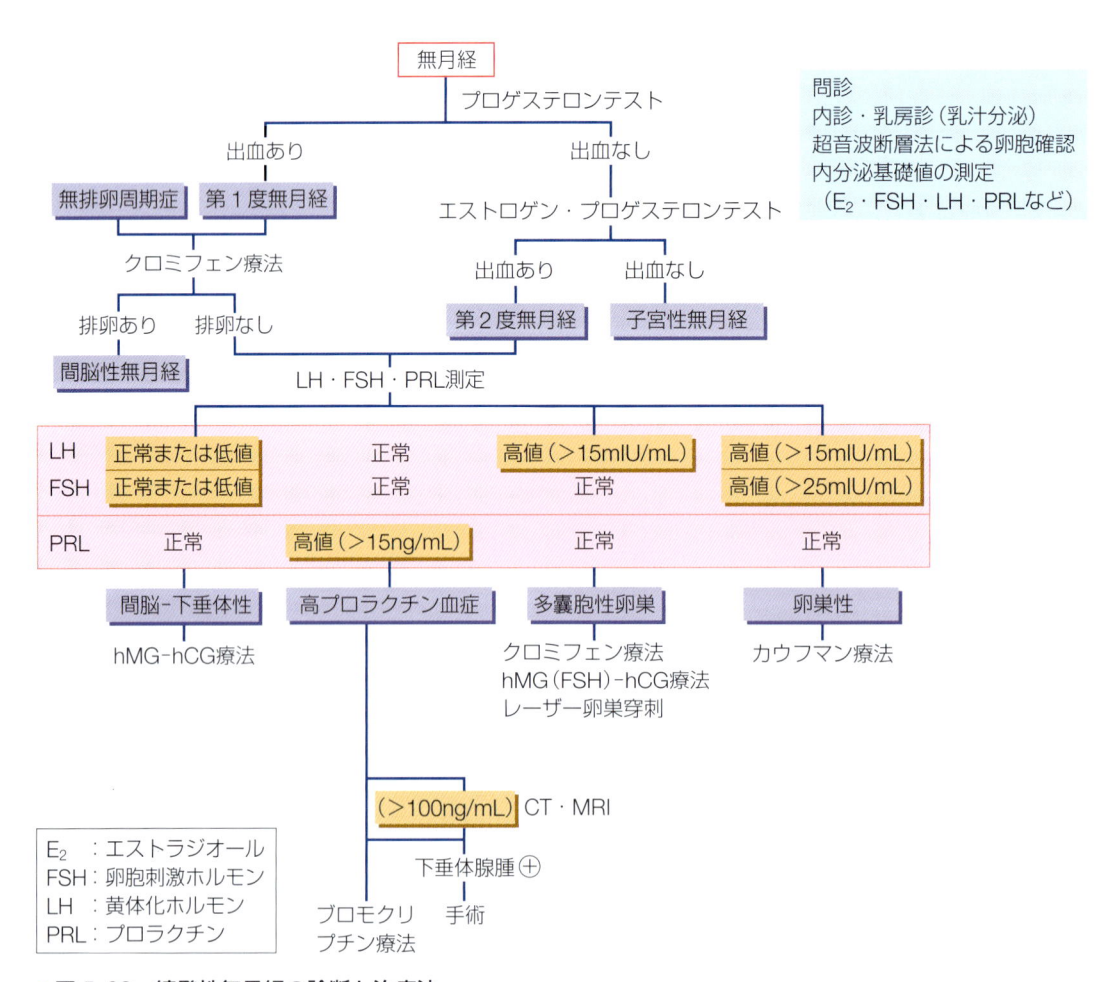

▶図 5-39 続発性無月経の診断と治療法

第1度無月経および第2度無月経については，その原因検索として LH・FSH・PRL などの測定が不可欠である。

　クロミフェン療法が無効な際に LH・FSH がともに正常または低値である場合は，間脳-下垂体性の排卵障害と診断し，hMG-hCG 療法を施行する。LH が高値かつ FSH が正常の場合で，超音波断層法検査によって卵巣に多数の嚢胞がみとめられる場合は，**多嚢胞性卵巣症候群** polycystic ovary syndrome（PCOS）と診断される。

　その際にテストステロン値の検査を行うこともあるが，治療としてはクロミフェン療法や hMG（FSH）-hCG 療法などを行う。また，健康保険での診療は認められていないが，糖尿病治療薬であるメトホルミン塩酸塩で改善することがある。その他，外科的治療として腹腔鏡下にてレーザーや電気凝固を用いて卵巣に穿刺し，小孔を空ける治療法も行われる。

　さらに，FSH 値が 25 mIU/mL 以上と高値であれば卵巣性無月経と診断される。原発性の場合は排卵誘発が困難であることが多く，カウフマン療法で月経周期をつくる治療法を選択することになる。

◆ 高プロラクチン血症・乳漏症・下垂体腺腫

　1 高プロラクチン血症　PRL が 15 ng/mL 以上の高値❶の場合をいう。原因として向精神薬による薬剤性や下垂体腺腫によるものなどがあるが，原因不明のものも少なくない。

　2 乳漏症　基準範囲であっても乳房診で乳漏症がみとめられる場合には，ドパミン作動薬であるブロモクリプチンメシル酸塩やカベルゴリンの内服による薬物療法を開始する。

　3 下垂体腺腫　PRL が 100 ng/mL 以上の高値を示すときは，頭部の CTまたは MRI を行い，トルコ鞍の下垂体腺腫（プロラクチノーマ）の有無を検索する必要がある。腺腫が発見された場合は，薬物療法または脳外科的手術の適応となる。

NOTE
❶PRL の基準値は 15 ng/mL 未満である。

◆ 無排卵周期症

　月経異常は一般的に排卵の異常によってもたらされることが多いが，排卵はみられないが，エストロゲンの消退によって周期的に月経様出血が反復するものを**無排卵周期症**という。規則性は乏しいことが多く，周期も安定しないことが多い。排卵誘発にはよく反応する。

2 月経周期の異常

　正常の月経周期は，25〜38 日である。

　1 希発月経　月経周期が異常に長いものをいう。わが国では，39 日以上で発来した月経をいう。

　2 頻発月経　24 日以内の月経周期で発来した月経をいう。排卵を伴うものと無排卵性の月経のこともある。

3　月経量の異常

正常の月経量は，20～140 mL である。

1 過多月経　月経量が異常に多く，一般に 140 mL 以上のものをいう。その結果として，貧血をきたすことが多い。

2 過少月経　月経量が異常に少ないものをいう。一般に 20 mL 以下のものをいうが，臨床的には患者の訴えで判断されるので，それほど厳密ではない。性ステロイドホルモンの減少や子宮内膜の異常などが原因となる。

4　月経の開始および閉経の異常

正常の月経開始時期は，11～14 歳である。

1 早発月経　月経の発来が早く，10 歳未満に初経が発来するものをいう。

2 遅発(晩発)月経　月経の発来が遅く，15 歳以後に初経が発来したものをいう。

3 早発閉経　40 歳未満に閉経した場合をいう。

4 遅発(晩発)閉経　55 歳以降に閉経したものをいう。

5　機能性子宮出血

機能性子宮出血とは，器質的疾患がないのにおこる子宮内膜からの出血をいう。不正性器出血があるときには，腫瘍性病変や血液疾患などの病変を除外して診断を下す。

● **病型分類**　原因としては，卵巣性ホルモンの分泌不全によるものが多い。病型分類としては，①年齢別，②卵巣周期別の分類が行われている（● 表5-14）。

● 表 5-14　機能性子宮出血の病型分類

分類	病型
年齢別	若年性出血：性腺機能が未熟な時期に生じるもので，無排卵性のことが多い。すなわち，破綻出血であることが多い。
	更年期出血：加齢によって性腺機能の低下が生じ，排卵障害とともに出血が生じる。破綻出血・消退出血のどちらもある。子宮内膜がんとの鑑別が重要である。
	閉経期出血：月経が停止しても，なお卵巣性の性ステロイドホルモンの分泌が完全には停止しない時期に生じるもので，破綻出血である。
卵巣周期別	卵胞期出血：卵胞期には子宮内膜の増殖が生じるが，月経によって剝脱されるはずの分泌期内膜が一部残存するために生じるものである。
	中間期出血：排卵数日前から生じるもので，排卵前に増加したのちに低下することで生じる破綻出血である。プロゲステロン分泌の開始とともに停止する。
	黄体期出血：卵巣からのエストロゲンとプロゲステロンのアンバランスによって生じるものである。

● **治療** 自然経過をみたうえで改善しない場合は，エストロゲン・プロゲステロンの投与を行うことで，ホルモン補充による出血の停止を促す。

6 月経困難症

月経時に下腹部痛・腰痛などの骨盤を中心とした，耐えがたい疼痛を訴える疾患を**月経困難症**という。月経痛は一般的であるが，これが強く，社会生活を営むことが不可能と考えられるときに診断する。子宮内膜症・子宮筋腫などの器質的疾患による器質性月経困難症と，自律神経失調症による機能性月経困難症がある。

7 月経前症候群(月経前緊張症，PMS)

月経前の 10 日ないしは数日前から，腹痛・腰痛・乳房痛・頭痛などの疼痛や，食欲不振・心悸亢進・精神不穏などを訴え，月経の開始とともに軽快するものを，**月経前症候群(月経前緊張症)** premenstrual syndrome(PMS)という。
● **治療** 治療は排卵を抑制することで症状を消失させることができるが，漢方薬・抗不安薬・鎮痛薬・鎮痙薬・利尿薬などが投与される。

2 更年期障害

更年期は，生殖期から生殖不能期への移行期で，加齢に伴って性腺機能が衰退しはじめ，やがて低下安定するまでの期間をいう。平均閉経年齢は 51～52 歳であることから，45～55 歳が更年期に相当する。閉経年齢の中央値は 50.5 歳である。
● **要因** 更年期に生じる症状は後述するが，次のような背景が関与している。

1 **内分泌的要因** 卵巣機能の消退によるエストロゲンの低下に起因する。更年期のホルモンの変化を◎図 5-40 に示した。

2 **心理・社会的要因** 身体的要因以外にも，更年期の女性は社会生活上のさまざまなストレスを受けやすい時期でもあることから，後述の更年期障

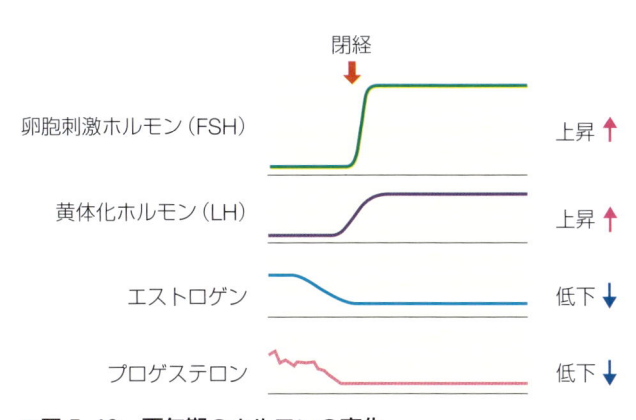

◎図 5-40　更年期のホルモンの変化

○表5-15　閉経による各器官における変化と関連疾患

器官	変化・関連疾患
心血管系	動脈硬化症・高血圧症・冠動脈疾患
骨	骨粗鬆症・腰痛症
皮膚	乾燥・萎縮・弾力性低下・脱毛
精神神経系	脳血管障害・精神不安定・うつ病・認知症・ニューロパチー・ミエロパチー
泌尿器・生殖器系	萎縮・炎症・子宮下垂・子宮脱・膀胱炎

○表5-16　更年期障害の部位と症状

部位	症状
全身症状	のぼせ・発汗・全身倦怠感
中枢神経症状	抑うつ・不眠
末梢神経症状	手足のしびれ
泌尿器・生殖器症状	外陰炎(疼痛感)・萎縮性腟炎(性器出血・帯下・性交障害)
骨格・筋症状	腰痛

害とよばれる症状に対するストレスが及ぼす影響が指摘されている。具体的には，親の介護や夫の定年などの家族の問題，職場の問題，健康上の環境変化，自信の喪失などが相互にかかわり合っていることが少なくない。

● **症状**　更年期には多彩な不定愁訴を伴うことがあり，これを**更年期障害**という。なお，更年期以後ではエストロゲン低下によって各器官への変化が徐々に生じ，そのために各種の症状が発生する(○表5-15, 5-16)。

● **診断**　診断には内分泌検査と心理テストが用いられる。

　①**内分泌検査**　ゴナドトロピンが高値(FSH 30 mIU/mL 以上)となり，その一方でエストラジオール(E_2)が 10 pg/mL 以下の低値となる。

　②**心理テスト**　ストレスを分析することがある。

● **治療**　治療としては，薬物療法や精神療法が行われる。

　[1] **薬物療法**　次のような治療が行われる。

　①**ホルモン補充療法**　エストロゲンの投与が基本であるが，子宮体がんの発生増加や不正性器出血といったエストロゲンの副作用を防止するために，プロゲステロン併用療法が一般的に行われる。エストロゲン単独療法は，子宮摘出患者に対して行う。副作用として乳がんの頻度が増すことが指摘されており，乳がん検診の受診が望まれる。

　②**自律神経調整薬の投与**　ジアゼパム，ガンマオリザノールなどを自律神経失調症に対症療法として投与する。

　③**漢方薬の投与**　当帰 芍 薬散・桂枝茯 苓 丸などの投与が行われることがある。

　④**向精神薬の投与**　精神症状に対しては，抗不安薬・抗うつ薬を投与する。

⑤**エストリオール腟錠の投与**　萎縮性腟炎に対して用いられる。

②**精神療法**　不定愁訴の原因として，心理的ストレスが大きいと判断されたときは，不安を取り除き，患者が問題を解決できるように援助していく精神療法による支援が必要である。

3　不妊症

働く女性の増加や，結婚年齢および出産年齢の上昇に伴って少子化はわが国において深刻な問題となっている。一方，子どもを望んでも妊娠が自然に成立しない不妊症に対する治療への期待は大きく，治療に用いられる生殖技術はきわめて急速に発展しつつある。

● **定義**　生殖可能な年齢にあり，正常な性生活を営んでいる夫婦が1年以上にわたって妊娠の成立をみないものを**不妊症**という。全夫婦の約10%に発生する。

● **分類**　不妊症の成立経過によって，原発性不妊症と続発性不妊症とに分類することがある。

①**原発性不妊症**　過去に一度も妊娠が成立したことのないものをいう。

②**続発性不妊症**　一度は妊娠したが，その後に不妊症となったものをいう。

1　不妊症の原因と検査・治療

原因には女性側および男性側の双方に，さまざまなものがある。不妊の原因のうち，女性側の原因は，排卵因子，卵管因子，子宮因子，頸管因子，外陰・腟因子などに分類することができる。しかし，同時に複数の不妊因子を有することも多く，各病態の種類や程度も多種多様である。したがって，不妊の原因を調べるために早い時期に一般検査を行い，その結果をもとに治療方針を組みたてる必要がある。

女性側の不妊原因と原因別一次検査・二次検査の項目を●表5-17に示した。また，不妊検査は実施する時期が評価するうえでとくに重要であることから，基礎体温の時期に合わせたスケジュールで検査を行う必要がある(●図5-41)。

---

column　高齢化の進行による影響

世界中で，とくに先進国において少子化や高齢化が進んでいるが，わが国はそのスピードが著しく速いといってよい。そのため，更年期における女性の変化への対応はきわめてニーズが高くなりつつある。さらに，平均余命の延長から更年期以後の人生も長く，より充実したものであることが要求されている。

🔸表5-17　女性側の不妊原因と原因別一次検査・二次検査

分類	一次検査	二次検査
排卵因子 　間脳-下垂体性 　卵巣性 　その他の内分泌腺性(甲状腺・副腎)	基礎体温測定 内分泌検査(LH・FSH・PRL・E_2・P) 頸管粘液検査 超音波卵胞計測	GnRH テスト プロゲステロンテスト エストロゲン-プロゲステロンテスト 甲状腺機能検査 副腎皮質機能検査 染色体検査
卵管因子 　卵管通過障害(クラミジア感染症・淋病) 　卵管周囲癒着(虫垂炎・内膜症・クラミジア感染症) 　卵管留水症	子宮卵管造影法 卵管通気法・卵管通水法 クラミジア抗体	腹腔鏡 通色素検査 卵管鏡 クラミジア抗原
子宮因子 　子宮奇形 　子宮腫瘍(子宮筋腫・腺筋症) 　子宮内膜ポリープ 　子宮内膜の増殖不全	子宮卵管造影法 超音波断層法 子宮内膜組織診(日付診)	子宮鏡 CT MRI
頸管因子 　頸管狭窄・頸管炎 　頸管粘液分泌不全 　抗精子抗体	フーナーテスト(性交後試験)	抗精子抗体
外陰・腟因子 　腟閉鎖・腟欠損 　高度の腟炎	—	—

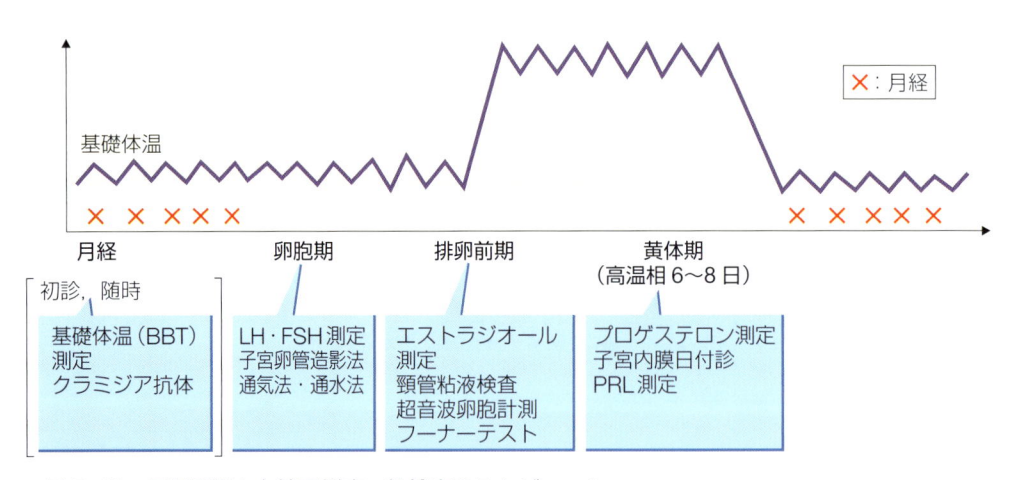

🔸図5-41　月経周期と女性不妊症一般検査のスケジュール

◆ 卵管因子

　卵管は生殖にかかわる臓器として，妊娠にいたる重要な機能を担っている。そして，その病態は不妊を導くが，卵管不妊は女性側の不妊原因のなかでも最も頻度が高いことが知られている(🔸図5-42)。

　卵管は，卵巣から排卵した卵子を卵管采で回収し，蠕動運動によって卵子

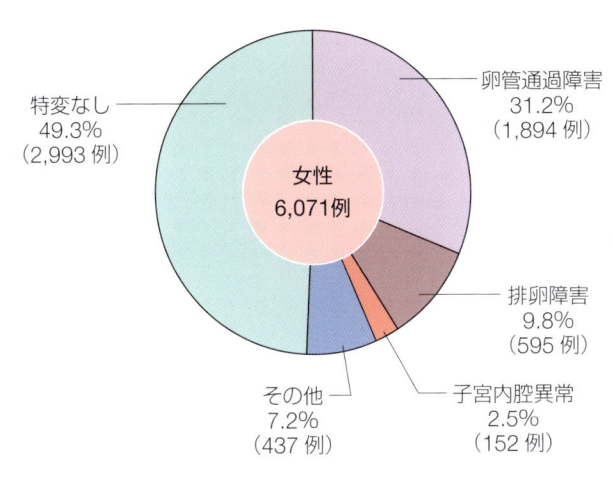

図 5-42　女性の不妊因子の分類（慶應義塾大学病院調べ，2001 年）

6,071 例の不妊を訴える女性の原因で最も多いのは卵管通過障害の 31.2%，2 位は排卵障害である。約半数は現在の不妊症のルーチン検査では特記すべき異常をみとめず，男性因子がこのなかには含まれている。しかし，男女とも特記すべき異常をみとめない，いわゆる機能性不妊症も約 10%存在する。

を子宮側へ運搬していく。一方，精子は子宮側から卵管内を逆行し，膨大部で受精する。そして受精後，約 1 週間にわたり胚が成長していく。これらの生殖環境を卵管は提供している。つまり，卵管は配偶子の出会いと成長の場という重要な役割を担っている。

　したがって，卵管の機能は，①卵管通過性，②卵子採取能，③卵管内環境，④卵管運動性に大別することができる。卵管の機能の検査法は新たなカテーテルや内視鏡技術の開発によって，近年，急速に発展し，子宮鏡下選択的卵管通水法や卵管鏡下卵管形成法などが開発され，新たな検査と治療の体系が築かれつつある。

卵管検査法

● **卵管通気法（ルビンテスト）・卵管通水法**　卵管通過性を確認する目的で，子宮卵管造影法と同様の方法で，造影剤のかわりに二酸化炭素（CO_2）ガスまたは生理食塩水を注入する方法である。

　①**卵管通気法**　専用の通気装置を用いて CO_2 ガスを 30 mL/分の速度で子宮内へ注入する。その際，腹壁から聴診器で左右の卵管の通過音を確認し，ブップッという泡沫音や，キーンという摩擦音を聴取する。

　②**卵管通水法**　生理食塩水を注入して通過性を確認する方法で，通過性が左右どちらの卵管にあるかを確認することはできないが，子宮内のバルーンカテーテル以外に特別な器材を必要とせず，簡便な方法である。

● **子宮卵管造影法・超音波下造影法**　子宮卵管造影法（HSG）は，子宮頸管側から内腔に，8 Fr のバルーンカテーテルを挿入するか，または嘴管を用いて子宮内腔へ造影剤を注入し，X 線透視下で子宮内腔および卵管の走行

---

plus　卵巣予備能としての抗ミュラー管ホルモン（AMH）

　卵巣に存在する原始卵胞は年々減少するが，その予備能を知る方法として，血中の抗ミュラー管ホルモン（AMH，● 26 ページ）を測定することが広く行われるようになった。AMH は多嚢胞性卵巣症候群では高く，閉経が近くなると低下する。

○表5-18　子宮卵管造影法による子宮像および卵管像の診断

造影像	診断
子宮像	子宮形態異常(弓状子宮・双角子宮など) 子宮内腔癒着 内腔拡大 腫瘤による変形・陰影欠損 辺縁不整
卵管像	走行異常 延長 閉鎖 狭窄 卵管留水症 卵管采癒着 卵管周囲癒着

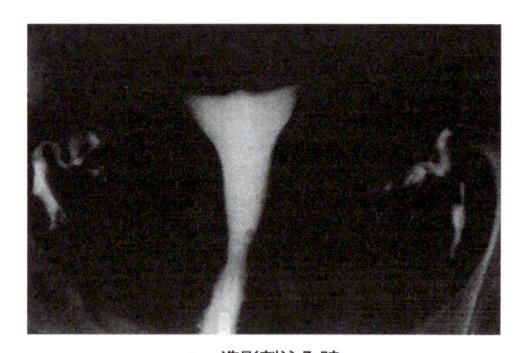

a. 造影剤注入時

子宮は逆三角形で両側の卵管が末梢まで造影される。

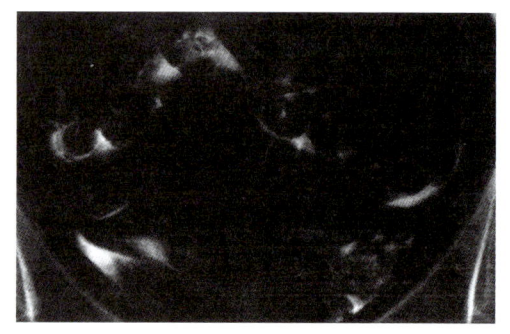

b. 24 時間後の拡散像

腹腔内へ造影剤が広がり腸壁などに付着している。

○図 5-43　子宮卵管造影像

や通過性などを検索する方法である（○62 ページ）。子宮と卵管両方の情報が得られることから，不妊一般検査として以前から行われている（○表 5-18）。

　注入する造影剤には油性・水溶性のものがあり，油性の造影剤では腹腔内拡散像を翌日に撮影する必要があるが，描出像はきわめて明瞭である。一方，水溶性の造影剤では1日で検査が終了するが，卵管像・拡散像ともに描出像は油性に劣る。近年，簡便な方法としてガラクトース・パルミチン酸化合物による超音波造影剤を用いた超音波断層法による子宮卵管造影も行われるようになった。

　○図 5-43-a は造影剤注入時の正常 HSG 像で，○図 5-43-b は 24 時間後の造影剤の拡散像である。○図 5-44 は両側卵管の閉鎖である。○図 5-45 は卵管留水症である。造影剤注入時から卵管の拡張がみられ，翌日の X 線像で卵管内に造影剤が残存する。

● **子宮鏡下卵管通水法**　微小なフレキシブルヒステロファイバースコープを用いて，子宮の内側から左または右の各卵管内へ外径 0.8〜0.9 mm の細いテフロンカテーテルを約1 cm 挿入し，生理食塩水を注入する新たな卵管通水法である。片側ずつの通過性がわかり，一時的な子宮の収縮による機能的

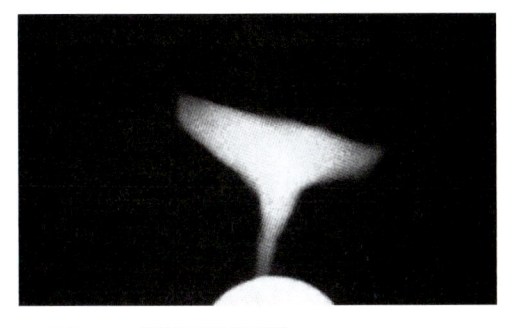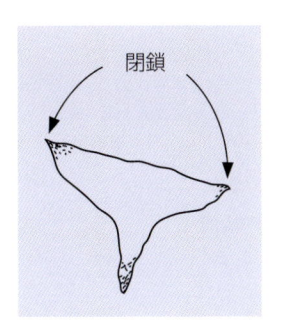

◉図 5-44　卵管閉鎖（両側）
卵管が閉鎖して造影剤が腹腔まで流出していない。

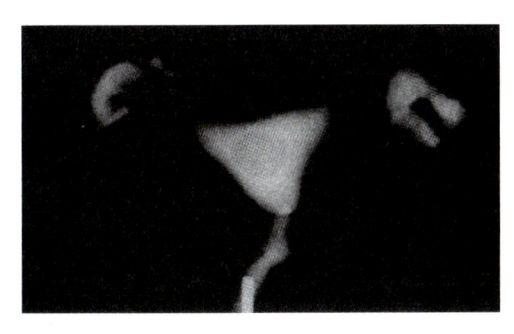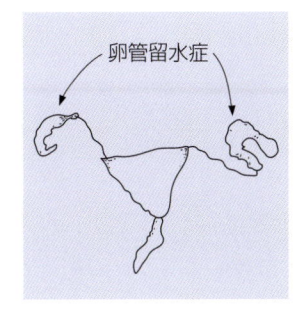

◉図 5-45　卵管留水症
卵管采部が閉鎖したため卵管膨大部を中心として拡張している。

閉鎖を鑑別できる。

治療法

1 卵管鏡下卵管形成術　FT（falloposcopic tuboplasty）術とよばれる手術で，細長い卵管内腔全体を観察し，同時に卵管内腔の閉鎖や狭窄を広げることができる。円筒状の伸長性バルーンカテーテルとその内側に組み入れる外径 0.6 mm のフレキシブルな卵管鏡から構成される新たな構造の機器で，バルーン部分が内側からのびて卵管内を前進し，内腔面を傷つけることなく前進することができる（◉図 5-46）。

　FT 術は腹腔鏡下で補助操作をしながら行うこともできるが，手技に慣れると FT 単独による治療を静脈麻酔下に施行することが十分に可能である。きわめて低侵襲であり，患者の疼痛も軽微であるが，治療効果は高く，95％以上の卵管閉塞の通過性を回復できる。

2 腹腔鏡手術　卵管留水症や卵管采癒着などの卵管遠位端側の病変や，卵管周囲癒着などといった卵管外面の癒着などは，腹腔鏡下の手術によって治療を行う。

　癒着に対しては癒着剝離術を，卵管留水症に対しては卵管形成術を施行し，妊孕性を高めるための手術を行う。

3 顕微鏡下卵管手術　卵管閉鎖に対して閉鎖部を切除して端々吻合を行う，以前から行われてきた開腹手術による方法である。細い管状臓器である

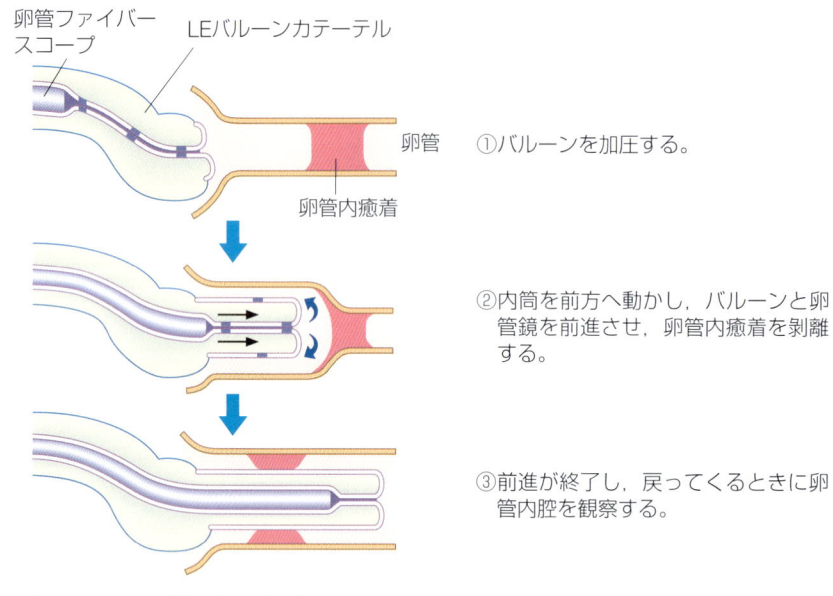

卵管ファイバースコープ

LEバルーンカテーテル

卵管

卵管内癒着

①バルーンを加圧する。

②内筒を前方へ動かし，バルーンと卵管鏡を前進させ，卵管内癒着を剥離する。

③前進が終了し，戻ってくるときに卵管内腔を観察する。

○図5-46　FT術の治療模式図

ため顕微鏡下手術を行うことが望ましい。しかし，手術手技がむずかしいこと，さらに多発性病変に対応できないことなどからFT術に代表される卵管カテーテルによる治療に移行しつつある。

◆ 子宮因子

子宮は，着床して分娩にいたるまで，胚が長期間成育を続ける場所であり，生殖に直接関与する臓器である。

子宮が不妊因子となっている場合を診断する方法として，○表5-19にあげる各種の検査が行われ，子宮頸管の因子，子宮内膜の因子，子宮内腔の因子などを機能的に評価する。子宮因子は，①子宮筋腫・子宮内腔の異常，②子宮内腔癒着・子宮内感染症，③頸管因子に大別される。ここでは①，②について述べ，③については次で述べる。

▌子宮筋腫・子宮内腔の異常

子宮の器質的異常には，大別して子宮筋腫や子宮内膜ポリープなどの後天的異常によるものと，子宮奇形による先天的異常に分けることができる。子宮形態異常の種類を，○表5-20に示した。

● **治療**　治療の方法として，先天的異常のなかで，重複子宮と単角子宮については経過を慎重にみながら妊娠努力を継続し，流産歴がある双角子宮・中隔子宮については手術的治療を選択する。

後天的異常としては子宮筋腫が最も多く，生殖年齢の女性の約20～25％に発生しているといわれている。筋腫の治療による妊孕性の変化に明確な因果関係を求めることは困難であるが，生殖環境の改善の意義からも有用性は高いと考えられている。

手術手技には，開腹または腹腔鏡下の筋腫摘出術と，粘膜下筋腫に対する

表 5-19　子宮性不妊症の検査

一般検査

頸管粘液検査
フーナーテスト(性交後試験)
子宮内膜組織診
月経血培養
子宮腔内培養
子宮卵管造影検査

特殊検査

子宮鏡
腹腔鏡

表 5-20　子宮形態異常の種類

先天的異常(子宮奇形)

中隔子宮
単角子宮
双角子宮
重複子宮
弓状子宮

後天的異常

子宮筋腫
子宮内膜ポリープ
子宮内腔癒着(アッシャーマン症候群)

子宮鏡下切除術(経頸管的切除術 transcervical resection〔TCR〕)がある。

子宮内膜ポリープもまた頻度の高い疾患である。経腟超音波検査で発見されることもあるが，子宮鏡で確認をしたうえで，月経を経たのちに残存しているものは子宮内膜ポリープと診断し，TCR または子宮内容除去術でポリープを摘出する。

■ 子宮内腔癒着・子宮内感染症

子宮内腔が癒着している例のうち，結核性のものはきわめて難治性とされ，治療が困難なことが多い。その他の内腔癒着症は TCR または子宮内容除去術によって内腔の形成を行い，その後，リング型の子宮内避妊器具(IUD)を挿入して再癒着を防止するとともに，内膜再生のためにカウフマン療法を行う。

◆ 頸管因子

● **頸管粘液**　排卵前の卵胞ホルモンの上昇によって，子宮の頸管腺から頸管粘液が分泌され，この弱アルカリ性で 0.2〜0.3 mL 以上に増加した粘液が，腟内に射出された精子の上昇の道となる。

頸管粘液をツベルクリン注射筒で吸引採取し，粘液量を測定し，スライドガラス上で乾燥したあとに顕微鏡で観察し，シダ状結晶形成がみられること，さらに牽糸性❶などを評価することによって排卵の時期を推定することができる。

頸管粘液は量が 0.2〜0.3 mL 以上，牽糸性 15 cm 以上であること，シダ状結晶形成があることが排卵前の状態として良好とされ，精子を受け入れることができやすい粘液である(●図 5-47)。

● **フーナーテスト(性交後試験)**　性交後に頸管粘液中の精子を鏡検して確認し，全精子数および運動性精子数を観察する。検査を性交後 12 時間以内に行うが，性交後 3〜4 時間をめどに行うのが最も望ましい。

精子は酸性に弱く，腟内に射出されてまもなく運動性を失うが，良好な頸管粘液内に入った精子は 3 日以上生存しつづけている。頸管因子の検査として，フーナーテストが不良例である場合には，女性側因子と男性側因子の双方が疑われる(●表 5-21)。

NOTE

❶牽糸性
引きのばすと糸を引くような性質のことである。

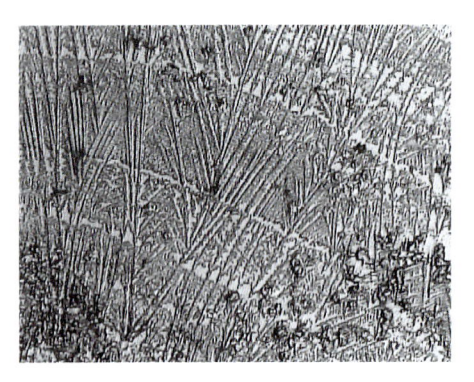

●図 5-47　頸管粘液
シダ状結晶がはっきりと見られる。

●表 5-21　フーナーテスト（性交後試験）陰性の原因

女性側因子
タイミング不良 排卵障害 性交障害（性交痛・子宮脱） 解剖学的異常（円錐切除術後・子宮筋腫・頸管ポリープ） 頸管粘液不良 抗精子抗体
男性側因子
性交障害（性交不能症・逆行性射精・尿道下裂） 精液性状不良（乏精子症・精子無力症） 抗精子抗体

◆ 内分泌因子

　無排卵無月経症や無排卵周期症などに代表される排卵障害は，妊娠を努力するうえでまず直面する問題であり，これを解決しなくてはほかの不妊検査や治療に移ることができない。一般に内分泌異常を有し，排卵のみならず黄体期の不全状態もまねくことになる。

　また，黄体機能不全は基礎体温の高温相の短縮・低下や，黄体ホルモンと同時に卵胞ホルモンが低下することなどによって診断を行う。着床障害の一因となるため，プロゲステロンや hCG の投与などの黄体支持療法が行われる。

◆ その他の女性因子

　子宮内膜症が不妊に及ぼす影響はきわめて強いと考えられ，子宮内膜症患者の 30〜50％ が不妊症であるといわれている。子宮内膜症が不妊症を引きおこす機序には，卵管周囲癒着や卵巣癒着による卵管の運動性の障害や，それによって生じるピックアップ障害（卵管采不全），卵巣子宮内膜症性嚢胞（卵巣チョコレート嚢胞）による卵胞成育の障害，子宮腺筋症を併発している場合の着床障害がある。

　これらの器質的な原因以外にも，子宮内膜症における腹水中の細胞成分や生理活性物質の変異が受精や着床を阻害する可能性などが指摘され，妊娠成立のマイナス要因と考えられている。

◆ 原因不明不妊（機能性不妊）

　従来，機能性不妊症と呼称され，不妊検査によって原因の解明ができない不妊症を原因不明不妊とよぶようになりつつある[1]。

　原因不明不妊の病因は，次のような多岐にわたる原因が介在していることが予測され，その頻度は不妊症のうち 10〜20％ といわれる。

- 染色体異常
- 加齢による卵子の質の低下

NOTE
[1]今日では不妊原因のより詳細な解明が行われるようになり，それに伴ってこの領域はしだいに狭まることが予測される。

- 精子機能異常
- 免疫異常
- 子宮内膜症
- 黄体化未破裂卵胞
- 黄体機能不全
- 着床障害

　問診上で注意を要することは，性交のタイミングに関する誤解であり，必ずしも排卵前の最適な時期に夫婦生活がもてていない夫婦があることである。また性交障害があり，機会に恵まれない夫婦の悩みもよく問診で聞き出す必要がある。

2　不妊患者における治療選択

◆ 薬物療法

　不妊症に対して行われる薬物療法は，①排卵のための治療，②黄体機能賦活のための治療，③子宮内膜症・子宮筋腫への治療，④全身の恒常性および機能亢進に対する作用などに分けることができる。

　1 排卵のための治療　クロミフェンクエン酸塩内服，hMG-hCG（FSH-hCG）注射，高プロラクチン血症に対するカベルゴリン，テルブタリン硫酸塩内服などが行われる。

　2 黄体機能賦活のための治療　黄体ホルモン補充，hCG 注射などが行われる。

　3 子宮内膜症・子宮筋腫への治療　偽妊娠療法，ダナゾール，GnRH アゴニストによる偽妊娠療法，低用量ピル，合成黄体ホルモン（ジエノゲスト）療法などがあげられる。いずれも妊娠する環境を改善するための治療法であり，治療中には妊娠努力はできない。

　4 全身の恒常性および機能亢進に対する作用　漢方薬，高プロラクチン血症に対する治療，甲状腺機能低下症に対する甲状腺ホルモン製剤のレボチロキシンナトリウム水和物内服などがある。

◆ 手術療法

　子宮内膜症の根治的療法は子宮および付属器の全摘術であるが，不妊患者の場合は妊孕性を保持させるため，手術による摘出臓器は最小限とする。おもに子宮内膜症の初期病変とされるブルーベリー斑とよばれる出血斑が観察された際に，これらを電気凝固やレーザーで 焼 灼 する。

　子宮内膜症が腹腔鏡による診断によって確定診断されることから，初期病変の発見や一部の癒着剝離などに腹腔鏡手術はきわめて有効である。

　1 腹腔鏡手術　子宮内膜症の病期を腹腔鏡所見から分類することが診断や予後の情報を知るうえで重要と考えられ，腹腔鏡手術を腹腔内の観察と癒着剝離，嚢腫の吸引などの治療を目的として行う。

　2 開腹手術　腹腔鏡では治療が困難と考えられる強度の癒着例や，ほか

の病変を合併している例などが子宮内膜症病変では少なくないため，その際には開腹手術によって手術的操作を行う。

3 生殖技術

不妊治療を行ううえで，人為的に妊娠成立のための手だすけをする生殖技術は，近年急速に発展をとげた。とくに体外受精とその関連技術，細胞の凍結保存技術，排卵誘発技術，微細内視鏡と新たなカテーテルの技術的開発などの発展が著しい。

その一方で，胚の所有権や生存権，第三者の生殖細胞を用いた妊娠の扱い，代理母などの法的・倫理的問題，保険医療の逼迫（ひっぱく）による高額医療の経済的問題など，副次的に生じた問題も少なくない。

◆ 人工授精法

精子または精液を女性の性管内に注入する方法を人工授精法という。一般には授精針という管で子宮内へ注入する子宮内人工授精 intrauterine insemination（IUI）が行われるが，フレキシブルヒステロファイバースコープを用いて卵管内に授精する子宮鏡下卵管内人工授精 hysteroscopic insemination into tube（HIT）などの新規技術も開発された（▶図5-48）。

また，精子洗浄濃縮処理法が開発され，精液から精子を回収し，0.5 mL程度の懸濁液に濃縮することで乏精子症の精子濃度を改善して授精することができるようになった。さらに，同時に精漿を除去することができることから精液中に含まれるほかの細胞成分や下腹部痛の原因となるプロスタグランジンなどを取り除くことができるようになった。

精子処理法では，スウィムアップ法，パーコール法などの方法が開発されている。

人工授精は，授精する精子によって，夫の精子を授精する配偶者間人工授精 artificial insemination with husband's semen（AIH）と，夫以外の提供者からの精子を授精する非配偶者間人工授精 artificial insemination with donor's semen（AID）とがある。▶表5-22 に人工授精の適応を示した。

わが国では，非配偶者間人工授精は人工授精法の1つとして1948年から実施されてきた。近年，生殖技術の発展に伴ってあらためて議論がなされ，

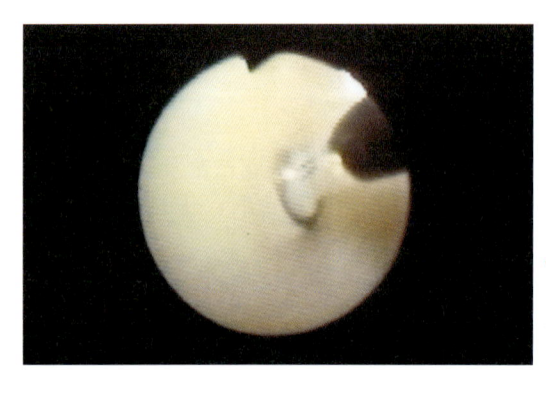

▶図 5-48　子宮鏡下卵管内人工授精法による人工授精の内視鏡画像
子宮鏡下に子宮卵管口からカテーテルを挿入し，授精している。

● 表 5-22　人工授精の適応

1. 男性性器奇形による性交障害

1. 男性性器奇形による性交障害
2. 性交不能症
3. 精子射出障害（脊椎損傷など）
4. 人工精液瘤造設術後の回収精液による授精
5. 逆行性射精
6. 精液性状不良例
    1) 乏精子症
    2) 精子運動障害
    3) 精子形態異常
7. 精子処理
    1) 精子洗浄濃縮処理
    2) 精漿除去のための処理
8. 凍結保存精子
9. 非配偶者間人工授精
10. その他

1997 年に日本産科婦人科学会は倫理的な観点から「非配偶者間人工授精に関する見解」をまとめ，2015 年に「提供精子を用いた人工授精に関する見解」として改訂された（● 194 ページ，資料）。非配偶者間人工授精は無精子症を原則とするほかに，妊娠の可能性がないと考えられる重症男性不妊症が基本的な適応となることが示された。

　人工授精の妊娠成績は，5 年間に通院していた患者を母集団として調査すると，配偶者間人工授精では約 33％，非配偶者間人工授精では約 60％であった。

◆ 精子の凍結保存

　精子の保存は，精液性状不良例に対する精子の蓄積保存や，夫が遠方にいる際の授精，運搬するための凍結などに有効であるほか，精巣腫瘍に対する摘出手術や化学療法，放射線治療などの悪性腫瘍の治療前に精子を保存する際などにも用いられる。

---

column　**受精と授精**

　受精 fertilization とは，卵子内に精子が進入し，両者の前核が形成され，融合するための準備が生じる現象である。一方，授精 insemination は，精子を女性の腟，子宮などの性器内に入れて，受精のための環境をつくることであり，この 2 つの言葉は異なって使われる。たとえば，精液または精子懸濁液を子宮内に注入する人工授精は後者であり，「試験管ベビー」とよばれた体外受精は前者である。

　顕微鏡下で精子を卵子内に注入する顕微授精は，わが国では後者の「授精」が用いられているが，世界的には英語で microfertilization とよばれ，直訳すると顕微受精となり，前者の「受精」が用いられていることになる。わかりづらいが，その意味は微妙に異なる。

◆ 体外受精と関連技術

　1978年にイギリスで初の体外受精児が誕生して以来，1980年代に体外受精技術は目ざましい発展と急速な普及をとげた（●図5-49）。また，技術的発展と同時に，これらを実施することで副産物として社会的・法的・倫理的な各問題点も新たに生じた。これらの技術をとくに**生殖補助技術** assisted reproductive technology（ART）とよんでいる。

▌適応

　体外受精の一般的適応としては，①卵管不妊，②男性不妊，③免疫性不妊，④原因不明不妊があげられ，現在では不妊症の幅広い因子に対する治療法として用いられている。

▌顕微授精

　顕微授精とは，体外受精の関連技術の1つとして，卵子に顕微鏡下の操作によって精子を注入ないしは精子が入りやすくするために行う方法で，卵細胞質内精子注入法 intracytoplasmic sperm injection（ICSI）が一般的に行われている（●図5-50）。この方法は受精障害に対して補助しようとするものであり，多くの原因は精子側にあり，最大の適応は高度な乏精子症である。ICSI は

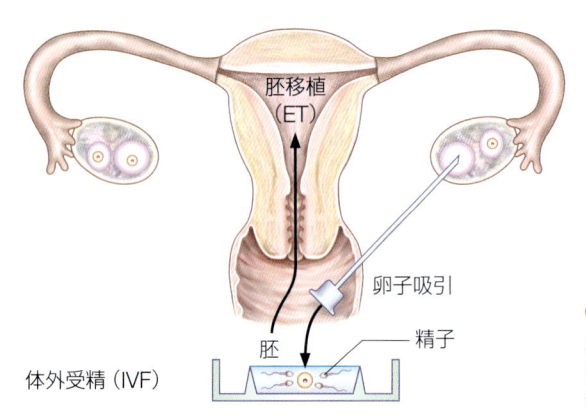

●図5-49　体外受精および胚移植
卵子を吸引によって採卵後，別途採取した精子とシャーレ上で受精させ，受精した胚を女性の子宮内に移植する。

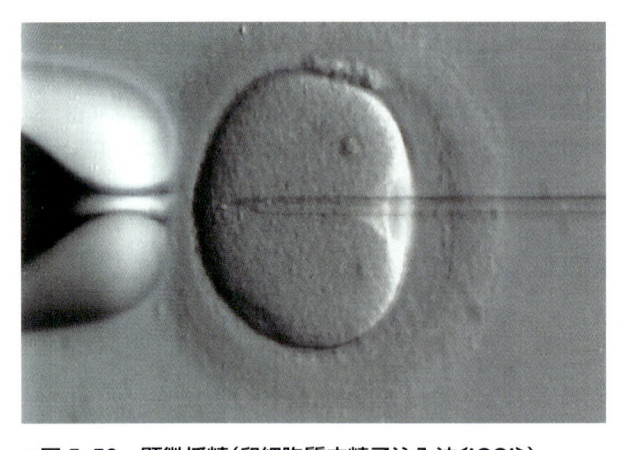

●図5-50　顕微授精（卵細胞質内精子注入法〔ICSI〕）

精子を1個だけ卵細胞質内へ注入する直接授精を行う方法であり，現在の主流となっている。

▌ 排卵誘発法

安定して複数の成熟卵子を回収する必要性から，排卵誘発剤である hMG(FSH)療法によって排卵誘発を行い，卵胞成熟を待って LH サージをおこすために hCG 投与を行い，36 時間後の排卵時期直前に採卵を実施する。

月経周期の2日目ないし3日目から hMG(FSH)注射を連日投与して卵胞形成を促すが，その際に内因性 LH の上昇によって hCG 投与前に自然の LH サージを生じ，排卵してしまう例がある。そのため，その後 GnRH アゴニストを用いて GnRH 受容体の抑制を導き，外因性のホルモン投与のみで排卵時期をコントロールする方法が開発され，現在の主流をなしている。この GnRH アゴニストの使用法には大別して，①超短期投与法，②短期投与法，③長期投与法の3種類がある。

また，近年 GnRH アゴニストとは逆に GnRH 拮抗薬(アンタゴニスト)が開発されるようになり，選択肢が広がりつつある。クロミフェンクエン酸塩の内服によって排卵誘発を行う方法も行われることがある。

▌ 胚凍結保存

ヒト胚の凍結保存は，細胞が障害を受けないように良好な条件で凍結し，−196℃の液体窒素で保存するプログラムフリーザーを用いる緩慢凍結法と，急速にプレートなどにはりつけて凍結するガラス化法があり，後者が多く用いられている。過剰な卵子が得られた際に多胎防止のために移植する胚の数を制限する目的や，余剰卵を捨てずに，むだを防ぐ目的で有効である。

また，卵巣過剰刺激症候群 ovarian hyperstimulation syndrome(OHSS)が発生した際に，増悪を防ぐために胚移植を回避する場合に用いられる。現在，わが国では日本産科婦人科学会が，1回の移植胚を単一❶とする多胎妊娠に関する見解を会告として発表していることから，凍結保存はさらに実施数の増加が推定される。さらに，化学療法や放射線療法などによる悪性腫瘍治療を予定している患者に対しては，卵巣機能を失う前に胚凍結保存を行っておくことも可能である。

胚の凍結保存に関しては，その保存期間は少なくとも胚の両親が双方ともに生存し，生殖年齢にあることが条件となる。

▌ 配偶子(精子・卵子)の提供，代理母

提供者の精子を用いる非配偶者間人工授精(AID)は，長く実施されてきた。しかし，卵子の提供によって行う体外受精については，日本産科婦人科学会では正式には認可していない。法的にも倫理的にもさまざまな問題点が提起されていることは事実である。

フランスでは早くから精子と同様に卵子の提供を認め，法的にその解釈を明らかにしている。ドイツでは全面的な禁止を法的に示し，アメリカでは制限を設けていない。世界では各国で対応が異なり，この背景には各国・各民族の歴史的・社会的な側面がある。

一方，精子・卵子・胚移植される子宮の間に多様な組み合わせが考えられ

⊟ NOTE

❶ただし，35歳以上の女性，または2回以上続けて妊娠不成立であった女性などについては，2胚移植を許容する。

るが，いずれにせよ胚が移植されるのが第三者の子宮であった場合に，代理母が現実問題となっている。わが国では現在，法的に明言された制約はないが，実施する産婦人科医の団体として日本産科婦人科学会が代理母による出産を行わない見解を発表している。

▌配偶子卵管内移植法およびその他の技術

配偶子卵管内移植法 gamete intrafallopian transfer（GIFT）は，体外に取り出した卵子と精子を体外受精と同時にきわめて短時間共培養し，すぐに腹腔鏡下で卵管采から卵管内へ移植する方法である。

◆ 胚生検，着床前遺伝学的検査

胚生検と着床前遺伝学的検査は，体外受精による初期胚に対して，疾患にかかわる病因遺伝子の診断を行う方法である。この技術は，重篤な遺伝病の保因者を対象に，初期胚の一部から診断した遺伝子情報を還元することで，目的とする疾患の子孫への伝播を防ぐ選択権を両親に与えることを可能にするものである。また，染色体異常の診断にも行われるようになった。従来の出生前診断よりも，さらに幅広い選択肢を提供できることが示唆されている。

4〜8 細胞期胚から 1〜2 個の割球を顕微鏡下の操作で生検することから始まったが，近年ではさらに発育した胚盤胞から，より多くの細胞を生検して診断する方法が多く行われるようになった。生検した細胞は，ポリメラーゼ連鎖反応（PCR）法や全ゲノム増幅法によって遺伝子を増幅させたあとに分析する方法や，遺伝子プローブに蛍光色素を発色させて認識させる FISH 法などによって遺伝子や染色体の情報を知ることができる。

これまでに世界中で診断された遺伝性疾患は，X 連鎖性遺伝性疾患からは血友病，レッシュ-ナイハン Lesch-Nyhan 症候群，デュシェンヌ Duchenne 型筋ジストロフィー，3 塩基反復伸長型遺伝病からは脆弱 X 症候群，筋緊張型ジストロフィー，その他の単一遺伝子疾患からは嚢胞性線維症，マルファン Marfan 症候群，Rh 血液型不適合，鎌状赤血球症，テイ-サックス Tay-Sachs 病，遺伝性がんなどが報告されている。

4　不育症

妊娠が成立しても流産・死産を繰り返して，妊娠が継続できないものを不育症とよぶ。

① 習慣流産　自然流産が，3 回以上連続して繰り返される場合をよぶ。

> **column**　生殖医療に対する健康保険の適用
>
> 従来，生殖医療は自由診療で行われており，体外受精については助成金制度が設けられていたが，2022（令和 4）年より健康保険の適用が認められた。ただし，年齢や回数制限などの条件が指定されている。

2 **反復流産**　流産・死産が2回でも連続して繰り返された時点で，対象として究明・治療に結びつけようという考え方から，これを反復流産とよぶ。これらの反復する原因を究明するための検査と，それに対応する治療の方針を決めることが重要である。

1 初診時のカウンセリング

　まず，患者に流産に対する基本的な原因や解明されている医学的内容をわかりやすく説明する。流産は染色体異常をもつ子などの出産を防止するための自然な淘汰現象であるとも考えられること，そして実際には多くの人がきわめて早期の流産を経験していること，その原因として染色体異常児などの発生が多いことなどを説明することが，不要な不安感を増強させないためにも重要である。

● **習慣流産患者への説明**　次のことを説明する。

(1) 全妊娠の10〜15％は流産であり，そのなかで習慣流産の頻度は約0.4〜1％を占めている。

(2) 流産の原因がすべて判明しているわけではないが，流産の原因のなかで最も多いのは染色体異常(60〜70％)である。また，習慣流産患者でも染色体異常の頻度はかわらない。

(3) 頻度的に1〜2回の流産はめずらしくないと考えられているが，繰り返される場合には夫婦に特定の原因があると考え，検査やそれに対応した治療を行うことができるものもある。

(4) 流産回数が多くなれば，次回流産率も増加する。1回の流産では15〜30％，2回の流産では30〜40％，3回の流産では40〜60％である。

● **反復流産患者への説明**　次のことを説明する。

(1) 無治療での次回妊娠成功率は60〜70％であり，治療後の改善率は70〜80％であることを考慮のうえ，希望に応じて検査を受けるかを決定してもらう。

(2) 検査しても実際に異常が出ないことも多い。

● **年齢との関連性**　次のことを説明する。

(1) 加齢とともに流産率は増加し，40歳以上は25〜40％とする報告もある。

(2) 流産の原因における染色体異常の頻度も増加する。

---

column　**生殖補助医療で出生した子の親子関係**

　2020年に，「生殖補助医療の提供等及びこれにより出生した子の親子関係に関する民法の特例に関する法律」(生殖補助医療法)が成立し，人工授精・体外受精といった生殖補助医療によって生まれた子の親子関係が法的に規定された。出産した女性をその子どもの母とすることが明記されており，女性が自己以外の女性の卵子を用いて出生した子や，夫の同意を得て夫以外の男性の精子を用いて出生した子の母は，出産した女性となる。

○表5-23 不育症患者に対する一般検査

```
1. 問診，基礎体温表
2. 夫婦染色体検査
3. 内分泌検査
   1) 甲状腺機能(遊離 T₃・遊離 T₄・TSH)
   2) 下垂体機能(プロラクチン)
   3) 黄体機能(子宮内膜検査，プロゲステロン)
   4) 糖尿病検査(空腹時血糖値，75 g OGTT)
4. 子宮内腔形態検査(子宮卵管造影検査・子宮鏡など)
5. 免疫学的検査
   1) 抗リン脂質抗体(抗カルジオリピン抗体・ループス
      アンチコアグラント・凝固時間)
   2) ほかの自己抗体(抗核抗体・抗 SS-A 抗体)
   3) 夫婦 HLA 検査・クロスマッチ・MLR 抑制試験
   4) NK 活性
6. 感染症検査
   1) 子宮内腔培養検査
   2) クラミジア抗原検査
```

(3)残された時間も貴重であるため，早く妊娠に努力すべきである。

2 不育症の検査

不育症の原因には，①子宮の形態異常，②内分泌異常，③免疫学的異常，④染色体異常，⑤感染症，⑥血液型・凝固異常，⑦その他，などさまざまな要因が指摘されている。これらの原因の有無を，まず一般検査を行うことで明らかにすることが治療方針を組みたてるうえで重要である。

不育症に対する一般検査，および必要に応じて追加して行う検査の目的に応じた項目を○表5-23 に示した。

3 不育症の治療方針の組みたて

不育症の検査では，明確な因子として認識できるものとそうでないものとがあり，また単一の因子ではなく複数の因子が重複する場合もあり，単純化して治療方針を組み立てることは困難なことが少なくない。検査結果や状況に準じて治療方針を組みたてる。不育症の原因と治療法を○表5-24 に示した。

◆ 子宮の形態異常

□1 子宮奇形　治療の適応となるのは，双角子宮・中隔子宮であり，ストラスマン手術またはジョーンズ–ジョーンズ手術などの子宮形成術が行われる。術前検査として，子宮鏡・子宮卵管造影が必要である。手術は開腹で行うのが一般的であるが，中隔子宮に対する子宮鏡下の中隔切除術も近年行われるようになりつつある。

□2 子宮筋腫　子宮筋腫と不育症との因果関係を明らかにすることは困難と考えられている。粘膜下筋腫は子宮鏡下手術が行われることが一般的となった。漿膜下筋腫および筋層内筋腫では開腹手術が行われる。しかし，近

●表 5-24　不育症の原因と治療法

原因		治療法・介入
子宮異常	子宮奇形 子宮内腔癒着 子宮筋腫 頸管無力症	子宮形成術 癒着剝離術 筋腫摘出術 頸管縫縮術
内分泌異常	黄体機能不全 高プロラクチン血症 甲状腺機能異常 糖尿病	ホルモン療法 ブロモクリプチン療法 内科的治療 内科的治療
感染症	トレポネーマ-パリダム・トキソプラズマ・マイコプラズマ・クラミジアなど	抗菌薬
自己免疫異常		副腎皮質ステロイド製剤・アスピリン・ヘパリンなど
免疫学的因子 (同種免疫異常)		免疫療法
Rh 血液型不適合		ヒト抗 D 免疫グロブリン(予防),妊婦血漿交換療法,胎児輸血,新生児交換輸血
染色体異常		カウンセリング

年では腹腔鏡下筋腫核出術が行われるようになりつつある。

　③ **子宮内腔癒着**　子宮卵管造影や子宮鏡で内腔癒着が確認された場合は,子宮鏡下に癒着の剝離術を行う。

　④ **頸管無力症**　子宮頸管の早期開大による流産・早産を繰り返す場合には,積極的に頸管縫縮術を行う。

◆ 自己抗体陽性患者

　検査として血液から抗核抗体(ANA)定量,抗 SS-A 抗体,補体(NK 活性),血小板活性化因子(PAF),凝固・線溶系,リンパ球サブセットなどを調べる。

　① **抗核抗体(ANA),抗 SS-A 抗体**　ANA 陽性,SS-A 陽性の自己抗体陽性患者に対する治療としては,主として低用量アスピリンによる抗凝固療法と柴苓湯・ダナゾールなどの単剤または併用療法を行う。

　反復流産患者では ANA 陽性は妊娠予後と関係ないとの報告もあり,妊娠の維持にどう影響しているかは不明であるが,免疫系の異常と考えて免疫系を調節するような治療を行う。

　② **抗リン脂質(抗カルジオリピン)抗体(ACA)**　ACA 陽性の患者では,ACA がさまざまな抗血栓性メカニズムを破綻させ,血栓を形成することが要因と考えられている。不育症のみならず血栓症の発生や子宮内胎児発育遅延など,妊娠後の合併症も多いことから,より強力な免疫抑制と抗凝固療法を行うことが多い。副腎皮質ホルモンであるプレドニゾロンおよび低用量アスピリン(妊娠後)の併用を行うことが多い。

　ACA が高値の場合は，副腎皮質ホルモンの投与によって，抗体価が低下してから妊娠を許可し，妊娠後に維持療法を行う。ACA，LAC，補体，凝固・線溶系などの検査を随時行って経過をみる必要があり，妊娠中の血栓疾患にも十分に注意する必要がある。

◆ 内分泌異常

▋ 黄体機能不全

　黄体ホルモンや子宮内膜組織で，黄体機能不全の診断があるときは黄体ホルモンの補充治療を行う。黄体ホルモン製剤の投与，または hCG 注射による支持療法などによって妊娠の維持をはかる。

▋ 甲状腺機能障害

　甲状腺ホルモンは，妊娠初期には 3β-HSD 活性やアロマターゼ活性を促進し，絨毛のエストロゲン・プロゲステロンの産生を高め，hCG，ヒト胎盤性ラクトーゲン(hPL)の産生を促進すると考えられている。

　妊娠予後不良例では，甲状腺ホルモンの遊離 T_3(トリヨードサイロニン)・遊離 T_4(サイロキシン)は低値を示し，甲状腺刺激ホルモン(TSH)は異常高値か異常低値を示すことが多いと報告されており，甲状腺機能を正常に保つことは不育症患者にとって重要である。遊離 T_3 は 2.5〜4.0 pg/mL，遊離 T_4 は 0.8〜1.8 ng/dL，TSH は 0.4〜5.0 μIU/mL を満たさない場合を治療の適応とする。

　治療法は，機能亢進症では抗甲状腺薬のチアマゾール，機能低下症では甲状腺ホルモン薬のレボチロキシンナトリウム水和物の投与を行い，全体的に妊娠中はやや機能亢進状態にコントロールする。

▋ 高プロラクチン血症

　治療はブロモクリプチンメシル酸塩またはカベルゴリンの投与によって，プロラクチン(PRL)を 5〜10 ng/mL 前後に維持し，1 か月以上内服後，検査による確認をして妊娠を許可する。PRL の生理的意義としては，卵子成熟・黄体機能・子宮内膜増殖・免疫調節などが考えられているが，不育症の病態とのかかわりは必ずしも明確ではない。

◆ 免疫療法

　検査によって，明らかな原因が発見できないときに，夫のリンパ球を妻に注射する，免疫療法が行われることがある。方法は夫の末梢血からリンパ球を取り出し，3〜4 週間おきに 4 回，妻の前腕に皮内注射を行い，妊娠が成立してからさらに 1〜2 回追加免疫を行う。生児獲得率は約 70〜80％であり，副作用としては感染症・アレルギー・移植片対宿主病(GVHD)・自己抗体陽性化などがあげられる。原因不明の習慣流産のうち約 8〜10％の症例に対してのみ有効といわれている。

◆ 染色体異常

　夫婦の染色体検査の結果によって得られる子どもの染色体のパターンは，

以下のとおりである。治療法はとくにない❶が，正常核型または本人と同じ核型となることを期待して妊娠を努力することになる。

　❶**相互転座**　妊娠で発生する染色体のパターンは，①正常，②本人と同じ核型，③部分的モノソミー，④部分的トリソミーの4種であるが，流産につながるのは③と④である。

　❷**ロバートソン型転座（D群，G群間の動原体含む相互転座）**　妊娠で発生する染色体パターンは，①正常，②本人と同じ核型，③モノソミー，④トリソミーの4種が考えられるが，モノソミーは通常育たず妊娠にいたらない。

　❸**モザイク**　モザイクを形成する染色体の構成頻度によっても異常発生の可能性の高低は異なる。核型の変異のうち，9番逆位（inv(9)）は自然流産・胎児染色体異常と関係しないため，正常変異として扱う。

　近年では，通常は夫婦の染色体を血液から調べて対策を考えるが，流産胎児または絨毛の染色体を検査して，流産の原因を直接調べることも可能となりつつある。

NOTE
❶夫婦のどちらかに，染色体の構造が変化していても遺伝子の量に過不足がない均衡型構造異常を有する場合の治療選択には，着床前遺伝学的検査がある。

E　性感染症

　性感染症は，性的接触によって皮膚，粘膜を介して罹患する感染症と定義される。性的接触のなかには，生殖器による性交渉（腟性交）だけでなく，キスや口腔性交，肛門性交が含まれる。

　近年，わが国においても口腔性交などの性行動が多様化し，生殖器だけでなく咽頭，肛門や結膜が感染部位として認識されるようになった。さらに，初交年齢の低下に伴い，性感染症は，未成年であっても性交渉の経験があれば誰でもかかりうる可能性がある。

　また，卵管性不妊症を引きおこす性器クラミジア感染症や，母子感染によって重篤な新生児感染症を引きおこす梅毒・B型肝炎・HIV感染症は，早期発見が重要であり，妊婦健康診査（妊婦健診）で全妊婦を対象としたスクリーニング検査が実施される。

1　性器クラミジア感染症

　性交渉により，クラミジア-トラコマチス *Chlamydia trachomatis*（トラコーマクラミジア）が，子宮頸部に感染し，子宮頸管炎を発症したものが**性器クラミジア感染症**である。国内では，妊娠出産を控えた20〜24歳の罹患者が最も多い。

　クラミジアによる子宮頸管炎は，無治療のまま放置すると上行性に感染が波及し，子宮内膜炎・付属器炎・骨盤腹膜炎・肝周囲炎を引きおこす。クラミジアによる付属器炎は，卵管周囲に癒着や卵管閉塞を引きおこし，卵管不妊や異所性妊娠の原因になる。また，肝周囲炎は，肝臓周囲に癒着を形成し，右上腹部痛を呈してフィッツ＝ヒュー-カーティス Fitz-Hugh-Curtis 症候群とよばれる。

● **症状**　自覚症状は，帯下の増量や下腹部痛をみとめる程度で，多くは無症状である。

● **診断**　子宮頸部からスワブで分泌物を採取し，PCR法によりクラミジア-トラコマチスを検出する。クラミジアによる子宮頸管炎が妊婦に合併すると，産道感染によって新生児封入体結膜炎や肺炎を引きおこす。そのため，妊婦健診では，スクリーニング検査が実施される。

● **治療**　マクロライド系抗菌薬やキノロン系抗菌薬の経口投与または点滴によって治療する。

2　淋菌感染症

　グラム陰性双球菌に分類される淋菌 *Neisseria gonorrhoeae* による感染症が，**淋菌感染症**である。性交渉によって子宮頸部や咽頭に感染し，子宮頸管炎や咽頭炎を引きおこす。また，妊婦の淋菌性子宮頸管炎は，産道感染により新生児結膜炎を発症するため，母子感染の原因菌としても重要である。

● **症状**　自覚症状には，帯下異常・性交時出血・下腹部痛・右上腹部痛がある。ただし，淋菌性子宮頸管炎の約50％は，無症状である。

● **診断**　子宮頸部からスワブで分泌物を採取し，PCR法や培養法で淋菌を検出する。

● **治療**　セフェム系抗菌薬の注射が第一選択となる。世界的に多剤耐性淋菌の増加が問題になっており，これまで有効であったペニシリン系・マクロライド系・テトラサイクリン系・キノロン系抗菌薬は，無効例が存在し，経口抗菌薬のみで淋菌感染症を確実に治療することは困難な状態である。

3　性器ヘルペス

　性器ヘルペスは，単純ヘルペスウイルス herpes simplex virus（HSV）1型または2型の感染により発症し，初発と再発に分類される。

● **症状**　初発は，性的接触から2〜10日間の潜伏期を経て，大陰唇・小陰唇・腟前庭部に激痛を伴う多発性潰瘍が突然出現する。全身倦怠感を伴い，ときに38℃以上の発熱をみとめる。再発は，初感染治癒後に，潜伏感染していたHSVの再活性化により発症する。再発の潰瘍は，おもに単発で症状は軽く，ほとんどが1週間以内に治癒する。

● **診断**　抗原や抗体検査による正診率が低く，症状，既往歴や局所所見から臨床的に行う。

● **治療**　抗ウイルス薬のアシクロビルとバラシクロビル塩酸塩が第一選択であり，重症例や，脳炎または髄膜炎を合併した症例は，点滴治療を行う。また，頻回に再発を繰り返す場合は，再発抑制療法としてバラシクロビル塩酸塩の連日服用が検討される。妊婦が分娩時に外陰部に性器ヘルペスの病変をみとめた場合は，産道感染の予防を目的とした帝王切開が行われる。

4　尖圭コンジローマ

　尖圭コンジローマは，ヒトパピローマウイルス Human papillomavirus（HPV）

6型と11型が，粘膜や皮膚へ感染して発症する感染症である。HPVは100種以上が存在するが，子宮頸がんと関連する16型，18型とは異なり，発がん性は低い。

● **症状**　典型例は，大陰唇・小陰唇・会陰・肛門にカリフラワー状や鶏冠状の先のとがった乳頭腫が出現する。副腎皮質ホルモン薬の内服，糖尿病や妊娠などによる宿主免疫能の低下によって多発または巨大化する。

● **治療**　イミキモドの5%クリームの外用による薬物療法のほか，凍結療法，電気焼灼やレーザー蒸散などによる外科的療法が行われる。治療により病変が消失しても約25%が再発するため，治療後3か月間は経過観察を行う。また，子宮頸がんワクチンである4価・9価HPVワクチンは，尖圭コンジローマの予防に有効である。

　乳幼児や小児に発症する再発性気道乳頭腫症は，頻度の低い疾患であるがHPV6型および11型感染により引きおこされると考えられ，感染経路として産道感染が指摘されている。尖圭コンジローマを合併した妊婦の経腟分娩では，分娩前に可能な限り腟内および外陰部の病変を除去する。また，腟内病変が著明な場合は，帝王切開が考慮される。

5 梅毒

　梅毒は，スピロヘータの一種である梅毒トレポネーマ *Treponema pallidum* subsp. *pallidum* の感染により発症する感染症である。治療を要する活動性梅毒は，皮膚や粘膜に発疹をみとめる顕性梅毒と，症状がなく潜伏期である潜伏梅毒に分類される。

● **症状**　梅毒トレポネーマは，性交渉を介して粘膜の小さな傷から侵入し，血行性に全身へ広がり，さまざまな皮膚症状を引きおこす。症状は，経過によって第1期梅毒，第2期梅毒，晩期梅毒と変化していく。

　第1期梅毒は，罹患後3〜6週間後に，梅毒トレポネーマが侵入した粘膜に硬性下疳とよばれる潰瘍が出現し，鼠径部リンパ節に無痛性腫脹をみとめる。

　硬性下疳は，2〜3週間で自然消失し潜伏期となり，約3か月が経過すると血行性に全身へ散布された梅毒トレポネーマにより，皮膚や粘膜にバラ疹や丘疹性扁平コンジローマが出現する。この時期を，第2期梅毒という。

　これらの梅毒疹は，約3か月〜3年にわたりみとめられるが，その後自然に消退して潜伏梅毒となり，神経症状を伴う晩期梅毒となる。

● **診断**　潜伏梅毒は，梅毒抗体検査[1]と梅毒特異抗体検査である梅毒トレポネーマ感作赤血球凝集 *Treponema pallidum* hemagglutination（TPHA）試験・TPLA（*Treponema pallidum* latex agglutination）法[2]，または蛍光標識抗トレポネーマ抗体吸収 fluorescent treponemal antibody-absorption（FTA-ABS）試験を併用し診断する。顕性梅毒は，粘膜疹の表面をメスでこすり得られた組織を染色して鏡検するパーカーインク法で診断可能だが，手技が煩雑である。そのため，臨床的には皮膚所見と梅毒抗体検査により診断される。

● **治療**　ペニシリンの経口薬または注射薬が第一選択となる。梅毒による

□ NOTE

❶梅毒抗体検査
　現在はRPR（rapid plasma reagin）法が用いられている。

❷TPLA法
　ラテックス凝集反応を利用した定量法である。

母子感染は，感染力の強い第1・2期梅毒の時期におこり，胎児が母体内で胎盤を通して感染したものを先天梅毒と称する。トレポネーマは胎盤を介して胎児に感染するため，先天梅毒を予防するには，胎盤が形成される妊娠16週から20週までに治療を終える必要がある。そのため，妊婦健診では，妊娠初期に梅毒抗体検査が実施される。

6　腟トリコモナス症

　おもに性交渉によって感染した腟トリコモナスにより発症する腟炎が**腟トリコモナス症**である。性交経験のない女性や幼児にも感染例をみとめ，タオルや浴槽を通じて感染することがある。

　症状・診断・治療については第5章C節に記載した（▶109ページ）。

7　性器カンジダ症

　性器カンジダ症は，真菌に分類されるカンジダ-アルビカンス *Candida albicans*，カンジダ-グラブラータ *C. glabrata* の感染により発症する，腟および外陰部の感染症である。カンジダ属菌は，腟の常在菌であるため治癒後も再発する頻度が高く，副腎皮質ホルモン薬や抗菌薬の使用，妊娠，糖尿病が誘因となる。

　症状・診断・治療については第5章C節「カンジダ腟炎」に記載した（▶110ページ）

8　HIV 感染症・後天性免疫不全症候群（エイズ）

　ヒト免疫不全ウイルス Human immunodeficiency virus（HIV）は，HIV-1とHIV-2に分類され，わが国におけるHIV感染症のほとんどがHIV-1によるものである。HIVは，性交渉だけでなく血液や体液を介してCD4陽性T細胞に感染し，その中で増殖し，細胞外へ放出される。

　HIVの増殖過程では，CD4陽性T細胞が破壊されるため，細胞性免疫が徐々に低下していく。診断が遅れて治療されないと，約10年の経過を経て免疫不全状態となり，**後天性免疫不全症候群** acquired immunodeficiency syndrome（AIDS，エイズ）を発症する。

● **症状**　HIV感染症の病期は，感染初期（急性期）・無症候期・AIDS発症

---

column　梅毒罹患者の増加

　わが国での梅毒報告数は2010年から増加に転じ，活動制限のあった新型コロナウイルス感染症（SARS-CoV-2ウイルス感染症）のまん延した期間を含めて，2023年まで急激に増加している。女性では出産年齢である15〜35歳において報告数が顕著に増加し，これに伴い妊娠期梅毒，先天梅毒の報告数も増加傾向にある。妊婦健診では，すべての初期妊婦に梅毒抗体検査を実施しているが，その重要性は今後さらに増すと考えられる。

期に分けられ，CD4 陽性 T 細胞の減少の程度により臨床症状も異なる。

罹患後 2〜6 週間の感染初期は，50〜90％に発熱やリンパ節腫大などインフルエンザ様症状をみとめるが，これらの症状は無治療であっても消失し，無症候期に移行する。CD4 陽性 T 細胞が 200/μL 以下になると日和見感染症を発症し，臨床症状が多様化する AIDS 発症期となる。

● **診断**　臨床経過や症状から HIV 感染症が疑われたら，血液検査による HIV 抗原抗体同時スクリーニング検査を実施する。このスクリーニング検査は，数％が偽陽性になるため，結果を説明する前には，偽陽性の可能性を説明する必要がある。確認試験として，HIV-1/2 抗体確認検査および HIV-1 核酸増幅検査を行い，診断が確定する。

感染初期の感染後約 13〜42 日間は，スクリーニング検査が陰性となる。この期間は，感染していることが検査ではわからないためウインドウ期(ウインドウピリオド)と称される。

● **治療**　HIV に対する抗ウイルス療法に加えて，エイズ発症後は日和見感染に対する治療を行う。抗ウイルス療法により HIV 感染者の予後は劇的に改善され，HIV 感染症を診断後に，早期に抗ウイルス療法を開始することで長期生存が可能である。エイズ発症後の死亡率は 10〜20％である。

HIV は，授乳や経胎盤，産道感染により母子感染を引きおこす。そのため，妊婦健診では，HIV スクリーニング検査が行われており，HIV 感染妊婦に対して抗ウイルス療法，児への人工栄養を行うことで母子感染の予防が可能になった。

✎ work　復習と課題

❶ おもな性分化疾患の治療の種類について説明しなさい。

❷ 腟炎の種類とその原因についてまとめなさい。

❸ 子宮頸がんの診断の流れについて説明しなさい。

❹ 子宮体がんに対して行われる手術療法についてまとめなさい。

❺ 子宮筋腫の発症部位，発症年齢，症状について述べなさい。

❻ 子宮内膜症の病態と治療について説明しなさい。

❼ 異所性妊娠の発症部位について述べなさい。

❽ 付属器炎の症状と治療について述べなさい。

❾ 乳がんのサブタイプ分類について説明しなさい。

❿ 乳がんのおもな治療について説明しなさい。

⓫ 原発性無月経と続発性無月経の定義について述べなさい。

⓬ 更年期障害の原因についてまとめなさい。

⓭ 不妊症のおもな因子についてまとめなさい。

⓮ 不育症のおもな原因について説明しなさい。

⓯ 性器クラミジア感染症の症状と治療について説明しなさい。

◉資料　提供精子を用いた人工授精に関する見解（日本産科婦人科学会）

　提供精子を用いた人工授精（artificial insemination with donor's semen；AID，以下本法）は，不妊の治療として行われる医療行為であり，その実施に際しては，わが国における倫理的・法的・社会的基盤に十分配慮し，これを実施する。

1. 本法は，本法以外の医療行為によっては妊娠の可能性がない，あるいはこれ以外の方法で妊娠をはかった場合に母体や児に重大な危険がおよぶと判断されるものを対象とする。

2. 被実施者は法的に婚姻している夫婦で，心身ともに妊娠・分娩・育児に耐え得る状態にあるものとする。

3. 実施者は，被実施者である不妊夫婦双方に本法の内容，問題点，予想される成績について事前に文書を用いて説明し，了解を得た上で同意を取得し，同意文書を保管する。また本法の実施に際しては，被実施者夫婦およびその出生児のプライバシーを尊重する。

4. 精子提供者は心身とも健康で，感染症がなく自己の知る限り遺伝性疾患を認めず，精液所見が正常であることを条件とする。本法の治療にあたっては，感染の危険性を考慮し，凍結保存精子を用いる。同一提供者からの出生児は10名以内とする。

5. 精子提供者のプライバシー保護のため精子提供者は匿名とするが，実施医師は精子提供者の記録を保存するものとする。

6. 精子提供は営利目的で行われるべきものではなく，営利目的での精子提供の斡旋もしくは関与または類似行為をしてはならない。

7. 本学会員が本法を行うにあたっては，所定の書式に従って本学会に登録，報告しなければならない。

（日本産科婦人科学会：提供精子を用いた人工授精に関する見解．日本産科婦人科学会雑誌，76(8)：781，2024）

第 6 章

患者の看護

A 疾患をもつ患者の経過と看護

　患者は，急性期，回復期，慢性期，終末期のそれぞれの期間においてさまざまな看護が必要となる。そのなかで，適切な看護を提供するためには，疾患の特徴に応じた看護の視点を学習しておくことが重要である。

　ここでは，卵巣がん患者がたどる経過の例と，経過のなかで重要となる医療と看護の視点について述べる。経過ごとの視点を押さえたうえで，本章 B 節以降で，症状・疾患・治療に応じた看護のポイントや看護過程の展開を学んでいく。

1 急性期の患者の看護

急性期 卵巣がんで手術を受ける A さん

A さんの 回復期 198 ページ 慢性期 199 ページ 終末期 201 ページ

● 受診のきっかけと手術の決定

　A さんは，40 歳の会社員の女性で，夫と 2 人暮らしをしている。2 人には子どもはいないが，A さんは趣味で料理教室に通っており，友人の多い充実した生活を送っている。

　A さんは半年前から，不正性器出血と下腹部痛が続いていることが気になっており，仕事を休んで病院の婦人科を受診した。医師は，A さんに問診，内診，画像検査などを行うと，「悪性腫瘍の可能性があり，すぐに精査する必要があります。悪性腫瘍であれば，早く手術を行うことが望ましいです。」と A さんに伝えた。A さんは，症状が急激に生じたわけではなかったことから，すぐに手術が必要になるとは考えておらず，とまどったまま帰宅した。

　翌日に精査した結果，卵巣がんの可能性が高いと診断され，大網への腹膜播種やリンパ節への転移も疑われた。A さんは，看護師に「がんだった場合，手術で取りきれるのでしょうか。」「夫も驚いていましたが，治療を受けることは応援してくれています。職場には手術後に休みをもらえるか相談してみます。」などと話し，2 週間後に手術を受けることに決めた。

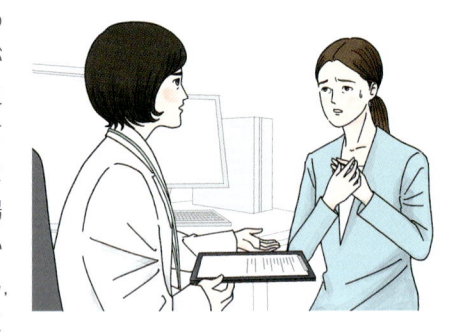

● 入院と手術

　手術前日に入院した A さんは，比較的落ち着いた様子であった。

　手術が始まると，広範囲に及ぶ腹膜播種が判明した。そこで開腹手術にて，単純子宮全摘出術，両側卵管卵巣摘出術，大網切除術が行われた。手術時間は予定通りの 3 時間で，手術中の出血量は 900 mL であった。

　術後，A さんは，疼痛コントロールの目的で，静脈内注射により持続的に麻薬性鎮痛薬が投与された状態で手術室より病室に戻った。

▌ 看護のポイント

● **身体的側面のアセスメントと介入**　手術を受けた急性期の患者に対しては，次のような身体的側面のアセスメントと介入が求められる。

(1) 手術の内容，手術中の出血量，麻酔・手術時間を把握し，身体的侵襲からの早期回復と術後合併症予防を行う必要がある（◯234ページ）。そのために，全身状態を管理し，異常の早期発見に努める。とくに卵巣がんは，ほかのがんと比較して血栓症の発症リスクが高いため，術前・術後の血液検査値や，血栓症の既往などの確認が重要である。

(2) 急性期の患者は，手術創の疼痛や，体動のむずかしさから生じる腰痛や背部痛，麻酔の影響による吐きけ・嘔吐などの身体的苦痛を自覚する。とくに開腹手術をした場合には，創部が広範囲にわたり，痛みが強く出やすいことから，苦痛をなるべく緩和できるような介入が重要である。とくに静脈内注射により持続的に麻薬性鎮痛薬が投与されている場合には，副作用症状の観察や効果の確認をしながら，適切に薬剤を投与する必要がある。

(3) 術後の患者にはさまざまな薬剤が使用されるため，副作用が出現することも多い。看護師は，医師の指示を遵守し，薬の作用と副作用を理解したうえで，異変がないかを注意深く観察することが求められる。

● **心理的側面へのアセスメントと介入**　次のような心理的側面へのアセスメントと介入も重要である。

(1) 卵巣がんの初期は自覚症状に乏しいため，A さんのように症状を自覚して受診した時点で，すでに進行していることがある。すると，診断から手術までの期間が短い場合も多い。看護師には，短期間で患者が病状と治療についてどのように理解し，受けとめているかを確認したうえで，意思決定支援❶を行っていくことが求められる。

(2) 手術後は，創部の痛みや全身麻酔による副作用から，吐きけなどの苦痛が生じることや，創部形成や女性生殖器の摘出などによる身体的変化が生じることにより，患者の不安は強くなる。看護師は手術前から，見た目の変化や女性生殖器がなくなることに対する患者の思いや，手術や全身麻酔により生じうる身体的苦痛に対して患者がどのようにとらえているかを情報収集し，手術後に対応できるように医師とも共有する。

NOTE

❶意思決定支援

　患者が自身に行われる治療法などに関する意思決定を支援することをいう。自身の将来にかかわる重大な意思決定をすることは簡単なことではなく，看護師による支援は重要である。

本章で取り上げる急性期患者の看護

　女性生殖器疾患にはほかにも，急性の経過をたどる疾患や，手術の適応となる疾患がある。本書では，急性期看護の理解を深めるため，以下の代表的な疾患の看護を解説している。

- 子宮悪性腫瘍患者の看護（◯268ページ）
- 異所性妊娠患者の看護（◯270ページ）
- 卵巣腫瘍患者の看護（◯271ページ）
- 乳がん患者の看護（◯274ページ）

2 回復期の患者の看護

> 回復期 **手術後，離床を進め退院するAさん**
>
> Aさんの 急性期 196ページ 慢性期 199ページ 終末期 201ページ

● **術後の経過**

Aさんは手術翌日から，段階的に飲水と食事が開始となり，合併症として心配された吐きけ・嘔吐はみられなかった。Aさんは少し安堵した面持ちで，看護師に「手術したところに痛みはあるけれど，まずは無事に終わってよかったです。」と話した。看護師はその日のうちに，Aさんの体調を確認しながら離床❶することを促したところ，Aさんはふらつくことなく自力で歩行できた。そのため，尿道留置カテーテルは抜去することとなった。

同日には排ガス・排便がみられた一方で，創部の感染徴候や出血・血栓といった症状はみられないことから，Aさんの術後の経過は順調と判断された。しかし，Aさんは，「傷口を見ると不安な気持ちを思い出してしまう。それと，子宮も取られてしまったし，子どもをもつ可能性はなくなっちゃったのだと，なんだか今までの私とはかわってしまったような気持ちですね。」とつぶやき，遠くを見つめていた。

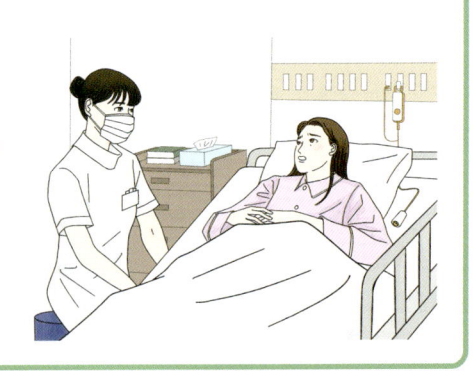

Aさんの体調はその後も問題なく，術後8日目に退院することになった。今後の治療方針は，病理診断の結果をもとに，2週間後の受診時に相談することになった。

▱ NOTE

❶ **離床**
ベッド上での安静が必要な手術後の患者などに対して，安静を解除し，活動の程度を上げることをいう。長期の臥床は身体的，心理・社会的な障害をきたすため，看護師には早期に離床できるような支援が求められる。

▌ 看護のポイント

● **身体的側面のアセスメントと介入** 術後の患者は，身体的苦痛により離床に消極的になってしまう場合がある。離床の必要性を十分に説明❷し，疼痛や吐きけなどの，離床の障害となっている因子を除去する支援が必要である（●239ページ）。

● **心理・社会的側面のアセスメントと介入** 手術を無事に終えたとしても，患者は今後への不安などをかかえている。次のような心理・社会的側面からのアセスメントと介入も重要である。

（1）卵巣がんでは，術中に得られた所見から，術式の追加や変更が生じたり，術後に追加の手術や化学療法，放射線療法を行ったりすることがある。そのため術後の患者とその家族は，病理診断の結果への不安や，術後の身体の状況に対する強い不安をもっている。不安が聴取された場合には，必要に応じて医師による説明が受けられるように調整する。

（2）女性生殖器疾患では，Aさんのように手術によって妊孕性を喪失する患者も多く，女性性の喪失感に悩むこともある。また閉経前の女性では，

▱ NOTE

❷ とくにAさんのように開腹手術が行われた場合には，腸管の麻痺が生じることにより，腸閉塞になりやすい。早期に離床し，身体活動をすることで腸閉塞のリスクを減らすことができる。

卵巣を切除すると卵巣から分泌されるホルモンが消失し，体調の変化がおこる場合がある。おこりうる変化やその場合の治療について説明し，不安の軽減に努める。

(3) 術後の患者は創部を見ることで，がんに罹患したことを自覚し，不安に感じる場合があるため，創部管理の際は患者の心情に配慮した対応を心がける。患者には，創部はガーゼなどでおおわれており，気持ちが落ち着くまでは，創部を見る必要はないことを伝えておく。ただし，退院後は創部管理を患者自身が行う必要があるため，退院までには創部の観察ができるように介入する必要がある。

(4) 退院を迎える患者に対しては，術後の身体的変化に応じた社会復帰に関する助言を行う。患者がライフサイクルのどの時期にあたるのかを把握することで，おおよその家庭内での役割を推察することができる。たとえば，子どもがいる患者の場合は，母親としての役割が大きい。そのため，責任感の強い患者であると，家庭内での役割をすべて担おうとしてしまう場合がある。その場合には夫や親戚などにも支援を求めて，工夫しながら生活することを指導する。また，職業をもっている患者には，職務内容に合わせた復職への具体的な助言が必要となる。たとえば，骨盤内リンパ節郭清術後の立ち仕事をしている患者では，長時間の立位は下肢の浮腫を増悪させることがあるため，長時間の立位を避けるように指導する。

本章で取り上げる回復期患者の看護

　女性生殖器疾患にはほかにも，急性期からの回復の経過をたどる疾患がある。本書では，回復期看護の理解を深めるため，以下の代表的な疾患の看護を解説している。

- 子宮筋腫患者の看護（●265 ページ）
- 子宮悪性腫瘍患者の看護（●268 ページ）
- 卵巣腫瘍患者の看護（●271 ページ）
- 乳がん患者の看護（●274 ページ）

3　慢性期の患者の看護

慢性期　追加手術後に化学療法まで取り組み，通院をするＡさん

Ａさんの　急性期 196 ページ　回復期 198 ページ　終末期 201 ページ

進行がんとの診断

　２週間後にＡさんは夫とともに受診した。医師からは，病理診断の結果，卵巣がんに腹膜播種を合併しており，進行がんであることも伝えられ，２人は重大な状況であることにショックを受けた。今後の治療は，まずは腫瘍を減らすために化学療法を行うこととなった。抗がん薬の副作用への不安が

あったが，Aさんはその方法で治療を進めることにした。

● **化学療法の実施**

　化学療法は，3週間ごとの治療を6クール行う18週間の予定が組まれ，1クールあたり5日間入院することとなった。

　1クール目の化学療法中，Aさんには手足に軽度のしびれが出現したほか，吐きけが生じて食欲が一時的に低下した。どちらも抗がん薬の副作用によるもので，しびれには医師への指示のもと，内服薬での対処となり，吐きけには食事の工夫によって対処した。

　退院後2週間して受診したAさんには，副作用の脱毛がはじまっており，看護師に「見た目がかわったら，夫や友人から距離をおかれるのではないか。」との不安を話した。看護師はAさんの考えと思いを聴くことにし，Aさんの希望に基づいてウィッグ（かつら）の紹介をした。

　その後Aさんはウィッグを活用し，対人関係でのトラブルも生じることなく，5クール目まで予定通りに治療を受けた。倦怠感や体力の低下を感じることもあったが，夫や友人のたすけも借りながら日常生活を送っていた。

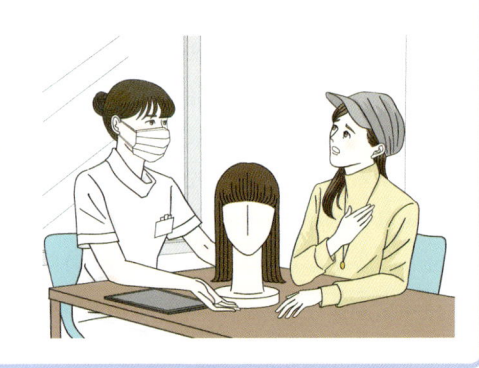

■ 看護のポイント

● **身体的側面のアセスメントと介入**　化学療法を受ける患者には，次のような身体的側面からのアセスメントと介入が求められる（231ページ）。

(1) 検査値や患者の主訴，視診・触診・聴診などのフィジカルアセスメントから病態の変化を把握する。

(2) 化学療法の副作用による身体的苦痛には，吐きけ・嘔吐，食欲不振，めまい，倦怠感などがある。副作用症状のモニタリングを行い，身体的苦痛の内容に応じて，医師の指示のもとで薬剤の投与や体位の工夫を行うなど，症状の緩和に努める。

(3) 抗がん薬の副作用による倦怠感や体力低下によって，日常生活におけるセルフケア能力が低下している場合には，その援助を行う。

● **心理・社会的側面のアセスメントと介入**　疾患と向き合い，治療として追加手術や化学療法を受ける患者には，看護師による次のような心理・社会的側面からの支援も欠かせない（231ページ）。

(1) 病理診断の結果から，追加手術や化学療法が必要となった場合には，患者は今後の治療や予後に対する強い不安をいだく。追加手術や化学療法への医師からの説明をどのように理解し，受けとめているかを確認し，不安が最小限になるような支援をする。

(2) 化学療法の実施前にはオリエンテーションを行う。実施後も，受診時に面接を行い，感染予防や転倒予防などの日常生活の注意点が生活に取り

込めているかを確認し，必要時は指導を追加する。

(3)脱毛が始まることで，精神的苦痛を感じる患者は少なくない。通院しながら治療を受ける患者も多いことから，患者が自分らしく，以前と同じような人間関係を築いていくために，容姿の変化を補うウィッグの役割は大きい。ただし，脱毛への対処方法は患者それぞれであるため，ウィッグの使用は手段の１つであるということを念頭に，患者に合った対処方法の選択と，ニーズを見きわめることが大事である。

本章で取り上げる慢性期患者の看護

　女性生殖器疾患にはほかにも，慢性の経過をたどる疾患がある。本書では，慢性期看護の理解を深めるため，以下の代表的な疾患の看護を解説している。

- 子宮内膜症患者の看護（▶262 ページ）
- 子宮筋腫患者の看護（▶265 ページ）
- 子宮悪性腫瘍患者の看護（▶268 ページ）
- 卵巣腫瘍患者の看護（▶271 ページ）
- 乳がん患者の看護（▶274 ページ）
- 月経異常・月経随伴症状のある患者の看護（▶276 ページ）
- 更年期障害患者の看護（▶279 ページ）
- 萎縮性腟炎患者の看護（▶280 ページ）

4　終末期の患者の看護

終末期 化学療法が継続困難となり，自宅で看取ることになった A さん

Ａさんの　急性期 196 ページ　回復期 198 ページ　慢性期 199 ページ

化学療法の内容の変更

　Ａさんは５クール目の化学療法を終え，３週間後に外来を受診したところ，血液検査で腫瘍マーカーが上昇していることが発覚した。CT 検査の結果，腹膜播種の増悪があり，化学療法の内容を変更して，２週間ごとに３クールを行う６週間の予定が組まれ，１クールあたり５日間入院することとなった。

病状の進行による緊急入院

　Ａさんは３クール目の化学療法を受ける数日前から，歩行時の呼吸困難感と腰痛を自覚していた。受診時に検査を受けると，腎機能が悪化しているほか，腹膜播種のさらなる増悪や，肝門部リンパ節と傍大動脈リンパ節への転移，肺転移，がん性リンパ管症❶が判明した。これにより，Ａさんは治療と症状緩和を目的に緊急入院となった。

　入院後，呼吸困難感に対しては酸素吸入が開始され，疼痛緩和のために麻薬性鎮痛薬が点滴で開始された。病状は進行し，全身状態が悪化していることから，医師からは治療の継続が困難となることが A さんと夫に告げられ

<table>
<tr><td>NOTE</td></tr>
</table>

❶がん性リンパ管症
　がん細胞がリンパ節へ転移したり，リンパ管を塞栓したりすることで，リンパ液がうっ滞し，がん細胞がリンパ管内を満たして広がる病態である。

た。その後は，緩和ケアを中心に行っていくこととなった。

● **自宅退院に向けた調整と自宅での看取り**

　Aさん・夫・看護師による面談で，Aさんは最期まで自宅で夫と過ごしたいという思いをもっていることを話した。夫は自宅で看取ることに不安があったものの，Aさんの思いを尊重したいと考えていた。そのため看護師は，夫に自宅で必要になるケアを指導したほか，院内の地域連携や退院調整の担当者と連携し，主治医の往診と訪問看護師を導入することとなった。

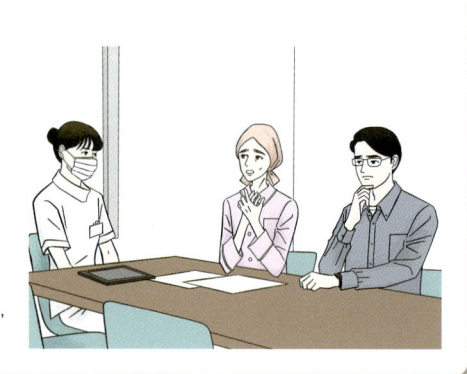

　Aさんは緊急入院から25日目に自宅へ退院することとなった。そして退院後10日目に，Aさんは夫に見まもられるなか，自宅で最期を迎えた。

看護のポイント

● **アセスメントと介入**　悪性腫瘍の患者では，Aさんのように治療を予定通りに行うことができていた場合でも，途中で腫瘍マーカーの上昇や転移がみられた場合には，化学療法の内容を変更することがある。それでも病状が急速に進行してしまった場合には，終末期を迎えることがある。終末期におけるアセスメントと介入のポイントは次のとおりである。

（1）フィジカルアセスメントを行い，全身状態の把握に努める。

（2）身体的苦痛には，がん性疼痛以外にも，下肢のリンパ液の還流障害によるリンパ浮腫，倦怠感・重苦感，排泄障害による腹部膨満感などがある。転移がある場合には，その部位によって疼痛や呼吸困難などの症状が出現する。患者が訴える症状に応じた苦痛の緩和ができるよう，積極的に支援を行う。

（3）患者と，その家族などの重要他者の病状に対する理解を確認し，必要時には医師からの説明の場を設定し，理解を促すような援助をする。また，患者が死にいたったときに，それが家族のイメージしていたものとかけ離れたものにならないことも重要である。看護師は，家族が病状を理解できるように，医師の説明に補足をしたり，ケアへの参加を促したり，患者とのかかわり方を助言したりすることも必要である。

● **自己決定を支えるための援助**　看護師には，患者の自己決定を支えるための援助も求められる。患者がどこで，どのように最期を迎えたいかという考えと，それに対する家族の思いを聴取し，多方面から評価したうえで調整を行う。

● **家族が患者の死を受け入れるための援助**　家族に対しても，死を受け入れるための援助が必要となる。患者の治療の継続が困難であると告げられた際の家族の衝撃は，患者と同様に大きい。患者の死が避けられないと気づいた時点から，家族は予期悲嘆という心理的プロセスをたどり，患者を失う悲

しさ，不安，恐怖，困惑などの感情が生まれる。看護師は，そういった感情を受けとめ，寄り添い，さらには家族の精神的苦痛の緩和に努めることも大切である。

　近年，乳がんや子宮頸がん，子宮体がんの患者は若年化しており，Ａさんのように成熟期の患者が亡くなることもしばしばある。夫にとっては婚姻期間が短いうちに妻が亡くなることになり，小さな子どもがいる場合には母親を失うことになる。これは家族にとっては衝撃的なことであり，グリーフワーク❶が円滑に進まないケースも多い。このような場合には，患者のライフサイクルを考慮した慎重なグリーフケアが求められる。

● **自宅退院のための調整・連携**　Ａさんのように終末期の患者が自宅へ退院する際には，次のような調整や地域との連携が必要となる。

（1）自宅での患者と家族の生活はどのようなものになるか，看取りまでの必要なケアや問題点を書き出し，患者・家族とイメージを確認・共有していく。

（2）在宅で受けられるケアや療養生活について，院内の地域連携や退院調整の担当者，在宅医療スタッフと連携し，患者・家族に情報提供を行う。

（3）患者が終末期の場合，病状は進行していくため，退院後に1日でも長く在宅で過ごせるよう，時間を優先した退院調整が重要である。入院中に行えなかった指導などがあれば，連携する地域の担当者に伝え，在宅医療につなげる。

5　患者の経過と看護のまとめ

　がんの治療は近年も進歩しているが，患者は手術や化学療法により，身体の機能を失って喪失感をもったり，合併症や副作用により生活の質（QOL）が低下したり，外見の変化によって対人関係に影響がでたりするなど，それぞれが異なった苦痛をかかえている状況にはかわりない。また，就労している患者や，家庭内での役割が大きい患者も多いことから，就労支援をはじめとした各種の支援が必要となる。

　Ａさんの事例では，まずは受診から手術までの短い期間で，どのような治療を選ぶかを決める必要があった。そのため，看護師はＡさんが病状と治療についてどのように理解し，受けとめているかを確認したうえで，意思決定支援にかかわった。術後には，看護師によって，今後の不安に対するケアや，妊孕性を喪失したことへのケアが行われた。化学療法による脱毛に対しては，Ａさんが自分らしく生活するために，今回はウィッグの着用をすすめるなどして，対人関係への不安に対する介入がなされた。終末期には，看護師は自宅での看取りに向けた支援を行った。

　一方で，治療が奏効し，がんサバイバー❷となった患者は全人的苦痛，つまり身体的・精神的・社会的・スピリチュアルな苦痛をかかえている。看護師は，この全人的苦痛を軽減する支援を行うことが大事である。そのためには，患者との信頼関係を築き，苦痛を表出しやすい環境をつくる必要がある。

　そしてその内容から，苦痛を全人的な視点からアセスメントし，患者に寄

NOTE

❶**グリーフワーク**

　愛する人や親しい人を亡くした人が，死別によって心身に生じる悲嘆の反応をのりこえる作業のことをいう。このグリーフワークを手だすけすることがグリーフケアである。

NOTE

❷**がんサバイバー**

　がんを経験した人のことをいい，がんと診断されてから死亡するまでの経過において，生きているという視点を重要視した考え方である。

り添い，患者それぞれが大事にしている価値観を理解し，患者や家族が求める看護を提供していく。そして入院中だけでなく，外来や地域医療などへとつなげ，継続的に医療・看護が受けられるようにしていくことが重要である。

Aさんの経過のまとめ

急性期

受診のきっかけと手術の決定

- 婦人科受診で卵巣がんと診断され，術前精査で大網への腹膜播種やリンパ節転移も疑われる。

入院と手術

- 手術にて広範囲に及ぶ腹膜播種であることが発覚する。全身麻酔下で，単純子宮全摘出術，両側卵管卵巣摘出術，大網切除術を受ける。手術は予定通り実施される。

回復期

術後の経過

- 手術翌日から段階的に飲水と食事が開始となる。
- 若年で体力もあり，離床も順調に進む。
- 感染，出血，腸閉塞，血栓などの術後合併症はみられない。
- 経過は良好であり，予定通り退院となり，外来で病理診断をもとに，治療方針を相談することとなる。

慢性期

進行がんとの診断

- 外来で病理診断の結果から，卵巣がんおよび腹膜播種，進行がんであることが伝えられる。

化学療法の実施

- 腫瘍減量目的に，化学療法を6クール行うこととなる。
- 手足のしびれ，吐きけの副作用があったが，治療継続に影響が及ぶような問題はなく，5クール目まで終了する。
- 化学療法中に脱毛がみられ，ウィッグ着用で対応する。
- 化学療法中は1クールごとに5日間の入院が必要となる。

終末期

化学療法の内容の変更

- 化学療法の5クール目を終え，外来受診にて腫瘍マーカーの上昇およびCT検査にて，腹膜播種の増悪を指摘される。

病状の進行による緊急入院

- 化学療法の内容を変更したが，3クール目の化学療法を受ける数日前より，歩行時の呼吸困難感と腰痛を自覚する。
- 検査で腹膜播種のさらなる増悪，肝門部・傍大動脈リンパ節・肺転移，がん性リンパ管症を指摘される。
- 治療と症状緩和の目的に緊急入院となり，積極的な症状コントロールが行われる。
- 病状が進行し，治療の継続が困難となり，緩和ケアが行われる。

自宅退院に向けた調整と自宅での看取り

- 看取りの場として自宅を選び，自宅で最期を迎える。

B　症状に対する看護

1　性器出血のある患者の看護

　性器出血は外陰や腟，子宮といった生殖器から出血している状態で，とくに月経に関連しない出血を不正性器出血という。子宮筋腫や子宮内膜症，がんなどが原因となる器質性出血，ストレスやホルモンバランスのくずれなどが原因となる機能性出血，排卵期に出血する中間出血，性感染症が原因となる炎症性出血に分類される。

a　多量出血の場合

　成人の場合，約 1,000 mL 以上の多量出血がおこると，出血性ショックによる生命の危険がある。場合によっては止血術などの緊急の処置が必要となる。処置以外にも，輸血や薬剤の投与が必要となる場合も多く，看護師は適切な対応が求められる。

1　アセスメント

（1）性器出血によって大量の血液が失われると，全身の組織や臓器に血液が運ばれない状態となり，全身の組織・臓器に重大な影響を与え，死にいたる可能性がある。これが出血性ショックであり，①蒼白 pallor，②虚脱 prostration，③冷汗 perspiration，④呼吸不全 pulmonary insufficiency，⑤脈拍触知不能 pulseless からなる 5 徴❶がみられることが多い。ショックの際は，まず患者の状態を適切に観察することが必要で，輸液や輸血，緊急手術，処置に対する準備や介助を行う必要がある。

（2）多量の出血を見た患者は恐怖や不安を感じやすい。脳への血流量が少なくなり，意識が朦朧とすることなどによっても不安は強くなる。また，次々と行われるさまざまな処置や治療に対して，患者は理解が追いつかない可能性もある。看護師には，処置や治療に対する準備や介助を行いながらも，患者の不安などの精神的苦痛を軽減する介入が求められる。

（3）多量の出血により貧血となり，めまいやふらつきがあらわれ，患者は転倒する可能性がある。患者の自覚症状と，歩行状態を観察し，患者の状態に合わせて車椅子などの移動方法を検討する。

2　看護問題

（1）多量の性器出血による合併症が出現する可能性がある。
（2）多量の性器出血による不安が出現する可能性がある。
（3）多量出血による貧血症状により，転倒・転落する可能性がある。

> **NOTE**
> ❶この 5 徴はいずれも英語で P から始まることから，5P ともいわれる。

3　看護目標

(1) 性器出血による合併症を予防できる。
(2) 性器出血に伴う不安が軽くなる。
(3) 転倒・転落を予防できる。

4　看護活動

観察

(1) 出血部位，出血の状態：外陰または腟からの出血かを観察する。出血は鮮紅色か茶褐色か，血液塊がないかといった色や性状も観察する。ナプキンの重さを測定し，その重さから出血量を推定して，出血量を医師へ報告する。

(2) バイタルサイン：全身の血液量が減ると血圧が低下し，脈拍数が上昇する。しかし，さらに血圧が低下すると脈拍が触知困難となるため，ショックにより呼吸不全となる可能性が高い。呼吸状態やSpO2値とともに観察する。

(3) 意識レベル：会話可能か，医療者の指示に従えるかを観察する。急激な意識レベルの変化に注意する。

(4) 検査データ：ヘモグロビン値(Hb)，白血球分画，アルブミン(ALB)，血中尿素窒素(BUN)，血清クレアチニン(Cr)，血液ガスなどの血液検査値と，心電図を観察する。

(5) 尿量：尿量の変化を観察する。ショック時には腎臓への血流量が低下するため，尿量は低下する。

(6) 皮膚の状態：発汗や冷感の有無を確認する。

(7) 歩行状態：めまいやふらつきの自覚はあるか，足取りはしっかりしているか，ふらつきなく歩行ができているかを観察する。

援助

(1) 出血性ショックに対する対応：患者を臥床させ，頭を低く，足を上げる姿勢をとることで，心臓への血流量を維持する。大量の輸液や輸血に備えて，18〜20G(ゲージ)の針❶で末梢点滴ルートを確保する。

(2) 止血処置の介助：内診後，ガーゼを腟内に挿入する，場合によっては，子宮内止血用バルーンカテーテルを挿入する処置を要する。その際は処置の介助を行う。

(3) 日常生活動作(ADL)の介助：出血時は医師からの指示により，安静を要する可能性がある。その場合には，患者は食事や排泄を寝たまま行う必要がある。また，入浴も困難となるため，清潔ケアの介助も必要となる。貧血症状による転倒・転落の可能性が高まるため，注意して行う。

(4) 不安への対応：多量の出血や，処置や検査などが目まぐるしく行われていくことに対する患者の不安は大きい。処置・検査の内容をあらかじめ説明し，処置・検査時に苦痛がないかを，患者の表情や言動を観察し，対応していく。

NOTE
❶ 外径は18Gで約1.2mm，20Gで約0.9mmである。

■ **教育**

(1)随伴症状の説明：動悸，倦怠感などの出血に伴う自覚症状の変化や，新たな症状が出現した際には，医療者へ報告をするように指導する。

(2)転倒・転落を予防するための指導：転倒・転落のリスクを説明し，ふらつきがあるときは1人で歩行せず，看護師を呼んでほしいことを伝える。

b 少量出血の場合

　少量でも月経時以外に出血がある場合には，ホルモンの異常や，腫瘍などの重大な病気が隠れている可能性がある。診察では，内診が行われることが多い。

1 アセスメント

(1)陰部の皮膚は薄く，近くの粘膜からの分泌物などにより浸軟しやすいため，かぶれやすい傾向にある。また，慢性的な出血により，血液が皮膚に付着し続けるとかぶれやすくなる。

(2)もともと月経が不規則な人や，閉経に近づいたことで月経が不規則になっている人は，異常を見逃しやすい。出血量が少ない場合や一時的な出血である場合は，検査に対する羞恥心のため受診が遅れることもあり，その間に病態が進行することもある。

2 看護問題

(1)出血の刺激により，陰部の皮膚・粘膜に破綻をきたす可能性がある。

(2)受診の遅れにより，重大な病気が進行してしまう可能性がある。

3 看護目標

(1)陰部の皮膚・粘膜が破綻しない。

(2)異常が早期に発見される。

4 看護活動

■ **観察**

(1)出血部位：外陰か，腟かの観察を行う。

(2)出血の状態：性状，色を確認する。

(3)バイタルサイン：発熱時は感染の可能性がある。

(4)陰部の皮膚の状態：湿疹やびらんなどの皮膚炎の有無，瘙痒感や疼痛の有無を観察する。

■ **援助**

　内診は羞恥心を伴う検査である。そのため，身体の露出を最小限にしたり，患者の不安に寄り添った声かけをしたりするなどの対応が必要である(●221ページ)。

■ **教育**

(1)受診行動の促進：新たな症状が出現した際には受診するように説明する。

（2）陰部の保清：温水洗浄便座やシャワー浴による保清や，ナプキンのこまめな交換をすすめたり，出血量に見合ったナプキンの紹介をしたりする。

2 帯下・外陰部瘙痒感のある患者の看護

　帯下は腟外に流出した，性器からの分泌物をいう。月経周期に応じて帯下の量や性状も変化するが，明らかに量や性状に異常があるときには，感染症などの疾患が原因である可能性がある。

　また，外陰部の瘙痒感は，下着や生理用ナプキンの接触に起因するかぶれや，感染症などが原因となる。

1 アセスメント

（1）陰部周囲の皮膚は粘膜が近く，また下着などでつねにおおわれていることで，湿度や温度が高まり，蒸れやすい。さらに，帯下が増加すると陰部周囲の皮膚が浸軟し，下着やおりものシート，生理用ナプキンによる物理的な刺激により，接触性のかぶれを引きおこしやすくなる。陰部周囲の皮膚を清潔に保ち，つねに清潔な下着などを使用することが予防には重要である。

（2）陰部や周囲の皮膚は敏感であり，瘙痒感をおぼえやすい。とくに，性感染症による瘙痒感は非常に強く，日常生活に支障をきたす患者も多い。かくことが刺激となり，さらに瘙痒感が増すため，正しい対応方法の指導が必要である。

2 看護問題

（1）帯下による刺激で，陰部の粘膜・皮膚がかぶれる可能性がある。
（2）瘙痒感により，日常生活に支障が出る可能性がある。

3 看護目標

（1）陰部の皮膚・粘膜が破綻しない。
（2）瘙痒感なく過ごすことができる。

4 看護活動

観察

（1）帯下の性状❶：色，においを確認する。
（2）陰部の皮膚，粘膜の状態：発赤・水疱・潰瘍の有無を観察する。
（3）病歴の聴取：帯下の増加や瘙痒感が始まった時期，月経周期，過去の性感染症の治療歴，直近の性交渉の時期を聞きとる。

援助

（1）検査の介助を行う（●219ページ）。
（2）皮膚の保清：陰部洗浄やシャワー浴などで皮膚の洗浄を行う。

NOTE
❶とくにカンジダによる感染では，酒かす様あるいはカッテージチーズ様の帯下が増加する。

▌教育

　以下の内容を患者に説明する。

（1）陰部の清潔保持

- 外陰部の清潔を保持するために，1日1回はシャワー浴を行う。
- 帯下が増加している際は，温水洗浄便座を使用する。
- 洗浄剤は皮膚に刺激の少ない弱酸性のもの，または市販の陰部専用の洗浄剤を選択する。
- 1日に複数回，洗浄剤による洗浄を行うと，陰部の自浄作用が失われるため，洗浄剤を用いるのは1日1回とし，それ以外は流水のみでの洗浄とする。
- ナプキンなどは排泄時に取りかえ，下着は通気性がよく刺激の少ない綿製品を使用する。

（2）薬の正確な使用

- 外用薬が処方された場合は，塗布する前に手洗いを行い，清潔な手で塗布をする。
- 塗布をする部位の皮膚も清潔にしておく。
- 性感染症に対して内服抗菌薬が処方された場合は，必ず用法・用量をまもり，途中で症状が軽減しても処方された日数は内服する。

（3）予防のための指導

- 性感染症のおそれがある場合は，予防の指導を行う（●281ページ）。

3　下腹部膨満感・腫瘤感のある患者の看護

　子宮筋腫や月経困難症，更年期障害，妊娠，悪性腫瘍などにより，患者は下腹部膨満感・腫瘤感をおぼえることがある。また，卵巣腫瘍は通常は無症状だが，腫瘍が大きくなった際には下腹部膨満感が出現する。

1 アセスメント

（1）腹部が膨張すると，胸郭や肺を圧迫し，肺の拡張が阻害されることで呼吸困難感をおぼえたり，吐きけや嘔吐の症状をおこしたりすることがある。また，下肢のリンパ液の流れがとどこおることで，リンパ浮腫や下腹部の不快感による不眠症状が出現する。これらの症状により，ADLが低下する可能性は高く，患者の苦痛を緩和する介入とADL支援に対する介入が必要である。

（2）腹水や子宮筋腫による下腹部膨満は，患者のボディイメージの変化につながり，患者は不安を感じる。また，苦痛の出現やADLの低下により，自分らしさを失っていると感じることから，症状に対する介入だけでなく，精神的なケアも必要である。

2 看護問題

（1）下腹部膨満感・腫瘤感により苦痛を感じ，日常生活に支障が出る可能性

がある。

（2）下腹部膨満感・腫瘤感により不安を感じる。

3 看護目標

（1）苦痛が緩和され，患者が支障なく日常生活を送ることができる。

（2）不安が軽減される。

4 看護活動

観察

腹部の状態の確認を行う。下腹部膨満感・腫瘤感の確認は，問診→視診→聴診→打診→波動の触知の順で行う。

（1）問診：自覚症状や随伴症状が生じた時期と程度，既往歴，最終排便，最終排ガス，吐きけ・嘔吐，疼痛，呼吸困難感，睡眠状況，生活状況

（2）視診：下腹部の皮膚の異常の有無と色調

（3）聴診：腸の蠕動音の確認

（4）打診：鼓音・濁音の有無❶

（5）波動の触知：側腹部を軽くたたいて衝撃を加え，対側に置いた手がその波動を感じるかを確認する。波動を感じた場合は腹水の可能性が高い（●図6-1）。

援助

（1）安楽な体位保持の援助：患者の安楽な体勢が保持できるように，クッションやバスタオルを使用する。臥床し，足を水平にして，上半身を30〜45度上げた姿勢が安楽といわれているが，患者の自覚症状に合わせて援助をする。

（2）患者の状態に合わせたADLの支援：下腹部が膨隆していると，足もとが見えず，また重心が安定しないため，転倒しやすくなる。また呼吸困難感がある場合も歩行がしづらくなるため，患者の歩行状態を観察しながら歩行介助を行う。歩行が困難な患者には車椅子による介助や，歯みがきや入浴の介助などのセルフケアの援助も行う。

（3）不安の傾聴：周囲の環境に配慮し，患者の不安を聴取する。ボディイ

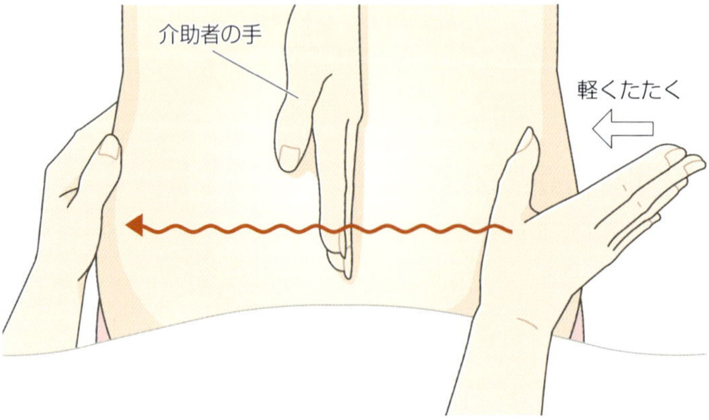

📖 NOTE
❶鼓音があれば腸内にガスの貯留が考えられ，濁音があれば腹水が考えられる。

介助者の手

軽くたたく

● 図 6-1　腹水貯留時の波動の触知
腹水の貯留がある場合は波動が伝わる。ただし，皮下脂肪でも波動が伝わるため，介助者がいる場合は，腹部に手を立てても伝わる場合が腹水で，伝わらない場合は皮下脂肪であると判別する。

メージの変容や疾患などについて患者は不安をかかえやすい。

（4）保清，保湿：下腹部膨満によって皮膚が薄くなり，破綻しやすいため，清拭や入浴などの保清後には保湿を行う。

▌教育

不快な症状があった際には，ナースコールで呼ぶように指導する。

4　自律神経症状・不定愁訴のある患者の看護

　交感神経と副交感神経のはたらきのバランスがくずれると，自律神経症状とよばれるさまざまな症状があらわれる。心身に異常を感じているにもかかわらず，客観的な特徴に乏しいことから，これらの症状は不定愁訴ともいわれる。

1　アセスメント

（1）自律神経症状には，めまいや頭痛，疲労感などの身体症状と，不安感や落ち込み，イライラ感などの精神症状がある。複数の症状が同時期におこり，症状が継続する時間は個人差が大きく，また不安定であることから，学業や就労，家事などの日常生活に支障をきたすこともある。患者の症状や生活の状況を把握し，適切に介入を行うことが重要である。

（2）自律神経症状には明確な対処方法がないため，患者は不安をかかえやすい。患者は周囲からの理解が得られず，孤独に感じることも多く，患者の不安に寄り添った対応が必要である。

2　看護問題

（1）症状があることにより，日常生活に支障をきたす。
（2）症状による不安が強い。

3　看護目標

（1）症状に合わせて日常生活が送れるようになる。
（2）不安が軽減される。

4　看護活動

▌観察

（1）バイタルサイン：脈拍の異常の有無として，頻脈，徐脈，不整脈の有無を確認する。
（2）睡眠状況：中途覚醒の有無，睡眠薬の使用状況を確認する。
（3）食事摂取量
（4）生活状況の聴取：仕事・学業・家事などのふだんの生活，ストレスの有無などを聞きとる。

▌援助

（1）患者の話を傾聴することで，不安の軽減をはかる。

（2）患者の症状に合わせて，保清や気分転換を行う。入浴が困難な場合は全身清拭や洗髪，口腔ケアなどを介助する。

■ **教育**

（1）生活リズムを整えるよう指導する。

（2）ストレスコーピングの方法についての指導をする。患者の強みを把握し，活用できるようなストレスコーピングの方法を指導する。

5　リンパ浮腫のある患者の看護

　リンパ浮腫はリンパ液の流れの停滞によっておこる。婦人科領域では，乳がんの手術後の上腕のリンパ浮腫と，子宮体がん・子宮頸がんの手術後または放射線治療後の下肢のリンパ浮腫❶がおこりうる。リンパ浮腫は早期に発症することもあれば，数年あるいは数十年後に発症する場合もあり，多くは発症すると完治は困難である。QOL を保つためにも，浮腫の予防が重要である。

　リンパ浮腫の治療には，①スキンケア，②ドレナージ，③圧迫，④運動の複合的療法が推奨されており，それぞれを患者に指導するため，まずは看護師がケアの方法を理解しておく必要がある。

NOTE
❶手術や放射線治療が原因となるリンパ浮腫は二次性リンパ浮腫とよばれる。一方，原因が明らかではないリンパ浮腫を一次性リンパ浮腫という。

1　アセスメント

（1）リンパ浮腫では，浮腫が生じた部位のはれ・痛み・だるさ，皮膚の硬化が生じ，関節が動かしにくくなる。重症化すると腕や脚が動かしにくくなり，歩行困難などの症状が出現する可能性もある。また，ボディイメージの変化が生じ，これらによって患者の ADL や QOL が低下する。リンパ浮腫の発症予防には，早期からのセルフケアが必要である。セルフケアの指導にあたっては，患者1人ひとりの発症リスクを的確にアセスメントし，患者のセルフケアに対する意欲・能力を見きわめ，それらに合った指導を行う必要がある。

（2）リンパ浮腫の合併症には，おもに蜂巣炎やリンパ小胞，リンパもれがある（●表6-1）。蜂巣炎を発症するとリンパ浮腫の症状が増悪しやすく，

●**表6-1　リンパ浮腫の合併症**

症状	おもな症状	特徴
蜂巣炎	高熱，皮膚の腫脹・発赤，痛み	皮下組織に広範囲の炎症がおこったもので，発症するとリンパ浮腫による症状が増悪しやすい。また繰り返し発症することが多く，患者の QOL 低下につながりやすい。
リンパ小胞	リンパ浮腫の発症部位にみられる水疱	陰部に発症しやすく，患者は羞恥心のため報告しづらい場合がある。
リンパもれ	リンパ小胞が破れた状態	感染を併発し，蜂巣炎につながりやすい。

また繰り返し発症することが多いため，患者の QOL が低下しやすい。リンパ小胞はリンパ浮腫の部位におこる水疱^{すいほう}であり，水疱が破れることをリンパもれという。リンパもれがおこると，感染により蜂巣炎をきたしやすい。陰部に発症したものは感染につながりやすいため，早急な対応が必要である。

2 看護問題

(1)リンパ浮腫により，日常生活に支障が出る可能性がある。
(2)蜂巣炎などの合併症をおこす可能性がある。

3 看護目標

(1)リンパ浮腫に対するセルフケアができる。
(2)蜂巣炎などの合併症をおこさない。

4 看護活動

観察

(1)部位と程度：顔，体幹，腕，脚などの浮腫が生じている部位を確認する。浮腫の生じた部位の周径の測定の際は，経時的な変化を観察するため，同一部位❶を測定する（◎図6-2）。また，浮腫の生じた部位は触診をし，指圧痕^{こん}❷の有無を観察する。

(2)既往歴や薬歴：過去の手術歴や放射線治療歴を確認する。薬物の副作用により，浮腫が発症する場合があるため，薬歴も確認する。

(3)痛みの程度：リンパ浮腫の早期には，ピリピリ，チリチリと表現されるような違和感が生じる場合があるため，患者の訴えを注意深く聞くようにする。

(4)皮膚の状態：色素沈着や皮膚の乾燥，線維化，落屑^{らくせつ}，発赤，創傷，水疱の有無を観察❸する。

(5)血液検査：総タンパク質（TP），アルブミン（ALB），C反応性タンパク

□NOTE

❶同一部位を測定するため，測定部位はあらかじめ患者と共有しておくようにする。

❷指圧痕
　指で押してから，あとが残ることをいう。

❸白癬症は感染の原因となるため，白癬症のような症状があるかも観察する。

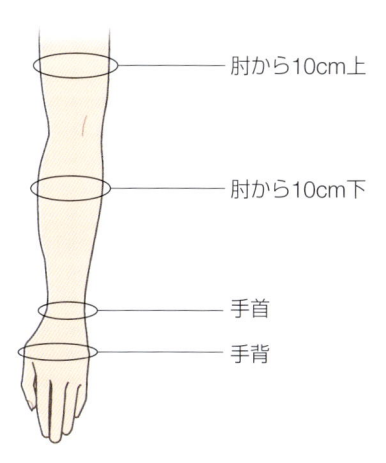

- 肘から10cm上
- 肘から10cm下
- 手首
- 手背

a. 上肢の場合

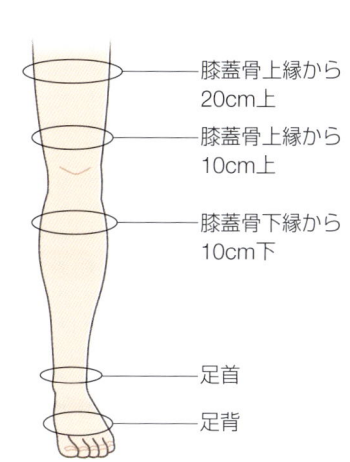

- 膝蓋骨上縁から20cm上
- 膝蓋骨上縁から10cm上
- 膝蓋骨下縁から10cm下
- 足首
- 足背

b. 下肢の場合

◎**図6-2　浮腫の生じた部位の周径の測定**

7〜10日に1回程度測定する。同一部位を測定することが重要であることを患者に指導する。

質(CRP)，ナトリウム(Na)，カリウム(K)，血清クレアチニン値(Cr)を確認し，体内の水分・電解質バランスや栄養状態❶を確認する。

NOTE
❶栄養状態の悪化は浮腫の原因になる。

(6) 食事・水分摂取量：栄養状態の悪化があるかを確認する。

(7) 随伴症状の有無：倦怠感，疲労感，食欲低下，呼吸数増加，喘鳴，呼吸困難感の有無の確認をする。

(8) 体重：体重の増加の有無を確認する。

(9) 活動量，運動量：ADL が低下しているかどうかを確認する。

援助

(1) 保清と保湿：皮膚の表面は弱酸性であるため，刺激の少ない弱酸性の洗浄剤を選択する。洗浄の際は，洗浄剤を十分に泡だて，ごしごしとこすらずにやさしく行い，ナイロンブラシなどは使用しない。また，浮腫の生じた部位の皮膚は乾燥傾向になる。乾燥により瘙痒感が出現し，かくことで皮膚に傷がつくおそれもあるため，医師に処方された薬または市販の低刺激性の保湿剤を保清後に塗布する。

(2) 用手的リンパドレナージ：リンパドレナージには予防効果があるわけではないため，リンパ浮腫を発症した場合に行うように指導しておく。上肢・下肢に共通する肩回し・腹式呼吸を行ってから，発症部位に応じて上肢または下肢のドレナージを行う（◉図6-3〜6-5）。

(3) 上肢や下肢の挙上：重力の影響により，リンパ液は身体の下部に貯留しやすい。入眠時などには，ふとんやタオルなどで 10 cm ほど上肢や下肢を上げる。

(4) 圧迫療法：浮腫の生じた部位に適度な圧を加えることで，リンパ液の流れが改善する。医師の指示のもと，弾性着衣と医療用弾性包帯または弾性ストッキングを用いる（◉図6-6，6-7）。素材や形状などが異なるさまざまな製品があり，患者の浮腫の状態やセルフケア能力・生活様式に合った製品を選択する。

教育

(1) 保清と保湿：1 日に 1 回は保清をする。保清後に保湿をするように患者

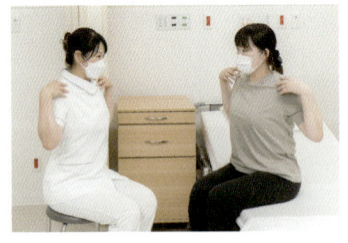 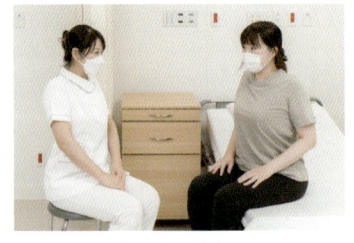

①肩回し（10 回程度）
鎖骨が動くようにゆっくり大きくまわす。

②腹式呼吸（10 回程度）
腹部の奥にあるリンパ液の流れをよくする。

◉**図 6-3　上肢・下肢のリンパドレナージに共通する動作**
図 6-3〜6-5 および動画では着衣の上から動作を示しているが，実際には衣類を脱いだ状態で行う。また，ベッド柵を適宜用いて安全に配慮する。

MOVIE

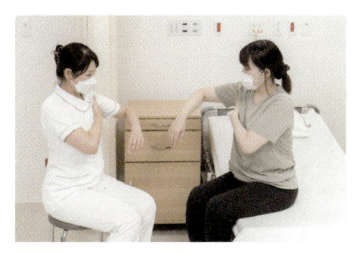

③腋窩下（10回程度）
手を右腋窩にゆっくりと押し込み，皮膚をまわすように動かす。

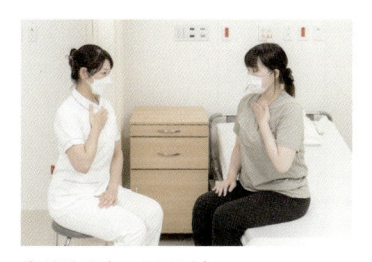

④前腋窩（10回程度）
胸部に手を置き，皮膚を右腋窩に向かってずらすように動かす。

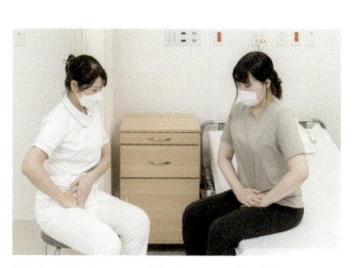

⑤左鼠径リンパ節（10回程度）
左鼠径部に手をあて，ゆっくりとまわすように動かす。

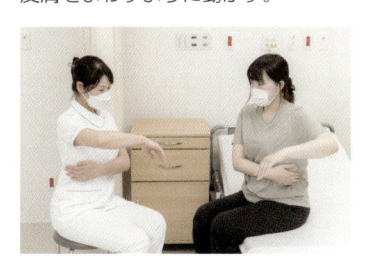

⑥左上半身（10回程度）
側腹部を腋窩から鼠径部に向かってまわすように動かす。

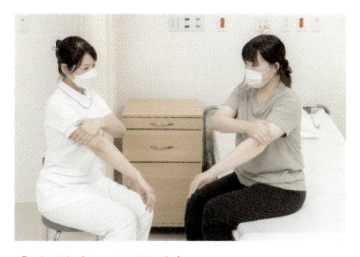

⑦左腕（10回程度）
肩→上腕→前腕の順に，末梢から中枢に向かって皮膚をずらすように動かす。

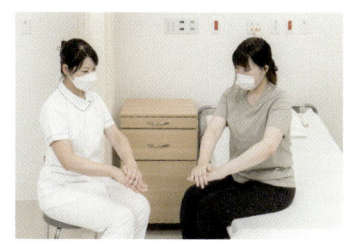

⑧手（10回程度）
手の甲→指の順に皮膚をずらすように動かす。指は1本ずつ行う。

○ **図6-4　上肢のリンパドレナージ（左側の手術をした場合）**
⑧まで終了したら，左手→左前腕→左上腕→右腋窩へとゆっくりとドレナージを行う。

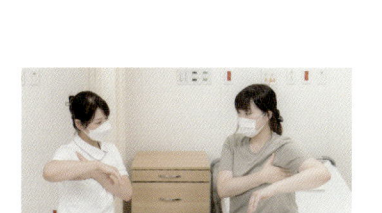

③腋窩下（10回程度）
手を左右の腋窩にゆっくりと押し込み，皮膚をまわすように動かす。

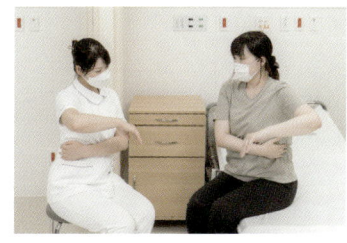

④腋窩〜鼠径リンパ節（10回程度）
側腹部を腋窩から鼠径部に向かってまわすように動かし，鼠径部まで行ったあとに，腋窩へと動かす。

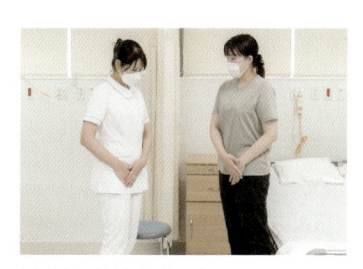

⑤鼠径部（10回程度）
左右それぞれ，身体の横に向かって皮膚をまわすように動かす。

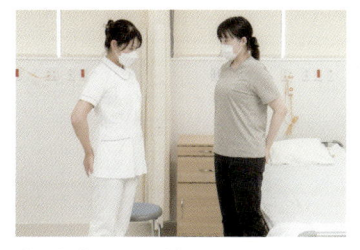

⑥殿部（10回程度）
殿部を持ち上げるように動かす。

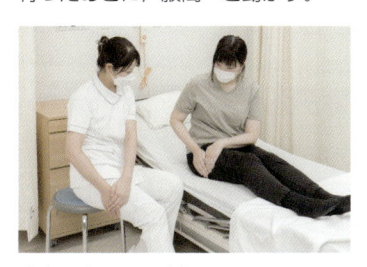

⑦大腿（10回程度）
外側から内側に向かって大きく円を描くように皮膚を持ち上げる，内側まで行ったら，最後に外側へと行う。

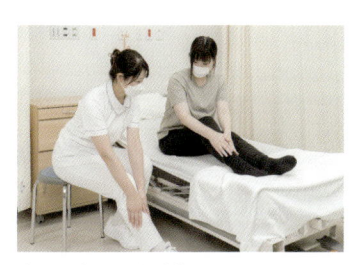

⑧下腿（10回程度）
末梢から中枢に向かって手のひらで包み込むように皮膚をずらすように動かす。

○ **図6-5　下肢のリンパドレナージ（左側の手術をした場合）**
⑧まで終了したら，⑥→⑤→④→③の順に戻る。

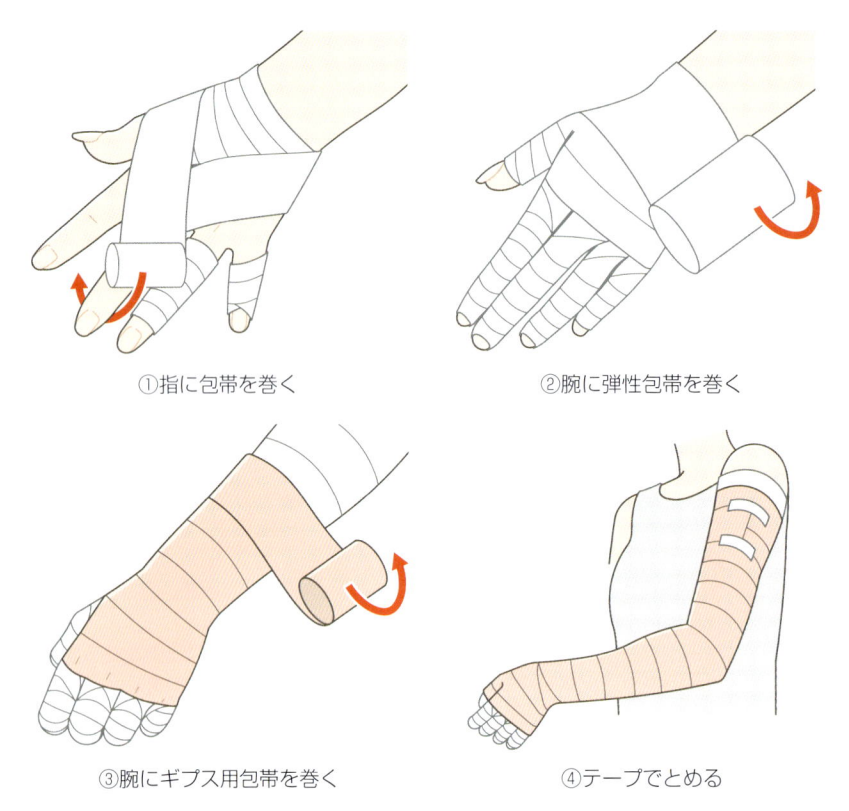

①指に包帯を巻く　　②腕に弾性包帯を巻く

③腕にギプス用包帯を巻く　　④テープでとめる

▶図6-6　弾性包帯による上肢の圧迫療法

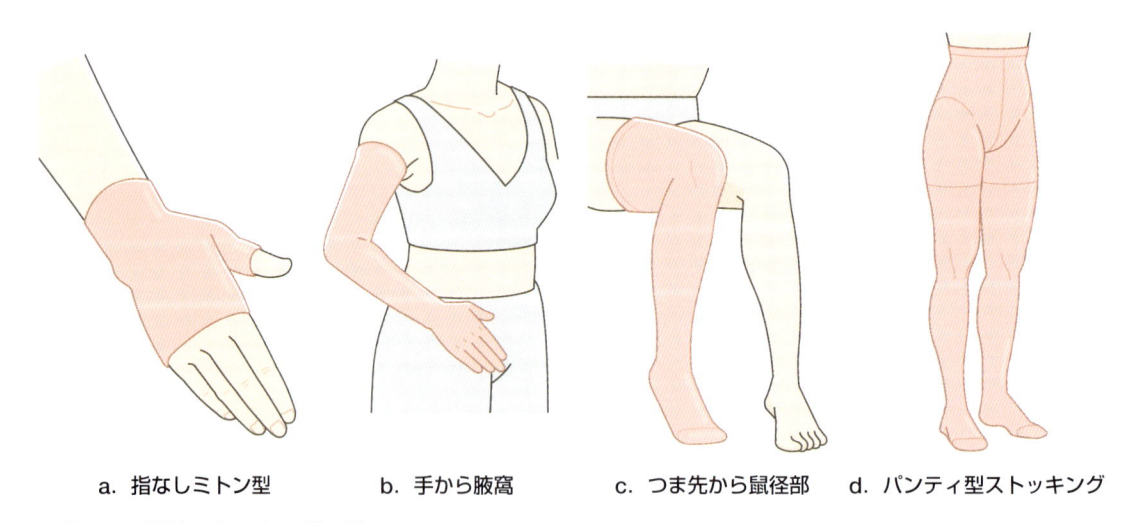

　a. 指なしミトン型　　b. 手から腋窩　　c. つま先から鼠径部　　d. パンティ型ストッキング

▶図6-7　弾性ストッキングの例

　に指導する。

（2）用手的リンパドレナージ：継続することが重要であり，患者の生活のな
　　かに取り入れられるようなドレナージ方法を，患者とともに考えていく。

（3）合併症の予防：おもに蜂巣炎の予防のために，皮膚の保護の指導をする
　　（▶表6-2）。禁止事項の指導だけではなく，代替方法も紹介すると患者
　　が日常生活に指導内容を取り入れやすい。

○表 6-2　蜂巣炎の予防のための指導

指導内容	具体的な内容
虫刺されへの注意	庭仕事や自然が多い場所での活動の際は，長袖・長ズボンを着用し，虫よけスプレーなどを活用する。
爪切りの実施	皮膚への傷予防のため，爪は短くする。
日焼けの予防	日焼け防止クリームや日よけを用いる。
白癬症の治療	白癬症がある際は，皮膚科を受診する。
体毛の処理	かみそりは使用せず，電動シェーバー（電気かみそり）を使用する。
低温熱傷への注意	ホットカーペットやこたつの使用時は低温熱傷に注意する。

（4）圧迫療法の指導：着用する時間や方法について指導する。

6　排尿障害のある患者の看護

　婦人科領域の手術では，骨盤内の神経に損傷が加わり，術後に排尿障害がおこる可能性がある。排尿障害の患者は，尿意を感じにくくなったり，尿を出しにくくなったりする。

1　アセスメント

（1）尿が膀胱にたまりつづけると，膀胱内圧が上昇し，腹部膨満感や下腹部痛などの苦痛を引きおこす。また，上部尿路の圧力も上昇し，腎機能が障害される。さらに，尿の貯留は逆行性感染を引きおこす可能性もある。一定時間ごとに膀胱内の尿を排出させ，膀胱壁の過伸展や尿中の細菌数の増加を防ぐ目的で，自己導尿が行われる（○218ページ，plus）。

（2）自己導尿は間欠的であり，カテーテルなどを留置しないため，患者のQOLは高くなる。一方で，無菌操作が必要になることや，カテーテルの管理などの患者による自己管理が求められる。看護師は，患者への自己導尿の手技の指導だけでなく，患者が自己導尿を日常生活のなかで実施できるように，継続的に支援をする必要がある。

2　看護問題

（1）膀胱内圧の上昇により，苦痛な症状や尿路感染，腎機能の低下などの合併症を発症する可能性がある。

（2）患者が自己導尿の手技や管理技術を習得する必要がある。

3　看護目標

（1）苦痛な症状と合併症を予防できる。

（2）自己導尿の手技や管理技術を獲得し，日常生活のなかで自己導尿を継続できる。

4 看護活動

■ 観察

(1) 排尿パターン：手術後は排尿障害をおこす可能性があるため，1週間程度は尿道留置カテーテルを留置する。抜去後からは，尿意の有無，排尿時間，排尿量，残尿の有無，失禁の有無，水分摂取量を観察する。排尿量は排尿ごとに目盛りつき紙コップなどで測定をし，残尿は必ず自然排尿後にカテーテル法または超音波残尿測定器で測定をする。自己導尿の導入には正確な尿意の有無，自然排尿の有無，残尿量のデータが必要であり，尿道留置カテーテル抜去後から適切に観察を行う必要がある。

(2) バイタルサイン：体温，血圧，脈拍数を確認する。

(3) 苦痛の有無：下腹部の緊満・膨満感，冷汗，苦痛様顔貌(がんぼう)の有無を確認する。

(4) 尿失禁の有無：溢流(いつりゅう)性尿失禁❶の有無を確認する。

(5) 尿の性状：血尿・混濁・浮遊物の有無を確認する。

(6) 血液検査・尿検査：血清クレアチニン値(Cr)，推算糸球体濾過量(eGFR)，血中尿素窒素(BUN)，ナトリウム(Na)，カリウム(K)，塩素(Cl)，カルシウム(Ca)，リン(P)などの採血データ，尿タンパク質，尿糖，尿潜血，尿沈渣，尿比重などの採尿データを確認する。

■ 援助

看護師が導尿の援助を行う場合は以下に留意する。

(1) 無菌操作による尿路感染予防：導尿を行う際には，尿路感染を予防するために無菌操作を行う。

(2) 定期的な導尿の施行：尿意がない患者と，残尿量が多い患者に対しては

□ NOTE

❶溢流性尿失禁
　膀胱内の残尿量が多くなると，膀胱壁が伸展しきった状態で，膀胱内の尿が尿道よりあふれ出る。これを溢流性尿失禁という。

---

plus | **自己導尿の方法**

　使い捨てカテーテルを用いる場合の自己導尿の必要物品と手順は次の通りである。

必要物品
　カテーテル，清浄綿，潤滑剤(必要時のみ)，排尿日誌

手順
①手を洗う，またはウェットティッシュなどで手をふく。
②便座に浅く腰かけ，後ろにもたれかかるなどの導尿しやすい姿勢をとる。
③陰唇の左右を前から後ろにかけて清浄綿で消毒し，最後に中央を清浄綿で消毒する。
④カテーテルを用意する。
⑤片手で陰唇を広げ，もう片手で鉛筆を持つようにカテーテルを持ち尿道口に挿入する(●図)。尿道口に

うまく入らない場合は，腟に指を入れながら挿入すしたり，鏡を使用したりするなどの工夫をする。
⑥使用済みのカテーテルは破棄する。

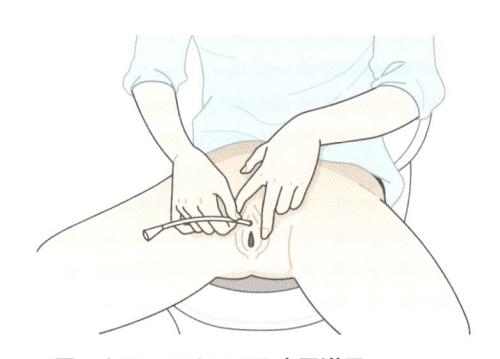

●図　カテーテルによる自己導尿

定期的に導尿を施行する。

(3)尿失禁がある際の陰部の保清：尿失禁があると，尿道付近の皮膚のトラブルを併発しやすくなるため，シャワー浴または陰部洗浄による陰部の保清を行う。

■ 教育

(1)自己導尿を継続するための指導：患者が自己導尿を継続するために，自己導尿の目的と意義について納得してもらう必要がある。指導は，解剖図や模型，パンフレット，使用する物品を用いて行う。その際は，患者の理解度や認知機能をふまえて，必要であれば家族にも指導を行う。出血やカテーテルの挿入困難，発熱などの考えられる問題と対処方法についても伝える。患者の生活様式を聴取し，いつ・どこで導尿を行うのかをアセスメントして，できる限り導尿を行う場所や状況に合わせた指導をすることが望ましい。また，災害時の対応❶についても指導する。

(2)尿路感染の予防：導尿施行前の手洗いの指導，消毒綿による外尿道口とその周囲の清拭，無菌操作によるカテーテルの挿入など，清潔な導尿方法を指導する。使い捨てカテーテルを使用する場合は再利用をしないこと，再利用型カテーテルの場合は，正しい方法でカテーテルを管理することなどの資材の適切な使用方法についての指導も行う。排尿時痛や尿混濁は尿路感染の症状である場合があるため，症状をみとめた際は受診するように患者へ伝える。

(3)飲水量：自己導尿導入前と同等量が適切である。飲水を極端に控えると，尿路感染の発症の可能性が高くなる。一方，多飲は自己導尿回数が増加することで患者の負担が大きくなる。気温の高い日や発汗量が多い日には多めに水分を摂取する，ふだんより水分を多めに摂取した場合は自己導尿の回数を増やすなど，患者自身による判断・調整ができるように指導をする必要がある。

NOTE

❶非常持出袋に自己導尿に必要な物品を準備することと，手洗いや尿道口の消毒ができない環境であっても自己導尿は必ず行うことなどがある。

C 診察・検査を受ける患者の看護

　女性生殖器疾患をもつ患者は，疾患による身体的・精神的な苦痛に加え，女性性がおびやかされることへの不安，性にかかわる部位の検査および治療に対する羞恥心や恐怖心など，さまざまな思いをいだいている。医療者は，このような患者の思いと疾患・診察の特徴を十分に理解し，プライバシーへの配慮と，患者の苦痛が最小限になるような援助をすることが大切である。

　女性生殖器疾患の診察で患者は，問診→外診→内診の順に診察を受け，最後に再び問診室にて診察結果や治療についての説明を受ける。看護師は，診察の目的や流れを十分に理解し，患者が円滑に診察を受けられるように援助することが大切である。

1 問診を受ける患者の看護

　問診では，診療上必要な情報として，患者の主訴である症状以外にも，月経周期や月経血の量などの月経に関する質問や，妊娠・出産歴，性交経験や性交渉時の異常の有無などを情報収集する必要がある。詳細な情報を得る必要がある一方で，話しにくい内容が多いことから，患者にはまず，これらの質問事項が記載された問診票に記入してもらい，それをもとに問診が行われる。

　問診室は，患者が話しやすいようにプライバシーが確保された個室であることが望ましく，不必要な人の出入りや視線，話し声などがないように留意する（◎図6-8-a）。また，付き添ってきた人にさえ知られたくない場合もあ

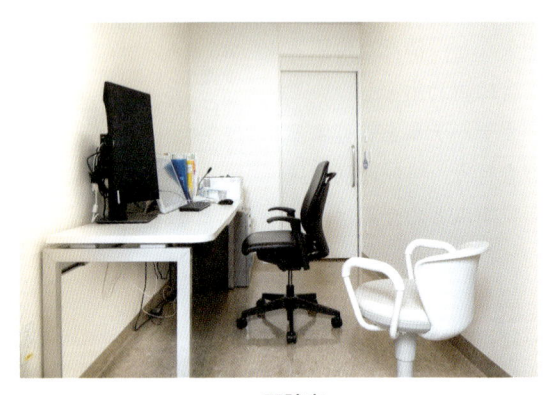

a. 問診室

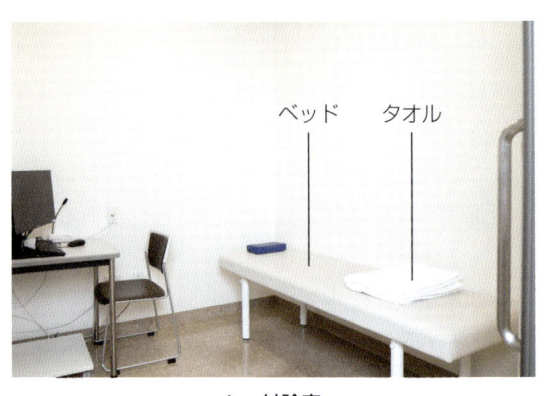

b. 外診室

◎**図 6-8　問診室と外診室**
問診室・外診室はプライバシーが確保された個室であることが望ましい。不必要な人の出入りや視線，話し声などがないように留意する。

---

column　女性性の概念とアイデンティティ

　女性性とは，生物学的な生殖機能，つまり子どもを産むという機能のみならず，女性である自分の身体像（ボディイメージ）や，外観の美しさや子どもを産むことへの社会からの期待，性生活やパートナーとの関係性などが含まれる概念である。これらがおびやかされると，自尊感情の低下につながり，アイデンティティの危機をもたらす。

　とくに，若年で子宮の摘出を余儀なくされた場合には，この先どうやって生きていけばよいのかという苦悩をかかえたり，恋愛や結婚をする価値すらない人間なのではないかと考えたりすることさえある。看護師は，診断時，つまり子宮摘出の前から患者のかかえる心理・社会的問題を十分に理解し，患者が自身にとっての最良の意思決定をしていけるように支援することが大切である。また，手術後には，子宮の喪失を現実のものとして受け入れざるをえなくなった患者の気持ちに寄り添い，患者が自身の身体を肯定的に受け入れられるように支援する必要がある。

　女性性の問題は他者には相談しにくい内容であることをふまえ，患者がアイデンティティの再構築をしていく過程において，中長期的に相談できる体制を整えることも必要である。また，子宮の摘出は患者自身の問題だけでなく社会的な問題をもたらすものであるため，患者の意向を尊重しながら家族やパートナーへ支援をしていくことも大切である。

るため，個別に話せる環境をつくるなどの十分な配慮が必要である。羞恥心や不安から，患者は高い緊張状態にあることを念頭におき，表情や発言を観察し，不安をやわらげるような声かけをするなどの心理的配慮に努めることが重要である。

2 外診を受ける患者の看護

　外診では，おもに乳房や腹部，各部位のリンパ節の診察のほか，リンパ浮腫の有無や程度をみる際には，上肢・下肢の診察も行われる。

　乳房の診察では，視診と触診が行われ，腫瘤がある場合には，境界・形態・硬度，可動性や乳汁分泌の有無などを確認し，良性か悪性かなどが鑑別される。腹部の診察では，膨満や腫瘤感の有無，筋性防御やブルンベルグ徴候❶の有無，疼痛の有無や部位が確認される。

　また，悪性腫瘍の場合は，頸部や鎖骨下，腋窩，鼠径部のリンパ節の診察が行われる。リンパ浮腫は，乳がん・子宮頸がん・子宮体がんの手術後に続発性に生じることが多く，外診では浮腫の程度や皮膚の色調を観察する。

　外診は肌の露出が必要となるため，患者の羞恥心や不安に配慮することが大切である。

1 外診室の環境整備

　問診室と同様に，外診室もプライバシーが確保された個室であることが望ましい❷（◯図6-8-b）。室温を適切に保ち，不用意な人の出入りや視線，話し声で患者が不安にならないよう注意する。

2 必要物品

　診察用ベッド，露出を防ぐためのタオルなどを準備する。

3 看護のポイント

（1）検査の目的・方法について説明する。腹部の診察では事前に排尿をすませるように伝える。

（2）診察時に露出が必要となる部位について説明し，身じたくを促す。

（3）診察部位に応じて，必要な体位をとる。乳房や腹部の診察ではベッドに臥床させる。腹痛や腰痛などがある場合には，安楽な姿勢がとれるように配慮する。

（4）不必要な露出を避けるために，タオルなどでおおう。

3 内診を受ける患者の看護

　内診は，内性器の診察において最も重要であると同時に，患者にとっては最も羞恥心や恐怖心の強い診察でもある。また，内診の際には，直腸診や腟鏡診，経腟超音波検査，検体採取などが一連の流れで行われるため，患者が

NOTE
❶筋性防御とは，腹部を圧迫した際に，痛みのために腹部がかたく緊張することをいう。ブルンベルグ徴候とは，圧痛のある腹壁を徐々に圧迫し，急に手を離したときに強い痛みを感じる徴候のことをいう。腹膜に炎症が波及している際にみられる所見である。

NOTE
❷医療機関によっては，問診室の一角にベッドを置いて外診室の機能をもたせていたり，超音波機器などのある部屋で外診を行う場合がある。

安心して安全に診察が受けられるように，精神的配慮と手順のよい介助が求められる。

1 内診室の環境整備

　内診室は，プライバシーが確保された個室であることが望ましい(○図6-9)。内診台のそばに脱衣スペースを設け，ティッシュペーパーや汚物入れを設置する。

　下半身を露出するため，室温は適温を保つ必要がある。異常帯下や性器出血のある患者も多く，脱衣スペースや内診台が汚染されやすいため，つねに清潔が保てるように清掃し，臭気が残らないように換気を行う。

2 必要物品

　次の物品を準備する。
- **設備・備品**　内診台，照明，バスタオルなどの掛け物，ナプキン
- **診察器具・治療器具**　腟鏡，長鑷子，短鑷子，子宮腟部鉗子(マルチン単鉤鉗子，ミュゾー双鉤鉗子)，子宮消息子，キュレット(鋭匙)，試験切除鉗子，ヘガール頸管拡張器，長クーパー剪刀[1]，長ペアン鉗子[1]，長ケリー鉗子[1]，頸管鑷子，ダグラス窩穿刺針，イリゲーターなど
- **薬品**　洗浄液，消毒液，生理食塩水，腟坐薬，アルギン酸ナトリウム原末，リドカイン塩酸塩ゼリーなど
- **滅菌衛生資材**　ふき綿，腟タンポン，ガーゼなど
- **検査時の必要物品**　細胞診・組織診検体採取用の器具，無水エタノール，10%ホルマリン液，3%酢酸液，濾紙，腟分泌物培養検査採取用綿棒，クラミジア・淋菌検査採取用綿棒，スライドガラス，カバーガラス，顕微鏡，妊

□ **NOTE**

[1] クーパー剪刀はおもに組織の切離・剝離に用いられるはさみである。ペアン鉗子はおもに止血に，ケリー鉗子はおもに組織の剝離に用いられる。

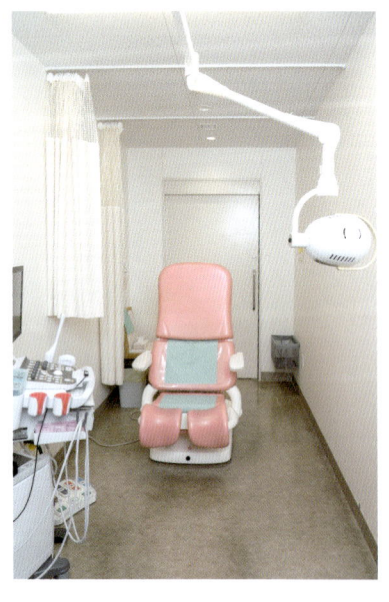 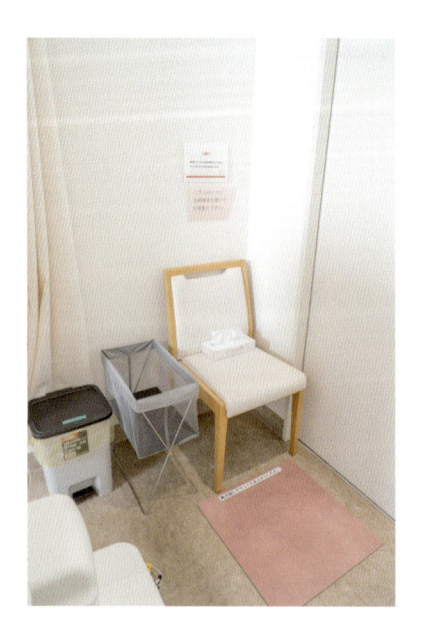

○**図6-9　内診室**
内診室には内診台が設置され，近くに脱衣スペースが設けられる。

娠反応検査試験紙など，実施する検査に応じた必要物品

3　内診・直腸診・腟鏡診・子宮消息子診の介助と看護

◆ 内診・直腸診

　内診とは一般的に双合診をさす。性交経験のない患者の場合や，内診だけではわかりにくいがんの浸潤などを把握する場合には，直腸診が行われる。

■ 看護のポイント

● **診察前**　診察前には，以下に留意して看護を行う。

(1) 検査の目的・方法・所要時間と，軽い痛みや不快感を伴うことについて説明し，患者の不安の程度や理解の状況を確認しながら，不安の軽減に努める。若年の患者や，不安の強い患者の場合には，家族や看護師がそばに付き添い，不安の軽減をはかる。

(2) 内診の前に排尿を促す。子宮の前方に膀胱があるため，膀胱に尿が貯留していると双合診の際に子宮や周辺臓器が触れにくくなり，状況を確認しにくくなるためである。また，患者が尿意をがまんし腹壁に力が入ることでも子宮の状態を確認しにくくなる。身体に力が入ると疼痛や緊張感を助長してしまうため，事前に排尿しておくことが望ましい。

(3) 患者に下着を脱いで内診台へ移乗するように促す。多くの患者は緊張するため，検査中に痛みがあれば遠慮なく申し出てよいことなどの言葉かけを行い，あたたかく誠実な態度で接する。内診台の昇降時の転落に注意する。

(4) 内診は截石位（砕石位）で行われる（●図6-10）。不必要な露出を避けることと，保温することを目的に掛け物などで下半身をおおう。患者には，ゆったりと開脚し，腹部と大腿部の力を抜き，殿部を浮かせず，深呼吸するように声かけしたあと，ゆっくりと内診台を操作して開脚させる。

● **診察中**　診察中には，以下のような看護を行う。

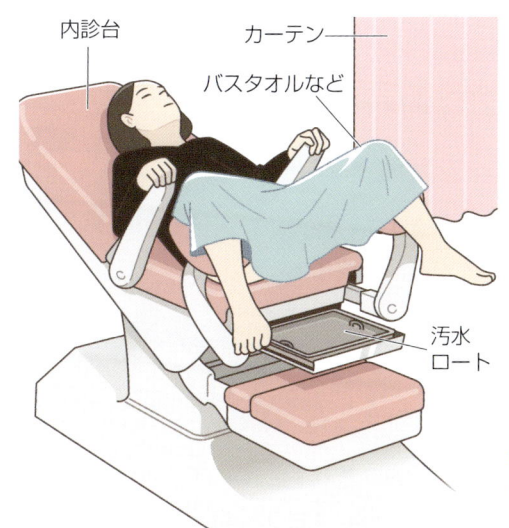

　内診台　　　　カーテン
　　　バスタオルなど
　　　　　　　　　　　　汚水
　　　　　　　　　　　　ロート

●図 6-10　内診時の体位
診察時はカーテンで仕切る場合もある。

(1)軽い痛みや不快感を伴うことを伝え，腹部の力を抜き，深呼吸するように声かけする。

(2)疼痛や気分不快の有無を確認し，表情や患者の反応にも注意する。診察はカーテンごしとなる施設も多いため，苦痛が強い場合には，患者の表情が見えるように看護師はそばに付き添い，患者の状態を確認する。

(3)内診中，看護師は席を外さずに立ち会う。これは，患者の不安軽減のためであるのはもちろんのこと，患者が医師に対して不測の誤解をいだかないようにすることや，患者の尊厳をまもるための倫理的配慮としても大切なことである。

● **診察後**　診察後には，以下のような看護を行う。

(1)陰部・殿部を清拭し，疼痛や気分不快の有無を確認する。

(2)患者が安全に内診台から降りられるように説明と介助を行う。

(3)検査後は少量の出血があるため，ナプキンを装着してもらう。

◆ 腟鏡診

　腟鏡は腟腔を開くための器具であり，子宮腟部の視診・検査・処置のために用いられる。腟鏡診は内診の前，すなわち最初に行われることが多いため，不安や恐怖心に配慮した声かけが必要である。準備や看護のポイントは内診に準じる。

▌ 介助

(1)腟鏡には3S〜Lまでのサイズがある。体格や性交経験の有無によりサイズを選択し，医師に手渡す。装着から抜去までは医師が行う。

(2)腟内を観察しやすいように，照明をあてる。

(3)使用済みの腟鏡は感染対策に配慮し，施設によって定められた手順に従って適切に洗浄・消毒を行う。

◆ 子宮消息子診

　子宮消息子診は，子宮内腔の向きや長さを確認する目的で行われる。腟鏡で腟を展開し，外子宮口から子宮消息子を挿入する。

▌ 介助

(1)腟鏡診に準じて腟鏡を手渡し，照明をあてる。医師が外子宮口を確認する。

(2)腟内を消毒するための消毒用綿球を医師に渡す。

(3)子宮消息子を渡す。その際，無菌操作で実施できるよう注意する。挿入が困難な場合にはマルチン単鉤鉗子で固定して挿入するため，必要に応じて準備し，医師に手渡す。

(4)終了後は，腟鏡診に準じて物品の適切な洗浄・消毒を行う。

▌ 看護のポイント

　内診・直腸診に準ずるが，以下のポイントにも留意する。

● **診察前・中**　内診に比べて強い下腹部痛を伴うことがあるため，それを事前に説明しておき，検査中も疼痛の程度を確認する。恐怖心も加わること

で，迷走神経反射をおこすことがあるため，冷汗やめまい，吐きけの有無を確認する。

●**診察後**　感染予防のため，検査当日は入浴や性交渉を避けることを説明する。多量の出血や強い腹痛，発熱をみとめた場合には受診するように説明する。

4　検査を受ける患者の看護

1　画像検査を受ける患者の看護

◆　経腟超音波検査

経腟超音波検査は，身体にほとんど侵襲を与えずに，リアルタイムに子宮や卵巣の状態を確認できるため，画像診断の第一選択として用いられる必須の検査である。経腟用プローブを腟内に入れて検査することで，子宮や卵巣を近い位置から見ることができる。

膀胱に尿がたまっていると子宮・卵巣とプローブの距離が離れてしまうほか，子宮・卵巣が膀胱に押されて見にくくなるため，検査前には排尿をすませる必要がある。看護のポイントは内診・直腸診に準ずる（◐223ページ）。

◆　経腹超音波検査

経腹超音波検査は，腫瘤が大きい場合の観察に適している。経腟超音波検査と異なり，膀胱が縮小していると，腸管のガスなどにより明瞭な画像が得にくくなるため，膀胱に尿をためた状態で検査を行う。内科一般の検査と同様の看護を行う。

◆　子宮卵管造影検査

子宮卵管造影検査（HSG）は，不妊症の検査として行われるものであり，子宮腔の異常の有無や，卵管閉鎖の有無を確認するために行われる。X線透視下にて子宮腔内に造影剤を注入し，造影剤が流れる様子を撮影する。子宮消息子診に準じて，腟内の消毒を行ったうえで実施する（◐224ページ）。

▌介助

バルーンカテーテルまたは嘴管（しかん）を用い，子宮頸管から造影剤を注入する。無菌操作で実施できるよう注意する。

▌看護のポイント

子宮消息子診に準じ，以下のポイントにも留意する。

●**検査前**　検査前には次のような点に留意する。
（1）造影剤によるアレルギー反応やショックをおこすことがあるため，事前にアレルギーの有無を確認する。
（2）月経終了後から排卵前までの卵胞期であることを確認する。

●**検査中**　下腹部の痛みを伴う検査であり，子宮・卵管の状態によっては

痛みが強い場合もある。検査中はつねに痛みの程度や気分不快の有無を確認し，リラックスして検査が受けられるよう声かけを行う。迷走神経反射をおこしていないかを確認し，吐きけやめまい，冷汗が出現している場合にはバイタルサインの確認を行う。

● **検査後**　検査後には次のような点に留意する。

(1) 抗菌薬が処方された場合には，処方どおりに内服するように説明する。

(2) 翌日にX線撮影を行い，造影剤の広がりや消失を確認することを説明し，来院するように伝える(● 62ページ)。

◆ マンモグラフィ

　マンモグラフィは40歳以上の女性のがん検診にも含まれている検査であり，乳房疾患の診断において非常に有用な検査である。左右の乳房を片方ずつ圧迫板に固定し，X線撮影を行う(● 151ページ)。

　乳房を露出するため，羞恥心に配慮し，また室温を適温に保つ必要がある。被曝線量を低減し，高画質の画像を得るためには適正な圧迫が必要である。患者には，これらの理由から乳房を引っぱり2枚の板ではさむことと痛みを伴うことを事前に説明し，不安や緊張をやわらげるよう援助する。

2 生検を受ける患者の看護

　がんの確定診断は組織診による病理診断によって行われる。子宮頸部・子宮体部生検による組織診は，内診を含む一連の診察の間に行われるため，患者への説明などの看護のポイントは内診に準じる(● 223ページ)。

◆ 子宮頸部のねらい組織診

　子宮頸部のねらい組織診は，子宮頸部の擦過細胞診，いわゆる子宮頸がん検診などで異常があった場合に行われる検査である。腟拡大鏡(コルポスコープ)で子宮頸部を観察しながら，異常所見のある部位の一部を切除する。

▌ 介助

(1) 腟鏡はつや消しで黒色のものを用意する(● 47ページ)。

(2) 3%酢酸液を浸した綿球を医師に渡す。医師は子宮頸部の酢酸加工を行い，腟拡大鏡で映し出された病変部位の画像を撮影し，診療記録として残す。

(3) 試験切除鉗子を医師に渡す。医師は病変部位の一部を切除する。

(4) 切除された組織を濾紙にのせ，10%ホルマリン液に入れて固定する。

(5) 止血用のタンポンまたはガーゼを医師に渡し，医師が挿入する。

(6) 採取された検体は確実に検査部門へ提出する。

▌ 看護のポイント

　子宮消息子診に準じて行い，以下のポイントにも留意する。

● **検査中**　患者に検査の進行状況を伝え，不安の軽減に努める。

● **検査後**　タンポンやガーゼを挿入した場合には，抜去時間と方法を説明する。疼痛や気分不快が強い場合にはバイタルサインの確認を行い，十分に

休息させる。

◆ 子宮内膜組織診

　子宮内膜擦過細胞診で異常があった場合や，経腟超音波検査で子宮内膜の肥厚をみとめた場合に子宮内膜組織診が行われる（●57ページ）。女性生殖器疾患の検査では最も痛みを伴う検査であり，侵襲度が高い。

▍ 介助

（1）事前に子宮消息子診にて子宮の向きや大きさを確認し，頸管拡張器で子宮頸管を拡張したあと，続けてピペットキュレットや鋭匙などの子宮内膜組織採取用器具を外子宮口より挿入し，組織を採取する。看護師は必要物品を準備し，無菌操作で医師に渡す。

（2）採取された組織を注意深く集めて濾紙にのせ，10％ホルマリン液に入れて固定する。

（3）採取された検体は確実に検査部門へ提出する。

▍ 看護のポイント

　子宮消息子診に準じ，以下のポイントにも留意する。

● **検査前**　強い疼痛を伴うため，疼痛に対する不安が強い場合には，検査前に鎮痛薬の坐剤を使用する。

● **検査後**　抗菌薬が処方された場合には，処方どおりに内服するように説明する。

◆ 乳房の針生検

　乳房の針生検は，乳房の腫瘤や石灰化病変に対して良性・悪性の鑑別をするために行われる検査である。経皮的に針を刺し，組織の一部を採取する。悪性の場合には，組織型やホルモン受容体，HER2 タンパク質の発現が調べられる。薬物療法を含めた治療方針を決定するために非常に重要な検査である。

　触知可能または超音波で確認可能な腫瘤に対しては，超音波ガイド下で生検を行い，触知できず超音波で確認できない石灰化病変に対してはマンモグラフィガイド下（ステレオガイド下）で生検を行う。

▍ 方法

　局所麻酔後，皮膚を数 mm 切開して針を挿入する。スプリング式のコアニードル生検は，14〜18 G の針が飛び出すしくみになっている。吸引式では，陰圧をかけることにより，一度に多量の組織採取が可能である。いずれの方法でも，診断に必要な量の検体が採取できるまで，針の上下・左右の角度をかえながら数回穿刺する。

▍ 看護のポイント

● **検査前**　検査前には，以下に留意して看護を行う。

（1）検査の目的，方法，所要時間について事前に説明する。患者は，乳房を露出することへの羞恥心や痛みへの恐怖心，悪性かもしれないという不安などのさまざまな思いをかかえている。看護師は，質問にていねいに

回答することなどにより，緊張をやわらげるように援助する。

(2)室温や掛け物を調整し，保温に努める。

(3)医師や臨床検査技師と協働し，体位の調整を行う。超音波ガイド下では仰臥位，マンモグラフィガイド下では腹臥位または側臥位をとる。病変の位置に応じて病変側の背部にあて枕を置いたり，上肢を挙上させたりして，検査が安全かつ的確に行えるように体位を整える。検査中は少しの体動によっても病変の位置がずれてしまうため，顔や身体を動かさないようにする必要があることを説明し，患者が安楽な姿勢を保持できるように援助する。

(4)バイタルサインの確認を行う。

● **検査中**　検査中には，以下に留意して看護を行う。

(1)気分不快や顔面蒼白の有無などといった患者の状態を確認する。

(2)適宜，検査の進捗を説明し，患者の不安が軽減するように努める。

● **検査後**　検査後には，以下に留意して看護を行う。

(1)穿刺部位はガーゼなどで圧迫固定する。

(2)バイタルサインを測定し，異常がないことを確認する。

(3)検査当日は入浴・飲酒・運動を避けることを説明する。

(4)抗菌薬が処方された場合には内服することを説明する。

(5)出血や強い疼痛，腫脹，発熱をみとめた場合には，連絡するように説明する。

3　子宮鏡検査を受ける患者の看護

　子宮鏡検査(ヒステロスコピー)とは，子宮筋腫や子宮内膜ポリープ，子宮内膜増殖症，子宮体がんなどの疾患，または子宮内膜擦過細胞診にて疑陽性の場合に，これらの病変の子宮内における存在の確認やその位置，広がりを観察するために行われる内視鏡検査である。子宮体がんについては，子宮体部の観察のみならず，頸部にまでがんが進んでいるか否かを診断するためにも重要な検査である。

　また，不妊症の検査としても，子宮内腔の形態異常の有無や腫瘍性病変の有無，癒着の有無を確認するために行われる。

　ヒステロファイバースコープは，子宮消息子と同様の手順で挿入される。子宮腔内に二酸化炭素または生理食塩水を注入し，内腔を拡張して子宮内腔の観察を行う。

▎介助

　二酸化炭素を入れるための通気用ポンプ，または生理食塩水と点滴セットを準備し，子宮鏡に接続する。検査中は医師の指示のもとで注入・停止を介助する。無菌操作で実施できるように準備と介助を行う。

▎看護のポイント

　子宮消息子診に準じ，以下のポイントにも留意する。

● **検査前**　検査前には，以下に留意して看護を行う。

(1)多量の生理食塩水を使用するため，患者には衣類がぬれないように腰の

上までしっかりとたくし上げるように説明し，介助する。

(2)殿部の下に，防水シーツやビニール袋などを設置し，内診台の周囲を汚染しないように準備する。

● **検査中**　検査中には，以下に留意して看護を行う。

(1)二酸化炭素や生理食塩水の注入により，下腹部の圧迫感や生理痛様の下腹部痛があるため，痛みの程度や気分不快の有無を確認する。

(2)患者に検査の進行状況を伝え，不安の軽減につとめる。

● **検査後**　検査後には，以下に留意して看護を行う。

(1)子宮腔内に残った生理食塩水が腟より流出してくることがあるため，患者にはナプキンをあてておくように説明する。

(2)抗菌薬が処方された場合には，指示どおりに内服するように説明する。

D　治療・処置を受ける患者の看護

1　ホルモン療法を受ける患者の看護

　ホルモンは，身体のさまざまな機能の調整するはたらきがあり，そのバランスがくずれると，さまざまな身体症状が出現する可能性がある。ホルモン療法は，ホルモンのはたらきを調節することで，そのホルモンに関連する疾患を予防したり，進行を遅らせたり，症状を緩和したりすることを目的に行われる。

　ホルモン製剤は，疾患の種類や患者の状態により選択され，薬剤の種類によってさまざまな副作用を伴うことがある（●表6-3）。

● **表6-3　女性生殖器疾患に用いるおもなホルモン製剤の副作用**

	種類	副作用
性ステロイドホルモン製剤	エストロゲン（卵胞ホルモン）	吐きけ・嘔吐，食欲不振，頭痛，倦怠感，抑うつ，不安，めまい，乳房緊満，乳房痛，浮腫，体重増加など
	プロゲステロン（黄体ホルモン）	吐きけ・嘔吐，食欲不振，頭痛，めまい，月経周期不順，微量の不正性器出血，浮腫，体重増加，体温上昇など
	アンドロゲン（男性ホルモン）	男性化傾向（体毛の増加，声帯機能の変化），浮腫，体重増加
ゴナドトロピン製剤（性腺刺激ホルモン）	ヒト閉経期尿性ゴナドトロピン（hMG）	卵巣過剰刺激症候群（卵巣腫大，卵巣出血，腹水貯留），多胎妊娠
	ヒト絨毛性ゴナドトロピン（hCG）	卵巣過剰刺激症候群（卵巣腫大，卵巣出血，腹水貯留），多胎妊娠
ゴナドトロピン放出ホルモン（GnRH）アゴニスト		頭痛，めまい，肩こり，月経異常など
アロマターゼ阻害薬		吐きけ・嘔吐，食欲不振，頭痛，ほてり，倦怠感，抑うつ，不安，体重増加など

1 アセスメント

ホルモン療法は，ほてり・発汗・のぼせ・抑うつ状態などの更年期症状をまねくことがある。これらの症状は不眠や疲労感などを引きおこし，患者の日常生活に影響を及ぼすこともある。そのため患者は自分自身の治療について，説明された治療を理解・納得したうえで，みずから意思決定することが重要である。

治療によって予測される副作用に対しては，薬剤の特徴や患者の心身の状態をアセスメントし，予防や症状が出現したときのセルフケア支援を行う。治療は長期にわたることも多いため，治療が継続できるように長期にわたって身体的・心理的支援を行う。

2 看護問題

(1)ホルモン製剤の副作用により，日常生活に影響を及ぼすことがある。
(2)ホルモン療法の効果や副作用について，不安を感じる場合がある。

3 看護目標

(1)副作用症状を予防・緩和するためのセルフケアを実践することができる。
(2)治療に対する疑問点や不安を表出したうえで，治療内容を正しく理解し，納得して治療を受けることができる。

4 看護活動

観察

(1)吐きけ・嘔吐，食欲不振，便秘，頭痛，倦怠感，めまい，ほてり，のぼせ，関節痛，筋肉痛，睡眠障害などの自覚症状の有無と程度
(2)性器出血や腟分泌物，腟の乾燥，腟炎，乳房緊満感，乳房痛などの有無や程度といった生殖器の状態
(3)体重の変化❶
(4)抑うつ・不安の有無と程度
(5)治療に対する理解と受けとめ
(6)服薬状況

援助

(1)医師から説明された内容を患者がどのように理解したのかを確認し，必要な場合は補足説明を行う。
(2)日常生活習慣に見合った具体的な指導を行う。
(3)次の項目で述べる心理・社会的支援を行う。
(4)内服薬の用法・用量を説明する。

教育

(1)ホルモン製剤の使用方法：患者に投与される薬剤の用法，用量，投与期間を説明する。
(2)ホルモン製剤による副作用の症状緩和：吐きけ・嘔吐，食欲不振，便秘

□ NOTE
❶副作用としては，体重増加がみられることが多い。

などの症状に対しては，消化のよいものを少しずつ摂取するように説明
する。ほてりの症状には，服装の工夫や運動を取り入れてみるように説
明する。体重増加に対しては，運動量を増やしたり，エネルギー量の少
ない間食に変更したりするなどの工夫について助言する。また症状をや
わらげる薬剤が処方された場合は，使用方法を説明する。

(3) 日常生活指導：恒常性が維持されるよう，十分な睡眠やバランスのよい
食事，規則正しい生活を心がけるように指導する。

(4) 心理・社会的支援：気分の落ち込みなどの症状には，疾患による心理的
不安や，生活環境の変化などのさまざまな要因が考えられるため，患者
が適切に対応できるように支援する。

(5) 性生活への支援：帯下の変化や性交痛などによって性生活に影響が及ん
でいる場合は，潤滑ゼリーの使用をすすめる。

(6) 異常時の対処方法：副作用の症状が強い場合には，すみやかに医療者に
報告するように説明し，自己判断で内服を中断しないようにすることも
伝える。

2　がん薬物療法を受ける患者の看護

がん薬物療法は，がんの治癒を目ざしたり，進行を抑えたり，症状を緩和
させたりすることなどを目的として行われる薬物療法で，細胞傷害性抗がん
薬による化学療法，内分泌療法(ホルモン療法)，分子標的療法などが含まれ
る(○表6-4)。最近はがん細胞に対する免疫のはたらきを高める免疫チェッ
クポイント阻害薬による治療も開発されている。

女性生殖器のがんでも，がんの種類によって薬剤に期待できる効果は異な
り，たとえば卵巣がんは化学療法により延命が期待できるが，子宮頸がんや
子宮体がんでは症状の緩和が主体となることも多い。

○表6-4　女性生殖器疾患に用いるおもながん薬物療法薬の種類と副作用

種類		副作用
細胞傷害性抗がん薬	白金製剤	吐きけ・嘔吐，食欲不振，下痢，脱毛，手足のしびれ，関節痛，皮膚の色素沈着，骨髄抑制など
	タキサン系薬	
	トポイソメラーゼ阻害薬	
	アントラサイクリン系薬	
分子標的薬	血管新生阻害薬	消化管穿孔，血栓症，高血圧，タンパク尿など
	ポリADP-リボースポリメラーゼ(PARP)阻害薬	吐きけ，下痢，貧血，肺炎，血栓症など
	キナーゼ阻害薬	皮膚症状(皮疹・皮膚炎)，爪囲炎，手足のしびれ，肺炎，下痢，肝機能障害，高血圧など
免疫チェックポイント阻害薬		肺炎，筋炎，肝機能障害，糖尿病など

1　アセスメント

（1）治療開始前：がん薬物療法では，治療を行えば必ず治癒するという確証はない。また，副作用による身体的苦痛を伴うだけではなく，治療継続による生活の変化など，患者の QOL に大きな影響を及ぼす。そのため，患者は自身の治療について，説明を理解・納得したうえで，みずから意思決定することが重要である。治療によって予測される副作用を，薬剤の特徴と患者の心身の状態をもとにアセスメントし，予防や症状が出現したときの看護にいかしていく。

（2）治療中，治療後：化学療法薬は，がん細胞だけでなく，増殖の盛んな正常細胞にも作用する。そのため，骨髄や消化管の粘膜の細胞，毛根細胞などにも影響を及ぼし，副作用として白血球減少による易感染状態や血小板減少による出血傾向，吐きけ・嘔吐などの消化器症状，脱毛などがあらわれる可能性がある。患者がセルフケアを行うことができているか，日常生活への支障がどの程度かを把握し，患者とともに対処方法を検討する。また，治療は長期に及ぶことが多いため，治療が継続できるように，長期にわたって身体的・心理的支援を行う。

2　看護問題

（1）治療開始前
- 患者・家族には疾患に対する心理的衝撃があり，それに加えて疾患や治療についての情報量が多いことにより，理解することが困難な場合がある。
- 主体的に治療にのぞむことができるような準備が必要である。

（2）治療中，治療後
- 副作用症状を予防，緩和するためのセルフケアを実践する必要がある。
- 長期的にセルフケアを実践し，治療を日常生活に組み込む必要がある。

3　看護目標

（1）治療開始前
- 患者が，治療についての説明を理解・納得したうえで，みずから意思決定することができる。
- 治療によって予測される副作用と，治療スケジュールを理解し，日常生活におけるセルフケアをイメージすることができる。

（2）治療中，治療後
- 副作用症状を予防，緩和するためのセルフケアを実践することができる。
- 長期的にセルフケアを実践し，治療を日常生活に組み込むことができる。

4　看護活動

■観察
（1）治療開始前

- 医師から患者・家族へ説明する場に同席して内容を確認し，患者・家族の表情や言動を観察する。
- 患者の不安や気がかりなことなどの関心ごとを確認する。
- 患者のセルフケア能力と，必要な支援の度合いを把握する。
- 患者の精神状態や治療への意欲などの準備状態を把握する。

（2）治療中，治療後

- 注意すべき副作用は薬剤によって異なるため，使用する薬剤の特徴を理解したうえで，バイタルサインや血液検査，吐きけ・嘔吐，アレルギー，発熱，食欲不振，倦怠感，下痢・便秘，めまい，口内炎，皮膚の発疹などの症状の有無，尿量，体重の変化，心電図モニターなどを観察する。
- 注射薬は血管外にもれると炎症や潰瘍をおこす場合があるため，点滴の刺入部位を注意深く観察する。
- 患者の日常生活や，仕事・趣味などに及ぼす影響を確認する。

援助

（1）治療開始前

- 医師から説明された内容を，患者がどのように理解したのかを確認し，必要な場合は補足説明を行う。
- 看護師が患者のサポートを行うことを伝え，不安な気持ちに共感を示し，患者の思いを傾聴し，気持ちの整理をたすける。気持ちは変化することがあるため，あとから迷いが生じたり，治療を中止したいと考えたりしたときは，いつ相談してもよいことを伝える。
- 副作用への対処方法について，パンフレットなどを活用しながら具体的な方法を提示して，患者がイメージしやすいように説明する。症状を予防・緩和するためのセルフケアが重要であることを伝え，治療への協力を促す。

（2）治療中，治療後

- 易感染状態や出血傾向は，薬剤の種類にもよるが，投与後2週ごろに最も症状が強くなる。血液検査値に注意し，感染や出血といった合併症の予防に努める。また，発熱は感染徴候として重要な指標である。患者には，手洗いや含嗽，シャワー浴などの感染予防行動をとれるように指導し，困難な場合は介助する。出血傾向がある場合は，不正性器出血の有無や月経量を観察し，歯みがきの際はやわらかい歯ブラシを使用する。
- 吐きけや嘔吐が激しい場合は，からだを締めつけない衣服を着用するようにし，安静を保てるように静かな環境を整備する。嘔吐した場合，吐物はすみやかに片づけて含嗽を促し，不快感の軽減をはかる。また，医師の指示によって制吐薬を投与するほか，食事は消化がよく，においの少ないものにする。
- 口腔内感染を予防するために，口腔内を清潔に保てるよう，口腔粘膜を傷つけないようなブラッシングや含嗽が継続できるように指導する。
- 頻回な下痢は肛門周囲の粘膜に障害を引きおこすこともあるので，外陰部の清潔を保ち，医師の指示により止痢薬を投与する。

- 食事や睡眠などの生活のリズムを保てるよう，生活指導を行い，身体機能や体力の温存ができるように支援する。
- 身体的苦痛が強くなると不安も高まるため，自分や周囲をせめないようにしたり，気持ちを表出したりできるようにかかわる。気分の落ち込みが長く続く場合は，専門的なケアが受けられるように調整する。

▍教育

（1）治療開始前

- 治療全体の流れや薬剤名，投与スケジュールとかかる期間，予定されている回数などの治療計画について説明する。
- 薬剤ごとに予測される副作用について，おこる時期や持続期間，予防方法，対処方法について説明する。とくに異常時にすみやかに医療者に報告すべき症状には，発熱や蕁麻疹，顔面紅潮，動悸，呼吸困難などのアレルギー症状があり，これらについてわかりやすく具体的に説明する。
- 脱毛や皮膚症状などの外見が変化する副作用がおこる可能性がある場合は，ウィッグや帽子などの準備をすすめる。
- 手洗い・含嗽の励行，マスクの着用，口腔内・陰部の清潔などの感染予防行動が習慣化できるようにする。
- 治療中の活動量は，治療内容や身体状況によって異なるため，仕事などを患者が調整できるように，考慮すべき情報を事前に提供する。
- 治療中の妊娠は胎児に影響を及ぼすおそれがあるため，避妊に関する説明を行う。

（2）治療中，治療後

- 予測された副作用症状やその対処方法についての理解度，セルフケアの実施状況を確認し，必要に応じて補足説明や再指導を行う。
- がん薬物療法は，治療のサイクルを複数回繰り返すことから，患者が症状の体験をふり返ることは，次のサイクルでの副作用症状の予防や対策に役だつ。看護師は，症状の程度や日常生活に影響したこと，対処できたこと，効果があったことなどを確認し，患者とともにセルフケアを評価する。

3　内性器・外性器の手術を受ける患者の看護

　内性器・外性器の手術療法では，手術の目的に応じた術式が選択される。手術の対象となる良性疾患には子宮筋腫，子宮内膜症，卵巣嚢腫などがあり，悪性疾患には子宮体がん，子宮頸がん，卵巣がんなどがある。

ⓐ 手術前の看護

1 アセスメント

　疾患によっては，病変の広がりに応じて，臓器の摘出だけでなく，付属器の切除やリンパ節の摘出などを行う必要がある。これにより，排尿・直腸機

●表6-5　せん妄の発症原因

直接因子	誘発因子	準備因子
• 手術 • 薬物(睡眠薬, 麻薬など) • 代謝異常 • 感染症 • 低酸素	• 不安, ストレス • 疼痛・呼吸困難, 排尿障害などの不快な症状 • 睡眠の障害 • 環境の変化 • 身体拘束	• 高齢 • 認知症 • 脳血管障害の既往 • せん妄の既往

せん妄がおこる要因は, せん妄の引きがねになる直接因子, せん妄をおこしやすい状態に近づけたり, 長引かせたりする要因になる誘発因子, せん妄につながる脳機能の低下をおこしやすい要因としての準備因子が関連しているといわれる。準備因子を取り除くことはむずかしいが, 予防や早期発見に役だつ。また, 誘発因子はできる限り避けるような対策が必要となる。

能障害, 性・生殖機能障害, 卵巣欠落症状, リンパ浮腫などのさまざまな機能障害が引きおこされることがある。術後の障害は, 患者の QOL に大きな影響を及ぼすため, 患者がそれらを理解し, 納得して治療にのぞめるように, 患者の身体状況と心理・社会的状況をアセスメントする。

　また, 手術によって意識や注意, 思考, 判断の機能が一時的に, かつ急速に低下するせん妄がおこることがある。せん妄のリスクは, 発症原因に該当する状態であると高まる。そこで看護師は, せん妄のリスクをアセスメントし, 予防や早期発見, 対処につなげていく(●表6-5)。

　手術の前には, 患者に関する情報, 手術に関する内容, 全身状態の観察, 各種検査データの確認をしておく。

(1)患者プロフィール：年齢, 既往歴, 生活習慣, キーパーソン, 家族背景, 社会的役割などの患者の基礎情報, 結婚歴, 妊娠・分娩歴, 挙児希望の有無

(2)手術に関する内容
  • 疾患
  • 手術方法：摘出臓器, 付属器やリンパ節切除の有無
  • 麻酔の種類：全身麻酔, 腰椎麻酔, 硬膜外麻酔
  • 術後の治療方針：術後のがん薬物療法, 放射線療法など

(3)全身状態：不正性器出血・帯下・腹部痛・腹部膨満感などの症状の有無と程度, バイタルサイン, 排尿障害や排便障害の有無, 肥満やるい痩の有無と程度

(4)検査データ
  • 血液検査：血液一般検査・生化学検査・血液型・血液凝固時間・腫瘍マーカー
  • 腎機能検査：尿一般検査・クレアチニンクリアランス
  • 心肺機能検査：心電図検査, 胸部 X 線検査, 肺活量
  • 生殖器と周辺臓器の検査：腹部超音波検査, 子宮卵管造影検査, 直腸鏡・膀胱鏡, CT・MRI, シンチグラフィ, 点滴静注腎盂造影 drip infusion pyelography(DIP)

2 看護問題

(1) 心理的衝撃を受けている状況で，医師からの治療の選択肢の説明を受け，手術に対する決断や，生活上の問題などの意思決定が求められる。

(2) 多くの患者にとって生殖器の手術を受けることは未知の経験であり，緊張度が高く，不安も大きい。

3 看護目標

(1) 手術に対する疑問点や不安が表出でき，必要性を理解・納得したうえで治療を選択することができる。

(2) 手術や合併症の予防に必要な身体の準備が整えられ，良好な状態で手術にのぞむことができる。

4 看護活動

▍観察

(1) 看護師は，医師から患者・家族への説明の場に同席して内容を確認し，患者・家族の表情や言動を観察する。

(2) 患者の不安や気がかりなどの関心ごとを確認する。

(3) 術前オリエンテーション（●238ページ）の理解度を確認する。

(4) 患者の精神状態，治療への意欲などの準備状態を把握する。

▍援助

(1) インフォームドコンセント：手術を受けることによって期待される生存率や再発の可能性だけではなく，おこりうる周辺臓器の障害に伴う合併症，妊孕性の問題，性機能に及ぼす影響などについて，患者が具体的に見通したうえで選択できるように支援する。これらはパートナーや親などの理解も必要であるため，家族にも十分な説明をして検討できるようにする。

(2) 必要物品の準備：前開きの寝衣，腹帯，T字帯，ナプキン，バスタオル，ストローなどの手術に必要な物品を説明し，その準備をしてもらう。これらの説明は入院前に行い，入院後にそろっているかを確認する。

(3) 術後にそなえた練習：術後合併症の予防やセルフケアを促すために行う。

- 呼吸：手術後は麻酔の影響により，換気障害が生じて無気肺や肺炎などの合併症を引きおこしやすくなる。術後に効果的な呼吸ができるように，腹式呼吸による深呼吸の練習を行う。

- 起き上がり：術後は腹部に傷ができるため，腹筋を使った起き上がりはむずかしくなる。起き上がるときは，横を向いてから，足をベッドから下ろして起き上がるようにする。またベッドに横になるときは，深く腰かけて横向きのまま肘，肩，頭をベッドにつけて，足を上げてから上を向くようにすると，痛みが増強せずにすむことを説明し，実際に練習する。

- その他：床上での含嗽や，体位変換などの練習を行うとよい。

（4）身体的準備

- 身体の清潔：手術時に皮膚切開部の消毒効果を高めるために，事前にシャワー浴を行い皮膚のよごれを落とす。腹腔鏡を使用する手術の場合は，臍部（さいぶ）のよごれが感染の原因となるため，綿棒にオリーブオイルを浸して，臍のよごれを取り除く。
- 除毛：これまでは手術切開部の皮膚の消毒を完全にし，感染を防止する目的で剃毛（ていもう）が行われてきた。しかし，かみそりを使用することで生じる小さな傷がかえって術後の創感染の原因になることがわかったことから，体毛が手術の障害になる場合には，はさみやクリッパーでカットするようになった。除毛の範囲は術式によって異なるため，術式を確認して行う（●図6-11）。
- 腸管前処置：手術中の視野を確保する目的や，手術中の便の排泄による術野の汚染を防ぐ目的，さらに術後の腸管の蠕動運動を促進させ，回復を早める目的で，緩下剤の内服や浣腸を行う。
- 催眠薬の投与：手術前には，手術に対する不安をもつ患者は多く，不眠を訴える場合も多い。不眠に対して催眠薬や抗不安薬が処方されている場合は，患者と相談して使用する。
- 食事：低残渣食とし，前日の夕食以降は禁食，手術当日は禁飲水となる。誤って飲食することを防ぐために，具体的にわかりやすく説明する。

（5）不安の軽減：手術を受ける患者は，手術を受けることによって生命予後がどれくらい期待できるのかという生命の問題や，手術による痛みや苦痛といった手術に伴う身体的な問題をかかえる。それに加えて，子宮や卵巣を失って妊娠や出産がむずかしくなることで，その後の人生にも影響を及ぼす可能性があり，さまざまな不安や恐怖を感じる。看護師は，これらの不安を軽減するために，他人に話しにくいという患者の胸中を理解しながら，不安を表出できる環境をつくり，疑問や不安の内容を傾聴してわかりやすい言葉でていねいに説明し，患者の不安に寄り添った

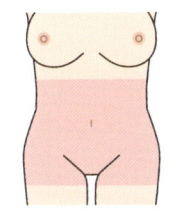
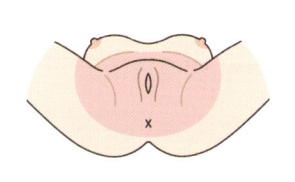

a. 一般的な開腹手術の場合

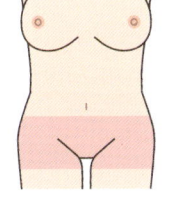
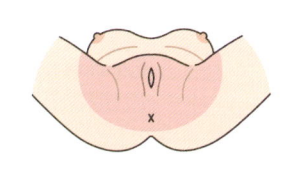

b. 腟式手術の場合

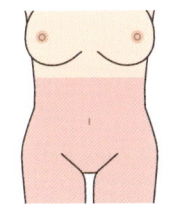
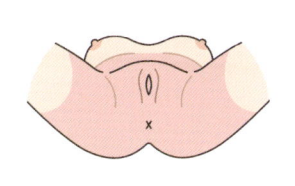

　　　　　　　　　　　　　　　　　　　　　　　　　　 除毛を行う領域

c. 開腹広汎子宮全摘出術の場合　　　●図6-11　除毛の範囲

ケアを行う。

▌教育

(1) 術前オリエンテーション

- 手術が円滑に進められるように，手術の流れや必要物品などを説明する。また手術までに行われる処置を適切に行うことができるように，その必要性と手順を説明する。
- 手術後の状態や，安静期間などを事前に十分に説明しておく。事前に術後の状態をイメージすることは，術後の特殊な状態を受けとめる準備となり，せん妄予防にもつながる。患者には，術後には一過性にせん妄がおこりやすいことを伝え，看護師が早期発見に努め，おこった場合は早期対処していくことを説明する。

(2) 心理的支援：性生活はパートナーとの関係構築に重要な意味をもつため，手術後に性生活をスムーズに再開できるように，術前から術後の性反応や情緒的な変化について，パートナーとともに患者に情報提供をしておくとよい。

b 手術当日の入室までの看護

1 アセスメント

(1) バイタルサインや睡眠状態，排泄の有無といった全身状態を把握し，手術前の最終確認を行う。

(2) 手術に対する最終的な同意を確認する。

2 看護問題

(1) 手術に向けた最終的な準備を整える必要がある。

(2) 手術の目的，術式，および予測される合併症について，患者・家族が正しく理解し，納得したうえで，同意していることが必要である。

3 看護目標

(1) 手術に向けて身体の準備が整えられる。

(2) 行われる治療を理解し，同意したうえで，手術にのぞむことができる。

4 看護活動

▌観察

(1) 全身状態，バイタルサイン
(2) 排泄の状態
(3) 最終食事時間，最終飲水時間
(4) 患者の表情・言動

▌援助

(1) 手術に対する最終的な同意を確認する。
(2) バイタルサインを測定し，全身状態を確認する。

（3）医師の指示に基づいて，輸液や手術前投薬を行う。

（4）胃管チューブの挿入介助を行う。

（5）身じたくの準備と確認を行う。

（6）手術室持参物の確認：各種の同意書などの書類がそろっていることを確認する。もれがないように，各施設におけるチェックリストを活用するとよい。

（7）必要物品（◐236ページ）を確認する。

（8）手術室への移送：状態によって，歩行，車椅子，ストレッチャーから選択される。

（9）手術室看護師への申し送り：一般状態，最終飲食・飲水時間などを申し送りする。ネームバンドを利用して患者確認が行われ，左右2つある臓器の場合には，左右の間違いがないように，どちらが手術対象であるかがわかるようにマーキングがされていることを最終確認する。

（10）病室の準備：患者が手術室に入室したあとは，術後の患者を受け入れるために，病室の環境を整えて，術後の観察やケアに必要な物品を準備する。

▌教育

　患者には，事前に手術同意書にサインをしていても，気持ちは変化するものであることを伝える。そのうえで手術に同意をしているかどうかの最終的な確認をする。

C 手術後の看護

1 アセスメント

　手術直後は，麻酔や手術侵襲からの回復過程にあり，全身状態は変化しやすい。全身状態と精神状態を注意深く観察し，アセスメントを行う。

　手術から数日経過すると，創部痛や全身の苦痛が少しずつ緩和されて，回復へと向かう時期になる。また心理状態は，手術に対する不安から，臓器喪失感や疾患の予後の不安へと変化していく。看護師は，患者の心理・社会的問題をアセスメントし，退院に向けての支援を行う。

2 看護問題

◆ 手術直後

　手術直後は，手術に伴う身体的侵襲の影響が最もあらわれやすい時期である。全身状態が変化しやすく，創部痛や麻酔による吐きけ・嘔吐などの苦痛がおこる可能性が高い。

◆ 手術翌日から退院まで

　手術翌日から退院までは全身状態が安定し，創部痛などの苦痛が回復へと向かう時期である。術後合併症を予防し，体力を回復させるためにも早期離

床や清潔ケアへの協力が必要となる。また，子宮や卵巣を摘出したことによる臓器喪失感に伴う不安が高まる場合がある。

3 看護目標

◆ 手術直後

（1）異常が早期に発見され，合併症を予防できる。
（2）身体的苦痛および不安などの苦痛が軽減される。

◆ 手術翌日から退院まで

（1）異常が早期に発見され，合併症を予防できる。
（2）手術後のボディイメージの変化を受けとめられる。
（3）退院後の日常生活を理解できる。

4 看護活動

▌観察

（1）全身状態
- 意識レベル：手術直後は，手術や麻酔の影響により，意識レベルが変動しやすい。名前や生年月日，現在の状況を正しく言えるか，簡単な指示に従えるかを確認し，意識レベルを観察する。
- バイタルサイン：術後の経過における変化を観察するために，定期的に測定し，変化が生じた場合は注意が必要である。手術直後は体内での出血や循環不全に起因する急激な血圧低下にとくに注意する。
- 呼吸状態：肺炎や無気肺といった呼吸器合併症の早期発見のために，呼吸困難感，チアノーゼ，咳嗽・喀痰（がいそう）の有無を確認し，呼吸音を観察する。
- 出血の状態：創部や腟内からの出血の有無を観察する。腹腔や後腹膜腔，腟断端にドレーンが挿入される場合があり，定期的にドレーンからの排液量や性状を確認する。
- 尿量：時間ごとに量を測定し，性状，比重および輸液量とのバランスを観察する。尿量の減少や無尿は，術中の尿管損傷による可能性があるため注意が必要である。
- 疼痛：強い創部痛がある場合は，多量の出血がおきていることがある。また尿管を損傷した場合は，側背部痛がおこることがあるため，痛みの程度や疼痛部位を確認する。
- 創部の状態：創部からの出血や感染の有無を確認するために，創部の疼痛・出血や，周囲の発赤・腫脹の有無を観察する。
- 腸の蠕動運動：腹部の手術では，術後に腸管が機能しているかどうかの確認は重要である。腸の蠕動運動の状態と，排ガスおよび腹部膨満感の有無を確認する。
- 膀胱炎に関連する症状：尿道留置カテーテルを長期間挿入している患者や，広汎子宮全摘出術などの膀胱への侵襲が大きな手術を受けた患者，

高齢患者では膀胱炎がおこりやすい。頻尿や下腹部の違和感，排尿時痛，残尿感などの膀胱炎に関連する症状の観察を行う。

- 浮腫や貧血などのその他の症状：貧血では顔面の蒼白化やめまい，ふらつきがあらわれる。また，循環動態の変化により，浮腫や皮膚の乾燥が生じうる。とくに，リンパ節郭清術を行った場合は，陰部や下肢，とくに大腿の浮腫をおこしやすいため，これらの観察を注意深く行う。

(2) 検査データ：血液検査により，肝機能や腎機能の低下，貧血，低タンパク質血症，感染徴候などを把握する。

(3) 精神状態：全身麻酔による手術を受けた患者の5～10％にせん妄がおこることから，興奮・混乱・幻覚などがないかを注意深く観察し，異常の早期発見に努める。術後のせん妄は，1週間程度続いてしだいに落ち着く経過をたどる。発症すると点滴やカテーテルを引き抜いたり，昼夜逆転して大声を上げたり，歩行時に転倒することがある。注意力の障害，興奮，不眠，昼夜逆転，抑うつなどの症状に注意し，注意深く行動を観察して事故の防止に努める。

▍援助

(1) 術後合併症の予防

- 下肢静脈血栓症：骨盤内臓器の手術では，下肢または骨盤の深部静脈で血液が凝固し，血栓ができやすい。歩行を開始するまでは間欠的空気圧迫によるフットポンプを装着し，下肢静脈の循環を良好に保つようにする。

- 創部感染：手術後の創部の再上皮形成は24～48時間でおこり，その後はガーゼなどで被覆しなくても細菌の侵入を防ぐことができる。手術後2日目にガーゼを除去し，シャワー浴が許可されたら，創部を洗浄して清潔をはかる。

- 尿路感染：感染予防のために，尿道留置カテーテルは早期に抜去されることが多い。尿道留置カテーテルの抜去後に，排尿が得られにくい場合は，医師の指示により残尿測定を行う。

- 腸閉塞：腸管への機械的な刺激，麻酔薬や鎮痛薬などの影響により，消化管の運動麻痺がおこりやすい。通常は数日で自然に回復するが，子宮や卵巣の手術ではリスクが高まるため，早期離床を行い，腸の蠕動運動を促進させる。食事は流動食から開始し，消化のよい食品をよくかんで摂取するように指導する。排便の状況によって，医師の指示に基づいて緩下剤の投与を行う。

- リンパ浮腫：リンパ節切除術によって，リンパ液の流れがわるくなり，停滞することで，下肢・腹部・鼠径部に浮腫がおこることがある。ベッド上であて枕を使用して下肢を挙上したり，医師の指示により弾性包帯で下肢を圧迫したりすることがある。

(2) 苦痛の緩和

- 創部痛：医師の指示に基づいて，鎮痛薬を投与する。
- 吐きけ・嘔吐：手術や麻酔，鎮痛薬の影響などにより，吐きけ・嘔吐が

おこりやすい。医師の指示に基づいて，制吐薬を投与する。手術直後の安静の制限により臥床した状態で嘔吐した場合は，顔を横に向けるようにして誤嚥を防ぐようにする。

(3)精神面の支援

- 術後せん妄への対策：せん妄がおこった場合は，医師に報告して薬剤を使用したり，危険がないように患者に付き添ったりして，安全を確保する。患者が幻覚や幻視を訴えたときは，その内容を否定せずに，時間・場所や患者がおかれている状態を知らせて，状況を理解できるようにかかわる。また，患者が安心できる言葉をかけるようにする。
- 臓器喪失感への支援：手術前に理解・納得したうえで意思決定したとしても，女性としての象徴である臓器の喪失が現実となると，患者はつらい体験として直面することになる。患者の心理的状況を理解し，気持ちや感情に寄り添いながら，共感的態度で接する。患者が現実を受けとめて，手術後の身体的回復をはかりながら，自分らしく社会生活を送ることができるように支援していいく。

▌教育

　退院後に患者が自宅で安心して療養生活を送ることができるように，次のような日常生活上の注意点や，異常時の対処方法について説明する。日常生活や性生活については，家族，とくにパートナーの理解と協力が不可欠であるため，手術後の身体変化や回復について，患者と一緒に説明を受けられるように調整する。

(1)日常生活：からだに負担のかからない程度からはじめていき，疲れを感じたら休みながら少しずつもとの生活に戻していく。重い荷物をもつことは腹筋に負担をかけるため，避けるようにする。はじめはシャワー浴とし，入浴の開始は外来で医師の診察時に確認する。創部は石けんをよく泡だてて洗い，よく洗い流す。食事は栄養バランスのとれた献立を心がける。

(2)性生活：性交の開始時期は，創部の治癒状態をみて医師が判断する。腟の切除を伴った手術では，腟の断端が治癒するまで性交を控える。両側の卵巣を切除した場合は，腟からの分泌液が減少することがあるため，性交時痛がある場合は潤滑ゼリーを使用するとよい。

(3)社会復帰：仕事は，医師と相談して再開時期を決めていく。長時間の立ち仕事は，下肢の浮腫を増強させるので，避けるようにする。

(4)排便：便秘が続くと腸閉塞の可能性が高まるため，毎日決まった時間に排便を試みることで，毎日排便できるように習慣づける。また，腹筋の筋力が低下しているため，前かがみになって便座に座るようにする。排便が困難な場合は医師に相談する。

(5)身体の変化：子宮や両側の卵巣の摘出手術を受けた場合は，月経が停止する。また，両側の卵巣を摘出した場合は，急激なホルモン低下により，ほてり，発汗，不眠，イライラ感などの更年期様の症状をみとめることがある。症状により日常生活に支障をきたした場合は，医師に相談し，

ホルモン補充療法が検討されることがある。

(6) 異常時の対処方法：強い下腹部痛や吐きけ・嘔吐，発熱，発赤・腫脹・
熱感・疼痛・出血などの創部の異常，多量の不正性器出血，排尿障害，
下肢の腫脹・熱感などの異常があれば，すぐ受診するように伝える。

4　乳房の手術を受ける患者の看護

　乳房の手術の対象となる疾患のほとんどは乳がんである。手術方法は大き
く，乳房全切除術と乳房部分切除術の2種類に分けられる。また，腋窩リン
パ節への転移がみとめられる場合は，腋窩リンパ節郭清が行われる。

　乳房全切除術では，乳房のふくらみを失うという形態の変化は避けられな
いが，疾患の進行度によっては手術の際に乳房再建術を行うことにより，乳
房のふくらみを再建することができる。よって，乳房を温存できるケースで
も乳房全切除術を選択する場合もある。しかし，その場合でも乳房のもとの
形を取り戻すことができるわけではない。

　乳房部分切除術は，術後に放射線照射を行う乳房温存療法にて実施される。
切除範囲によっては乳房の形態に左右差が生じ，放射線照射による乳腺の萎
縮や一時的な放射線皮膚炎もおこる。

　腋窩リンパ節郭清では，患側上肢の運動障害，むくみ，肩のしびれやこり
などがおこり，日常生活への影響を生じる可能性がある。

　このように乳房の手術を受けることにより，患者には外見上の変化や機能
障害を生じる可能性がある。看護師は，患者の背景や受けとめ方を十分に把
握したうえで，不安を軽減し，手術を心身ともに良好な状態で受けるための
支援と，術後の早期回復をはかるための支援をしていく。

a 手術前の看護

　患者は疾患の予後や手術のリスク，手術後のボディイメージの変化や
ADLへの影響などに対してさまざまな不安をかかえている。看護師は患者
のかかえている不安などを明確にし，最小限に軽減して手術にのぞむことが
できるように支援する必要がある。

1 アセスメント

(1) 予定術式：切除範囲や乳房再建の有無を確認し，術後の創の治癒過程，
創部痛の程度，上肢リンパ浮腫のリスクをアセスメントする。また，術
中所見によって乳房部分切除術の予定が乳房全切除術へ変更となったり，
腋窩リンパ節郭清が追加されたりといった切除範囲の拡大が必要となる
ことがある。主治医からの術前の説明内容を把握したうえで，患者がそ
れをどのように理解して受けとめているか，術後のボディイメージをど
のようにとらえているか，なにに不安を感じているかなどを確認し，看
護介入の方法を検討する。

(2) 既往歴・全身状態：糖尿病の既往や免疫抑制薬の内服，低栄養状態，喫

煙などは，創部の治癒が遅延する原因となりうる。また，術前の肩関節可動域の状況は，手術に伴う上肢の運動機能障害の有無を知るのに必要な情報となる。ほかにも，上肢の周径を確認しておくことにより，術後の上肢リンパ浮腫の発症の有無を判断できる。

(3) 患者が受けている治療の概要：病期やサブタイプによっては，術前に薬物療法を行っている場合がある。また，術後もほとんどの患者が必要に応じて薬物療法や放射線療法を行う。乳がんの治療はその性質に応じた集学的治療を行うのが標準であり，患者が受けている治療が治療全体のどの段階にあるかを把握することは，患者の理解につながる(❷274ページ，図6-22)。

(4) 生活背景：患者の社会的役割，仕事の内容，周囲からのサポートの状況，子育てや介護といった情報は，術後の経過や手術に伴う形態の変化，上肢の機能障害の可能性に関連した患者の不安を理解するために重要である。

2 看護問題

(1) 手術そのものや術後の経過への不安をかかえている。
(2) 術後のボディイメージの変化への対応方法がわからない。

3 看護目標

(1) 手術や合併症の予防に必要な身体の準備が行われ，心身が良好な状態で手術が受けられる。
(2) 手術や手術後のボディイメージの変化に対する疑問点や不安を表出でき，手術の必要性を理解・納得したうえで手術が受けられる。

4 看護活動

▌観察

(1) 全身状態
- 心肺機能・血液検査値・既往症・バイタルサイン
- 体格・BMI，乳房の大きさ
- 術前療法を行っている場合は，その副作用症状

(2) 局所の状態
- 病変部位：左右のどちらにあるのか，または両側なのか
- 皮膚の引きつれやえくぼ徴候の有無，乳頭からの出血や分泌物の有無
- 腋窩リンパ節の腫脹の有無，上肢リンパ浮腫の有無
- 自覚症状

(3) 治療歴：術前療法の有無，予定されている術後補助療法の内容
(4) 肩関節の可動域
(5) 腕の周径(❷213ページ，図6-2)
(6) 嗜好：喫煙・飲酒などの有無
(7) 乳がん罹患や治療に対する思い，気持ちのつらさ(❷図6-12)

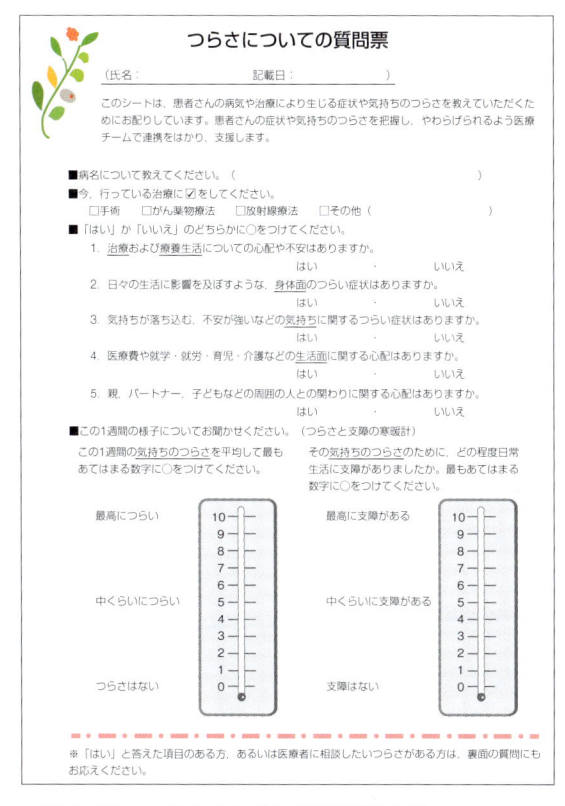
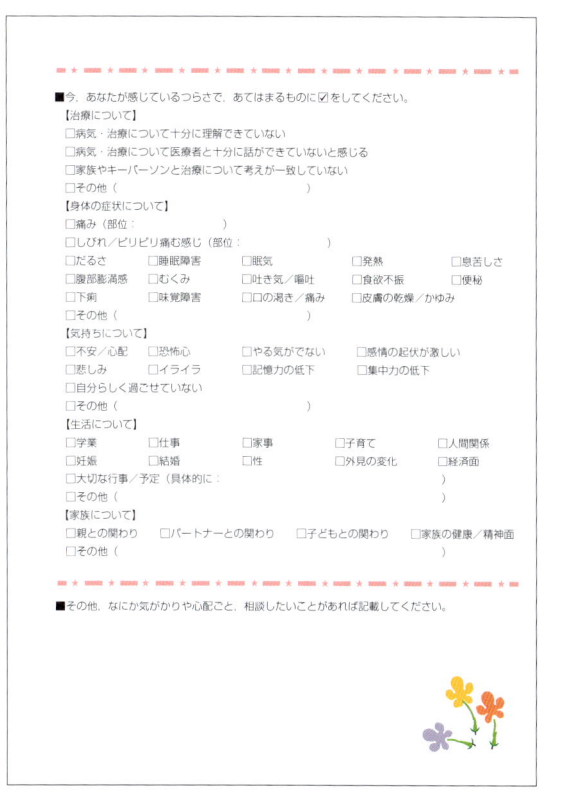

◉図 6-12　つらさをたずねる質問票の例

患者からは話を直接聞くほかに，このような質問票を用いて思いを聴取することもある。

(慶應義塾大学病院で使用している質問票をもとに作成)

(8)家族背景，生活背景，仕事内容，サポート状況，キーパーソン

▌援助

(1)自覚症状に対する援助

- 局所に疼痛がある場合は，医師の指示に従って鎮痛薬を使用する。
- 抗がん薬治療の副作用として，しびれの症状がある場合は，歩行状態を確認し，安全な移動ができるように介助する。また，薬の取り出しが困難になることなどの生活面での不自由さに対する支援を行う。

(2)治療方針の理解の促進のための援助

- 医師がどのように説明しているかを把握し，患者の理解度を確認する。理解が不十分な場合は，患者の理解度に合わせて説明する。
- 患者が治療方針に対して十分に納得していない場合は，再度の説明を医師に依頼する。

(3)不安への援助

- 乳がんに罹患したことや乳房を失うことへの思いの表出を促し，傾聴する。手術を自己決定したことに対して支持的なかかわりをする。
- ボディイメージの変化への不安に対して，変化した胸部の状態に応じた対策をともに考えていくことを伝える(◉250ページ)。
- 不安のため不眠となっている場合には，医師の指示に従って睡眠薬を使

用する。

教育

（1）術前オリエンテーション（○238ページ）：施設で利用しているクリニカルパスを適宜利用して説明する。

（2）手術後の創部痛の管理

- 手術直後の創部痛には，鎮痛薬を点滴静注することによって対処することを説明する。
- 手術後に飲水が可能となったら，内服の鎮痛薬を使用することを説明する。
- 痛みがあるときはがまんせずにナースコールを押してよいことを説明する。
- 薬剤だけでなく，身体の向きを整えたり，肩の下にタオルなどの薄い枕をあてたりすることで，創部痛が緩和できることを伝える。

（3）手術直後の全身管理

- 3時間ごと，あるいは適宜必要な時にバイタルサインや創部の観察を行うことを説明する。
- 創部の圧迫感や，ガーゼの湿り，ガーゼのはがれなどに気づいたときはナースコールを押すように伝える。
- 気分不快など，気になる症状があるときはナースコールを押すように伝える。

b　手術後の看護

　手術後早期には，創部やドレーンの管理，手術後の出血（後出血）などの合併症をはじめとした全身状態の観察を行い，異常の早期発見とすみやかな対処を行う必要がある。また，創部痛や手術側上肢の感覚異常の状況を確認し，適切に対処を行う。

1　アセスメント

（1）手術内容：術式やドレーンの位置，手術中の出血量や水分出納❶を把握することで，術後におこりうる合併症を予測し，なにに注意して観察すべきかを知ることができる。

（2）麻酔覚醒時の様子：麻酔覚醒時の全身状態や精神状態，自覚症状，使用薬剤を把握することで，術後の観察や症状への適切な対処につなげることができる。

（3）創部痛の状況：創部痛による体動困難や夜間の不眠が生じると，患者の苦痛は増強する。また，浅表性呼吸❷は，術後の合併症の一因となる可能性がある。痛みの感じ方は人それぞれであり，痛みの部位や程度，鎮痛薬の効果を把握し，適切で効果的な創部痛管理を行う必要がある。

2　看護問題

（1）術後早期合併症のリスクがある。

NOTE

❶水分出納
　体内に入る水と出ていく水の量はバランスがとれている必要があり，その出入りする水分の量を水分出納という。in-out バランスともいう。

❷浅表性呼吸
　浅くて速い呼吸様式で，発熱時や肺炎，肺水腫などのほか，不安や緊張などによる過換気症候群などでもみられる。

（2）創部痛をはじめとしたさまざまな身体的苦痛を生じる。

（3）離床に伴いドレーン・点滴の事故抜去や転倒のリスクがある。

3　看護目標

（1）異常の徴候が早期に発見され，術後合併症を予防できる。

（2）創部痛などの全身の苦痛が緩和される。

（3）ADL が安全に拡大する。

4　看護活動

観察

（1）全身状態

- バイタルサイン
- 呼吸状態
- 水分出納
- 意識状態，精神状態
- 四肢の冷感，チアノーゼ

（2）局所の状態

- 創部の出血徴候：創部のガーゼの状態，創部周辺の皮膚の腫脹・色調
- ドレーンの状態：刺入部位，ドレーンの先端部位の把握，排液量，排液の性状

（3）自覚症状

- 創部痛：痛みの程度・部位，体動による変化，鎮痛薬の効果
- 患側上肢のしびれ・感覚異常
- 創部周辺の圧迫感，テープかぶれによる違和感
- 吐きけ・嘔吐
- 創部以外の痛みや違和感の有無・程度

援助

（1）創部痛に対する援助

- 痛みの程度に合わせ，医師の指示に従って鎮痛薬を使用する。
- 創部周囲の筋緊張を緩和させる体位がとれるように工夫する。

（2）創部痛以外の苦痛への援助

- 術後のベッド上安静時の体動制限に関連した苦痛に対しては，体位変換の介助や腰背部のマッサージを行い，あて枕やタオルを用いて安楽な体位になるように工夫する。
- 患側上肢のしびれや感覚異常，苦痛に対しては，臥位のときは肩から肘にかけて薄い枕や畳んだタオルを入れ，座位のときはクッションの上に腕を置いて，腋窩の緊張を緩和させる。
- 吐きけに対しては，医師の指示に従って制吐薬を投与する。頭部の冷却が効果的なこともある。
- 悪寒がある場合は，電気毛布や温熱用パック（ホットパック）を使用する。
- 眠れない場合は，医師の指示に従って睡眠薬を投与する。

（3）ドレーンの管理

- 確実なドレナージのために，チューブが屈曲しないようにテープで固定する。自然抜去や自己抜去の際に早期発見できるように，ドレーンとからだに油性ペンでマーキングをする。
- マーキングがずれている場合は，ドレーン先端の位置が変化していると考え，医師に報告する。
- 排液が増量しない場合はミルキング❶を行う。
- 血性の排液が 50 mL/時以上の量でみられる場合は，後出血の可能性を考え，医師に報告する。

（4）離床訓練

- 術後，初回の離床は，臥位から頭部を徐々に高くしていくところからはじめて，気分不快や循環動態に変調がないことを確認する。
- 座位の状態で体調やバイタルサインに異常がなければ，立位，歩行と進めていく。
- 歩行にふらつきを生じている場合は，安定して自立歩行が可能になるまで付き添う。
- ドレーン留置中で自立歩行が可能な場合は，ドレナージバッグをポシェットなどに収納して持参したまま動けるようにする。

（5）身体の清潔

- 手術当日から安静度が制限されている間は，術衣のままで過ごしているため，手術翌日は術衣から寝衣への更衣と，身体の清拭を行う。
- 離床が自立していない場合は，床上または車椅子で洗面所まで移動して洗面を行う。移動や物品の片づけの介助を行う。

■ **教育**

（1）創部，ドレーンの管理

- 創部のガーゼのはがれや違和感に気づいた場合は，ナースコールを押して知らせるように説明する。
- 移動の際にドレーンが引っぱられたり，寝衣のズボンのゴムにはさまれて屈曲したままになったりしないように，ドレーンの管理について説明する。
- 腋窩にドレーンが留置されている場合や乳房再建術を行った場合は，患側上肢の運動制限が必要となる。医師の指示を確認し，制限の範囲を遵守するように説明する。

（2）創部痛の管理

- 内服管理が自立している場合は，鎮痛薬の内服方法として，1回量，内服間隔，内服時間などを説明し，創部痛を自身でコントロールできるように指導する。
- 鎮痛薬を使用しても痛みが軽減されない場合は知らせるように伝える。

C 退院に向けた看護

創部痛を緩和しながらリハビリテーションが進んでくると，患者は形態の

NOTE

❶ **ミルキング**

ドレーン内部の排液を流す作業のことで，手でもんだり，ミルキングローラーを用いたりすることによって行う。ドレーンの詰まりを防ぐために行われる。

変化した胸部や身体機能の変化に対応しながら，社会生活に戻るための準備を行っていく時期となる。ボディイメージの変化への受けとめ方は患者によって大きく異なり，受けとめが困難な患者も少なくない。そのため，心理的な支援も必要である。

1 アセスメント

（1）創部痛の状況：創部痛のピークは過ぎ，鎮痛薬を必要としない患者も多くなる。しかし，乳房再建術を同時に行った場合はまだ痛みは強く，退院後も鎮痛薬を内服していることもめずらしくない。一度軽減した創部痛が再度増強したときは，創部感染の徴候の場合があり，創部の状態やバイタルサインの確認が必要である。

（2）創部の管理：創部感染の予防のため，創部を清潔に保つ必要がある。退院後は創部の管理を患者自身で行っていく必要があり，管理が可能かどうか，困難な場合はどのように対処すればよいかをアセスメントする。

（3）ボディイメージの変化：創部には，手術終了時に厚いガーゼが広く圧迫してあてられており，術後2日目にガーゼをはがして創部の状態を確認する。患者は，手術前から術後のボディイメージの変化について想定していることが多いが，実際に自身がその状況におかれると，描いていたイメージと異なっていたり，恐怖で創部を見ることができなかったりして，身体の変化をなかなか受け入れられない場合がある。患者の背景や心理状態を把握し，それぞれの受容過程に合わせながら支援していく必要がある。

（4）上肢の機能障害とリンパ浮腫：手術によって上肢の機能障害やしびれ，疼痛，リンパ浮腫がおこることがある。症状の予防や改善のためのセルフケアの必要性を患者が理解し，効果的な方法で実施できるような支援が必要である。

（5）不安：手術をしたことで生じた機能障害や見た目の変化，上肢のリンパ浮腫のリスクなどによる社会生活への影響を不安に感じる患者は非常に多い。患者のかかえる不安の内容を確認し，緩和するような支援が必要である。

2 看護問題

（1）創部感染のリスクがある。
（2）創部痛をはじめとしたさまざまな身体的苦痛を生じる。
（3）ボディイメージの変化に伴う精神的苦痛や社会生活への不安を生じる。
（4）患側上肢の機能障害を生じる可能性がある。
（5）患側上肢のリンパ浮腫を生じる可能性がある。

3 看護目標

（1）創部感染が予防できる。感染の徴候に気づき，報告できる。
（2）創部痛などの全身の苦痛が緩和される。

(3) ボディイメージの変化への対処方法がわかる。

(4) 患側上肢の機能障害を予防するためのリハビリテーションができる。

(5) 患側上肢のリンパ浮腫を予防するためのセルフケアを継続できる。

(6) 社会生活への不安が緩和される。

4 看護活動

▌観察

(1) 全身状態（●247ページ）

(2) 局所の状態

- 創部の出血徴候：創部周辺の皮膚の腫脹，色調
- ドレーンの状態：刺入部位，ドレーンの先端部位の把握，排液量，排液の性状
- 感染徴候：創部周囲の皮膚の発赤，腫脹，熱感，滲出液の有無や性状

(3) 自覚症状

- 創部痛：痛みの程度・部位，体動による変化，鎮痛薬の効果
- 創部周辺の圧迫感，違和感
- 患側上肢や腋窩のしびれ，感覚異常，痛み，浮腫の有無・程度
- 患側上肢の可動域

(4) 創部に対する受けとめの状況

▌援助

(1) 創部痛に対する援助（●247ページ）

(2) ドレーンの管理（●248ページ）

(3) 創部痛以外の苦痛への援助

- 患側上肢や創部周辺から側胸部のしびれや感覚異常，苦痛に対しては，クッションで上腕の緊張を緩和させたり，保温をしたりするなどして苦痛軽減のための工夫を行う。これらの症状は乳房切除後疼痛症候群とよばれ，週単位あるいは月単位で軽減していくことを説明する。
- 眠れない場合は，医師の指示に従って催眠薬を投与する。

(4) 日常生活の行動への援助

- 安全な移動：患側上肢の運動制限下での移動は，バランスをくずしやすく，ふらつきを生じやすい。患者の移動経路上に物を置かないことや，ベッド周囲を整頓するなどの支援を行う。
- 清潔行動：ドレーンが留置されている間は基本的にシャワー浴ができない。身体の清拭や，洗髪台での洗髪を定期的に介助する。

(5) ボディイメージの変化への援助

- 受容の援助：患者にとって創部を見ることは非常につらいものである。はじめて創部を見るときには，看護師が一緒にいることを伝えておく。患者の反応を観察し，悲嘆が強い場合は，傾聴的・受容的態度で接する。創部を見ることができない患者には，創部を見る行為を無理にすすめる必要はないが，退院後は，創部の保清や感染徴候への観察を自立して行う必要があるため，服の上から触れてみるなどの行動から促し，創部に

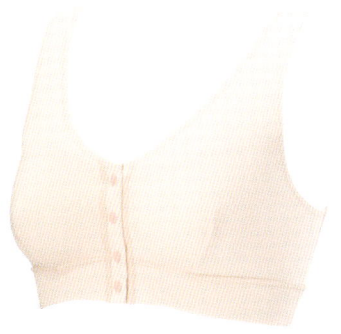

a. 前あきソフトブラジャー

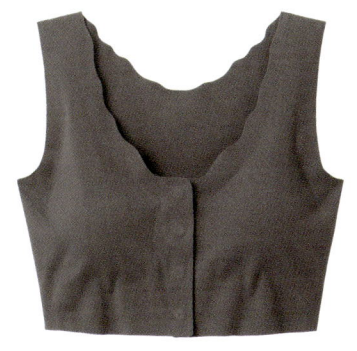

b. 前あきハーフトップ

◯図6-13　術後に用いられる下着の例

（写真提供〔a〕：株式会社ワコール，〔b〕：グンゼ株式会社）

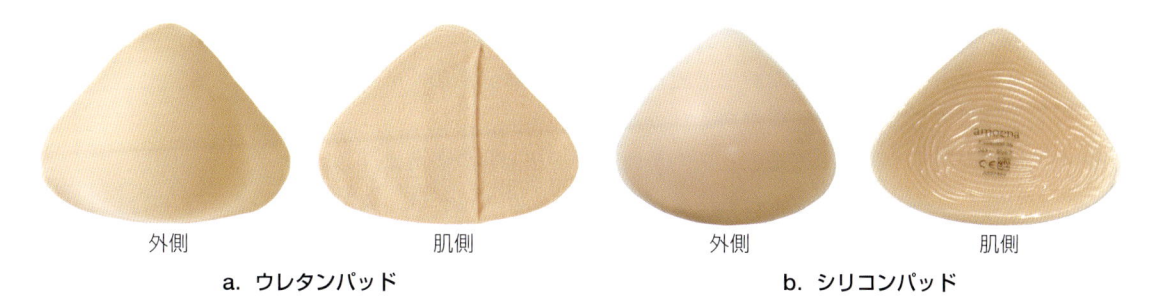

| 外側 | 肌側 | 外側 | 肌側 |

a. ウレタンパッド　　　　　　　　　　b. シリコンパッド

◯図6-14　補正用パッド

（写真提供：株式会社ワコール）

触れることができるように援助する。

- 下着の選択：術後1か月間は胸部全体をやさしくおおうような形状の下着を着用する（◯図6-13）。創部の治癒の状況にもよるが，おおむね術後1か月以上たてば，補正を兼ねたブラジャーの着用が可能となる❶。その場合は，ワイヤーのないタイプや，ワイヤーが外側に入っているタイプのブラジャーを選択する。乳房全切除術後は，胸のふくらみがないため，ブラジャーのずり上がりが生じやすい。その場合は，シリコンなどの重さのあるパッドを併用したり，キャミソールタイプの下着を選んだりすることでずり上がりが気になりにくくなる。乳房再建術を行いエキスパンダー❷が挿入されている場合は，胸のボリュームの変化に対応できるよう伸縮性のある下着を選択する。

- 補正用パッドの利用：術後1か月間はスポンジや綿などでつくられた，軽くてやわらかいパッドを使用する（◯図6-14-a）。創部の状態が落ち着いたら，ゲルやシリコンでつくられたパッドを使用することができる❸（◯図6-14-b）。

- 衣類の選択：胸部に余裕があるデザインの衣類や，生地にはりがある衣類を選ぶと，変化した胸部のかたちが外からはわかりにくくなり，周囲の目が気になりにくくなることを伝える。

- 人工乳房・人工乳頭の利用：3Dプリンターなどで対側乳房と同じかた

⊟**NOTE**

❶下着は専門店で購入する方法もあるが，インターネット経由でも手術後の胸部の状態に合った下着を購入することができる。また，一般に売られているカップ付きキャミソールを使用してもよい。

❷**エキスパンダー**
　手術した胸の皮膚を乳房のかたちに拡張していくための器具である。

❸パッドは専用のものでなくてもよく，いらなくなったブラジャーのパッドを2枚重ねにしたり，ストッキングに綿を入れて端をぬった簡易的な手づくりの物を使用したり，小タオルを畳んでパッドの代わりしたりするなどの方法もある。

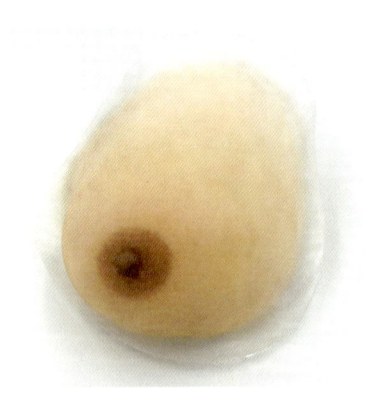

◯図6-15　人工乳房
（写真提供：ナチュラルブレスト株式会社）

ちの人工乳房をオーダーメイドで作成することができる（◯図6-15）。人工乳房は専用の接着剤などで胸部に固定して使用する。高額であるが，温泉が趣味の患者などに需要がある。

• 公共浴場の利用：創部の感染のリスクが低下すると公共の浴場に入ることが可能となる。創部が他者の目にふれるのが気になる場合は，入浴着を着用❶したり，洗い場が仕切られている施設を利用したりするとよい。

教育

（1）創部の管理

• 術後1か月間は，創部の感染がおこりやすい時期であり，創部の保清は非常に重要であることと，できる限り連日，石けんと流水で創部を洗浄するよう指導する。

• 退院後も創部の状態を毎日観察し，発赤や腫脹，新たな疼痛の出現がある場合は，病院に連絡するよう説明する。

• 乳房再建術を行い，エキスパンダーやインプラントが挿入されている場合は感染のリスクがあることから，期間を限らず，毎日異常の有無を観察する必要があることを説明する。

（2）リハビリテーションの実施

• 腋窩リンパ節郭清を行うと，リンパ液の停滞による腕の浮腫や，肩関節の拘縮をおこすことがある。予防として腕の挙上運動や肩関節の運動，壁のぼり運動といったリハビリテーションが大切であることを説明する（◯図6-16）。

• 腋窩にドレーンが入っている期間は，腕の挙上は90度までとし，肘から指先の運動を行う。ドレーンの抜去後は，肩関節周囲をしっかり動かす動作を積極的に行っていく。

• 退院後もなかなかリハビリテーションが進まない場合は，外来受診時に担当医に相談するよう説明する。

（3）上肢リンパ浮腫の予防

• 腋窩リンパ節郭清を行った場合は，患側上肢のリンパ浮腫がおこる可能性のあることを説明する。

▭NOTE
❶入浴着を着用しての入浴の可否は施設への確認が必要であることも伝える。乳がんの術後患者向けの情報媒体を利用して，術後患者に配慮した浴場のある施設をさがすことができる。

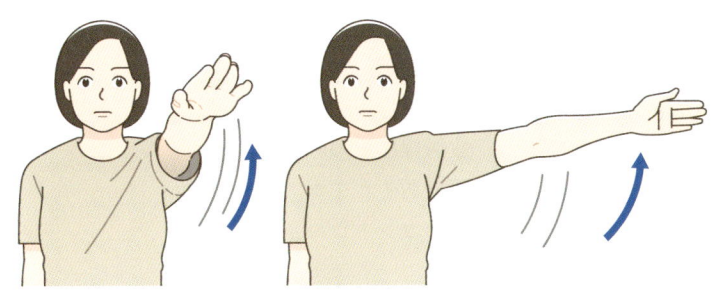 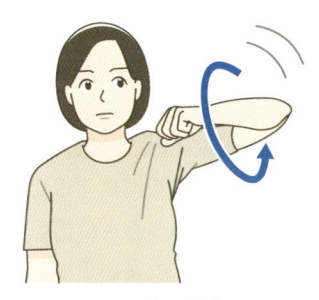

a. 腕の挙上運動
手術したほうの腕を，前方と側方に 90 度以上まで上げる。

b. 肩関節の運動
肘の高さを 90 度以上まで上げて肩関節をまわす。

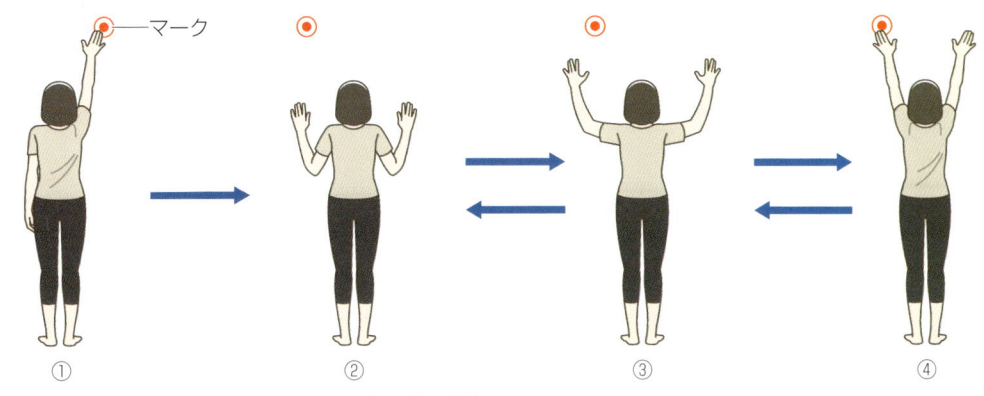

①　　　　　　　②　　　　　　　③　　　　　　　④

c. 壁のぼり運動
①：手術をしていないほうの腕をのばし，手の届く一番上にマークをはり，目標にする。
②〜④：両手を肩の高さにし，吸息しながら指先を壁に沿って上げていき，呼息しながら下ろす。
　　　　これを 1 日数回行い，1 日ごとに手の届く高さを上げていく。

◯ 図 6-16　乳がん手術後のリハビリテーション

- 保清と保湿を心がけ，けがや虫刺されの予防を行うこと，窮屈な衣類や下着の着用を避けること，肥満に注意すること，腕に負担をかけすぎないことを，日ごろの習慣にしていくように指導する。
- 患側上肢や背部への鍼や灸，強い力でのマッサージは避けるように伝える。
- 患側上肢での採血や血圧測定は問題ないとされているが，主治医の指示に従うよう説明する。

（4）仕事・運動・趣味
- 主治医からの特別な指示がなければ，退院後に日常生活での制限はとくにないことを伝える。
- 仕事は体調や体力の回復に合わせて開始してよいことを伝える。
- 手術の約 1 か月後に病理検査の結果がわかり，それに応じた術後補助療法が開始される。薬物療法や放射線療法の副作用やスケジュールを伝え，仕事などとの調整が必要になることを伝える。
- 治療と仕事の両立に困難さを感じる場合は，看護師や医療ソーシャルワーカーに相談できることを伝える。

5 放射線療法を受ける患者の看護

　放射線療法は，病巣に放射線を照射する治療法である。放射線治療の際には，照射部位を露出するため，患者の羞恥心への配慮が必要である。また，副作用症状のつらさは治療意欲の低下につながるため，症状のコントロールやセルフケア支援が重要となってくる。

　放射線療法は，身体への負担が少ない治療であるため，通院して治療する患者も多く，治療の継続や有害事象への不安や困難さをかかえながら生活している。治療効果を最大限に得るために，患者や家族の理解度や不安を把握し，治療を中断することなく完遂できるように，看護師は身体的な支援と，心理・社会的支援を行っていく必要がある。

1 アセスメント

　患者がどのような疾患で，またどのような目的で放射線治療を受けるのかを把握したうえで，患者の放射線治療に対する知識や理解，不安，患者背景をアセスメントする。

2 看護問題

(1) 治療に対する不安がある。
(2) 有害事象によって苦痛な症状を生じる。
(3) 必要な治療回数を中断することなく受ける必要がある。

3 看護目標

(1) 放射線療法の必要性や方法が理解できる。
(2) 不安の表出ができ，不安が軽減される。
(3) 副作用症状が緩和される。
(4) スケジュールどおりに治療を完遂できる。
(5) 治療終了後も副作用がおこりうることを理解し，対処方法がわかる。

4 看護活動

▌観察

(1) 疾患名，病期
(2) 全身状態
- 血液データ・画像所見
- 既往症
- バイタルサイン
- 体格・BMI
- 排泄の状況：排尿回数，尿量，尿の性状，排尿障害の有無，便秘・下痢の有無，排便回数，便の性状，緩下剤の使用状況
(3) 自覚症状

- 疼痛：部位，程度
- 患部の出血の有無とその量
- 食欲，食事摂取量
- 照射部位の皮膚の状態，術後の場合は創傷の治癒の状態
- 浮腫の有無と程度
- めまい，吐きけ，倦怠感，ふらつきの有無

(4) 併存疾患

(5) 治療歴

(6) 治療に対する思い，気持ちのつらさ

(7) 患者背景：家族背景，生活背景，経済面，仕事内容，生活のサポート状況，キーパーソン

(8) 性生活・性機能に関する情報：配偶者やパートナーの有無，挙児希望の有無，性生活上の悩み

▌ 援助

● **放射線療法前**　放射線療法の前には，以下の点に留意して援助を行う。

(1) 自覚症状に対する援助

- 移動時の歩行状態を確認し，転倒のリスクに合わせた介助をする。
- 通院での治療が困難と思われる場合は，入院での治療を考慮する。

(2) 治療に対する理解の促進のための援助

- 医師の説明内容と，患者の理解の程度を確認する。理解が不十分な場合は，患者の理解度に合わせて説明する。
- 治療方針や方法に対して十分に納得していない場合は，再度の説明を医師に依頼する。

(3) 不安への援助

- 病気に罹患したことへの思いの表出を促し，傾聴する。治療を自己決定したことに対して支持的なかかわりをする。
- 有害事象やそれによる生活への影響についての不安に対して，状態に応じた対策を一緒に考えることを伝える。
- 不安のために不眠となっている場合には，医師の指示に従い催眠薬を使用する。

● **放射線療法中**　放射線療法中には，以下の点に留意して援助を行う。

(1) 全身症状に対する援助

- 放射線宿酔（しゅくすい）により，吐きけ・嘔吐，全身倦怠感，疲労感が生じた場合には，制吐薬の使用や，水分補給のための点滴が行われる。その際には，正確な投与と管理を行う。全身倦怠感や脱力感が強い場合は，安静を保てるように静かな環境を整える。食事は消化がよく，患者の好みにあった食べ物を提供する。歩行が困難な場合は，移動時に車椅子を使用する。
- 頭痛や発熱が生じた場合は，医師の指示に従い鎮痛薬や解熱薬を投与する。頭部に氷枕をあてるのも効果的である。
- 骨髄抑制により，貧血や好中球減少，血小板減少がおこっている場合は，輸血を行うことがあるが，その際には正確な投与と管理を行う。感染予

防や出血予防に配慮した環境整備を行い，患者にも手洗いと含嗽の励行と，けがをしないような行動を指導する。

（2）放射線皮膚炎に対する援助

- 照射後には皮膚炎が生じるため，照射部位の清潔を保つようにする。皮膚が弱くなっているため，可能であれば弱酸性の洗浄剤を使用し，こすらずに泡でやさしくなでるように洗浄する。
- 下着や寝衣は，なめらかでやわらかい素材で，締めつけない形状のものを身につける。綿素材の下着は肌への刺激が比較的少ない。また，タオルもやわらかいものを使用する。
- 瘙痒感や乾燥が強い場合は，軟膏や保湿剤を使用できるが，放射線皮膚炎を悪化させる製品もあるため，医師から処方された軟膏や保湿剤を使用する。
- 局所の熱感や瘙痒感が強い場合は，氷枕や保冷剤を使用して冷却する。

（3）下痢に対する援助

- 医師の指示に従い，整腸薬や止痢薬を投与する。水様便が1日に数回見られ，電解質バランスがくずれている場合は，輸液が行われるため，その管理を行う。
- 食事は，刺激や食物繊維が少なく，消化・吸収がよいものを提供する。症状によっては腸管の安静を保つために禁食となる。その際は点滴が行われるため，その管理を行う。
- 内部照射法では，下痢により外陰部が汚染された状態になると，照射部位に感染をおこす可能性が高くなる。入浴やシャワー浴のほか，温水洗浄便座を使用して清潔を保つようにする。
- 下痢が続くと倦怠感が強くなり，患者のADLやセルフケア能力が低下し，陰部や殿部の十分な清潔が保てなくなる。それにより皮膚障害や感染をおこす可能性が高くなることから，患者の状態に合わせた清潔ケアを行い，連日，皮膚状態の観察を行う。

（4）膀胱炎に対する援助

- 膀胱炎の症状に応じて，抗菌薬や抗炎症薬が処方されるため，正確な投与と内服指導を行う。
- 飲水を促していくが，吐きけが強く飲水が困難な場合は，医師の指示に従って輸液を行う。

● **放射線療法後**　治療終了後も，数日から2週間程度は副作用症状が持続する。治療中から引きつづき症状の観察を行い，必要な援助を行う。治療に伴う身体機能の低下などにより，社会生活に戻るのが困難な場合は，不安に思っている内容や，困っていることを患者と一緒に整理し，社会資源を含めた情報の提供や対応方法を助言する。院内の医療ソーシャルワーカーとの連携も検討する。

▌教育

● **放射線療法前**　放射線療法の前には，以下のような介入を行う。

（1）オリエンテーション

- 治療計画：放射線科医師による診察，治療計画CTの施行，照射部位へのマーキング
- 治療スケジュール，治療方法，治療中の体位，所要時間，治療期間
- 治療当日の受診の流れ
- 治療に伴う症状と対処方法
- 治療室内の見学
- 治療にかかる費用

(2) 照射部位の皮膚の保護

- 照射部位を示す印は油性ペンで皮膚に直接書かれるが，これをこすってはならないことを伝える。また，印が薄くなっても自分で書き足すことは絶対にしないように指導する。
- 照射部位の圧迫や摩擦により，容易に皮膚の損傷がおこるため，締めつけがなく，やわらかい素材の下着や衣類を着用する。
- 皮膚の瘙痒感が強くなるため，かかないように注意しておくほか，気づかないうちにかきむしってしまうことがあるため，爪を切りそろえておく。かゆみどめや保湿剤は自己判断で使用せず，医師に指示されたものを使用する。瘙痒感をしずめるには冷却も効果があることを伝える。
- 皮膚の保清と保湿を促す。洗浄方法や洗浄に使用する石けんや，保湿の方法を説明する。

● **放射線療法中**　放射線療法中には次のような介入を行う。

(1) 照射に対する注意点

- 疼痛がある場合は治療前に鎮痛薬を使用し，治療に影響がない範囲で安楽な体位に調整する。
- 照射位置がずれないように治療中は絶対に動かないように伝える。

(2) 照射部位の皮膚の保護：放射線治療前に準じて行う。

(3) 下痢への対処

- 飲水の励行と，食事内容の指導を行う。
- 医師に指示された薬剤の内服方法を指導する。
- 飲食困難時や強い倦怠感，意識状態の変化がある場合は，連絡するように伝える。

(4) 出血への対処

- 治療に伴い性器出血や下血がある場合は，医師に報告するように伝える。急激な出血量の増加がある場合は，すぐに連絡するように指導する。
- 清潔なナプキンをあて，適宜交換するように説明する。

(5) 放射線宿酔への対処

- 一過性の症状であることを説明する。
- 症状に対して処方された薬剤の内服方法を指導する。
- 食事は食べたいときに食べられるものを摂取するように指導する。
- ふらつきや倦怠感が強いときは，無理せずに休息をとるように伝える。

(6) 性生活への援助

- 骨盤領域への照射により腟粘膜の萎縮や炎症，腟分泌量の低下がおこる。

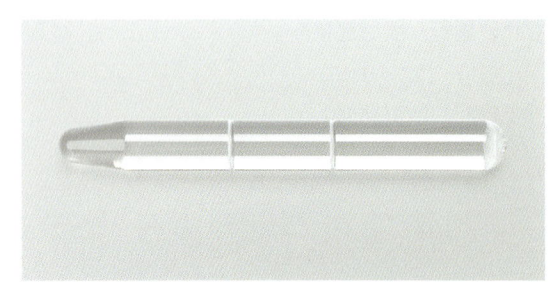

▶図6-17　腟ダイレーター

　そのため，治療中から治療後1か月程度は性交渉を避けるように指導する。
- 温存乳房への照射期間中は，性交渉は可能だが，同時にホルモン療法を行っている場合は腟分泌量の低下がおこるため，潤滑ゼリーなどを使用して腟粘膜の損傷を避けるように指導する。

● **放射線治療後**　放射線治療後には次のような介入を行う。

(1) 日常生活への支援
- 治療後，しばらくは副作用が続くため，日常生活については治療中と同様に対処してほしいことを説明する。
- 治療中に生じた症状の悪化や新たな症状の出現がある場合は，すぐに受診するように指導する。
- 予約以外の受診方法や病院への緊急連絡方法を説明する。
- 骨盤領域への照射後は，性交痛の緩和のための潤滑ゼリーや，腟狭窄・腟癒着の予防のための腟ダイレーターについての情報提供を行う（▶図6-17）。

(2) 継続受診への支援
　晩期有害事象がおこることがあるため，治療後も定期的に通院するように指導する。

6　腟洗浄を受ける患者の看護

　腟洗浄は，腟内の分泌物・細菌などの除去を目的として行われる。子宮消息子診，子宮体がん検査，子宮鏡検査などの子宮腔に器具を入れる検査の前の消毒・洗浄の目的や，子宮の手術の前後における消毒，子宮内感染に伴う切迫早産の治療時などに行われる。
　看護師は，腟洗浄の目的を把握し，必要物品を準備するほか，患者の身体的・精神的準備が整えられるように援助する必要がある。腟分泌物の培養検査を行う場合には，必ず検体採取後に腟洗浄を実施する。

▌必要物品
　腟鏡，長鑷子，綿球，防水布，洗浄液，イリゲーターなどを準備する。洗浄液には，生理食塩水や0.02〜0.05％ベンザルコニウム塩化物液などを準備する。

■ 看護のポイント

(1) 腟洗浄の目的や方法，所要時間について事前に患者に説明し，不安の軽減をはかる。

(2) 安全に処置を受けられるように，患者には下着を脱いで内診台に上がるように誘導する。衣服が洗浄液で汚染されないように，衣服をしっかりとたくし上げ，下半身はバスタオルなどでおおうことで保温に努める。

(3) 腟鏡により腟腔を開き，洗浄液を浸した綿球で腟内を消毒する。イリゲーターを用いる場合には，洗浄液を 38℃ 程度にあたためてから使用する。

(4) 患者は，疾患そのものへの不安と同時に，下半身を露出した状態での処置に対する不安により，緊張状態になる。看護師は，あたたかい声かけを行い，誠意のある態度で患者に寄り添うことが大切である。

(5) 終了後は陰部を清拭し，患者が安全に内診台から下りられるように誘導する。洗浄後は，残った洗浄液で下着が汚染されることがあるため，ナプキンを装着しておくように説明する。

7　ダグラス窩穿刺を受ける患者の看護

　ダグラス窩穿刺は女性生殖器疾患の診断を目的として，経腟的にダグラス窩(直腸子宮窩)に穿刺し，腹腔内貯留物を吸引する検査である。

1　アセスメント

　感染を予防するために，処置は無菌操作で行われる。看護師は，必要物品を準備し，無菌操作で介助を行う必要がある。また処置中は出血と痛みを伴うことがあるため，患者の状態を観察し，適切な対処をすることが必要である。また，ダグラス窩穿刺は羞恥心を伴う処置であるため，不安をやわらげられるように支援する。

2　看護問題

(1) 処置に伴う感染症などの合併症があらわれる可能性がある。
(2) 患者が羞恥心や不安を感じる場合がある。

3　看護目標

(1) 患者が処置の目的や方法，合併症について理解し，処置を受けることができる。
(2) 苦痛を最小限にし，安全・安楽に処置を受けることができる。

4　看護活動

■ 観察

　患者が処置の目的や方法，合併症について理解し，同意しているかを確認する。処置により出血や疼痛，気分不快，吐きけなどが生じることがあるた

め，患者の症状と一般状態を観察し，必要に応じてバイタルサインを測定する。

▌援助

本人確認は患者に氏名を名のってもらうことで行い，患者の取り違えをおこさないように十分に配慮する。穿刺針・消毒薬・局所麻酔薬・検体容器などの必要物品を準備し，無菌操作で処置の介助を行う。

(1)膀胱に尿が貯留していると穿刺しにくいため，処置前に排尿を誘導して膀胱を縮小させておく。

(2)内診台に案内し，羞恥心に配慮しながら截石位をとる。

(3)腟壁を穿刺する際には痛みを伴うことを事前に伝えて，動かないように説明する。

(4)処置中に苦痛の訴えがあった場合は，すぐに対応して患者の苦痛と不安を軽減できるよう支援する。処置後に出血や疼痛がある場合は安静にして経過観察し，持続する場合は医師に報告する。

▌教育

終了後は，止血目的で腟内にガーゼやタンポンが挿入されていることと，それを抜去する時刻と方法を患者に説明する。また，当日の入浴と性交は控えるように説明するほか，出血が多いときや，腹痛・発熱が生じたときは，医療者に伝えるように説明する。

E 疾患をもつ患者の看護

1 性分化疾患患者の看護

性分化疾患とは，性分化のいずれかの過程で障害を生じ，異常をきたした疾患である。疾患によって症状が好発する年齢や頻度は異なり，女性のライフスタイルのなかで，いつ発症したかによって求められる医療・看護にも違いがある。

性分化疾患をもつ患者およびその家族は，成長の過程においてさまざまな悩みをかかえていることがある。看護師は患者・家族のコーディネーター役として，診察や各種の検査に関する援助だけでなく，さまざまな意思決定や療養などの場面で，支援を継続していくことが求められる。

▌看護活動

性分化疾患患者の看護では，診断された年齢により，看護介入すべき対象が異なる。新生児期に診断された場合は家族への支援が主になるが，思春期以降に診断された場合は，患者の意思に基づく支援と家族への支援を両立させることが重要になる。

対象患者の年齢と発達段階に応じて介入方法が流動的に変化することを念

頭におき，患者と家族に対して，性分化疾患について，正確で理解しやすい情報を提供することが看護師の役割である。具体的には，次のような視点をもって看護にあたっていく。

(1) 患者が病態や治療内容について理解し，意思決定に参加できるように支援する。
(2) 患者・家族の心理的な側面に注目し，必要に応じて専門家による心理カウンセリングの提供を検討する。
(3) 小児期から成人期へと移行する時期には，適切な支援を計画し，提供する。
(4) 家族は患者の支援において重要な役割を果たすことから，家族への適切な情報提供と支援を行う。患者だけでなく，家族も疾患や治療に対する不安やさまざまな感情をいだいていることを理解し，家族の感情表出を促す介入を行う。そのうえで，疾患への適切な理解を促し，患者自身の希望にそえるような意思決定支援に協力してもらう。
(5) 患者のプライバシーを尊重し，性分化疾患に対する差別や偏見を防ぐための支援を行う。
(6) 患者の意向に従って，適切な性別の識別と社会的な統合を支援する。

2 生殖器の発生・発育・発達の異常をもつ患者の看護

　生殖器の発生・発育・発達の異常の多くは内性器に生じ，外観からの判断がむずかしいことから，出生直後にはその異常がわからないことが多い。思春期や成熟期になって，月経や性交渉における異常，または不妊症の検査によって，生殖器に発生・発育・発達の異常があることが判明することが多く，そのため患者は非常に強い心理的衝撃を受けることになる。

　生殖器の発生・発育・発達の異常のなかには，日常生活を営むのに支障を生じる症状を有する疾患や，性のアイデンティティにかかわる疾患，そして妊孕性をそこなう疾患が含まれるため，身体的な支援のみならず，心理面の支援も重要となる。

1 アセスメント

(1) 患者プロフィール：年齢，既往歴，生活習慣，キーパーソン，家族背景，社会的役割などの患者基礎情報，結婚歴・産科歴
(2) 月経の状態：生殖器の発生・発育・発達の異常は，症状が月経の異常としてあらわれる場合も多い。そのため，初経発来の有無，月経がある場合は月経困難症の有無と程度，月経期間・月経量を確認する。
(3) 身体症状：下腹部痛・腰痛の有無や程度，周期的に悪化するかどうかを確認する。
(4) 性交渉に関する情報：夫またはパートナーがいる場合には，性交渉における困難の有無と程度に関する情報を収集する。

(5)検査結果：内診・腟鏡診による視診，超音波検査，CT・MRI，血液検査の結果を確認する。

2　看護問題

(1)月経血の逆流をきたす疾患の場合は，月経時の疼痛や腰痛がある。
(2)疾患の症状や経過に伴う将来への不安がある。

3　看護目標

(1)腰痛などの身体症状を有する場合は，日常生活に支障のない範囲にコントロールできる。
(2)疾患の病態とその治療について，正しい知識を得るとともに，治療方針をみずからの意思で選択できる。

4　看護活動

■ 観察

(1)月経歴・結婚歴・産科歴・既往歴，合併症の有無および内容
(2)検査結果・治療内容と経過，今後の方針
(3)疾患・検査・治療に対する患者の認識
(4)疼痛の有無と，ある場合の程度・部位，月経周期との関係
(5)性交障害の有無，パートナーや家族，キーパーソンについての確認

■ 援助

(1)疾患に対する患者の認識を受けとめる。
(2)身体症状の有無や，それによる日常生活への影響について把握する。
(3)下腹部痛・腰痛などに対しては，医師の指示に基づき，鎮痛薬を投与するなどして疼痛コントロールを行う。

■ 教育

(1)医師の説明で理解できていない内容があれば，補足説明し，納得して治療が受けられるようにする。
(2)膀胱炎や失禁などの，治療に伴う合併症の予防と管理について指導する。
(3)造腟術が行われる場合，術後の造腟用プロテーゼの挿入の管理ができるように，局所の感染予防に配慮した挿入・抜去の手技指導を行う（●図6-18）。
(4)患者や家族が今後についてイメージできるように，治療中・治療後の全身状態の変化を説明する。
(5)必要に応じて，心理カウンセラーなどの社会資源の利用や，学校に通う年代の患者の場合は，養護教諭との情報共有についての情報提供を行う。

3　子宮内膜症患者の看護

　子宮内膜症は，子宮内膜様の組織が，子宮腔以外の臓器の表面に発生・増殖することにより発症する疾患である。発症部位によっては，卵管の疎通性

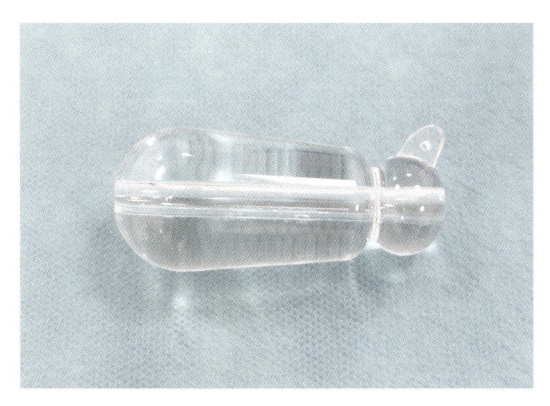

●図 6-18　造腟用プロテーゼ
（写真提供：アトムメディカル株式会社）

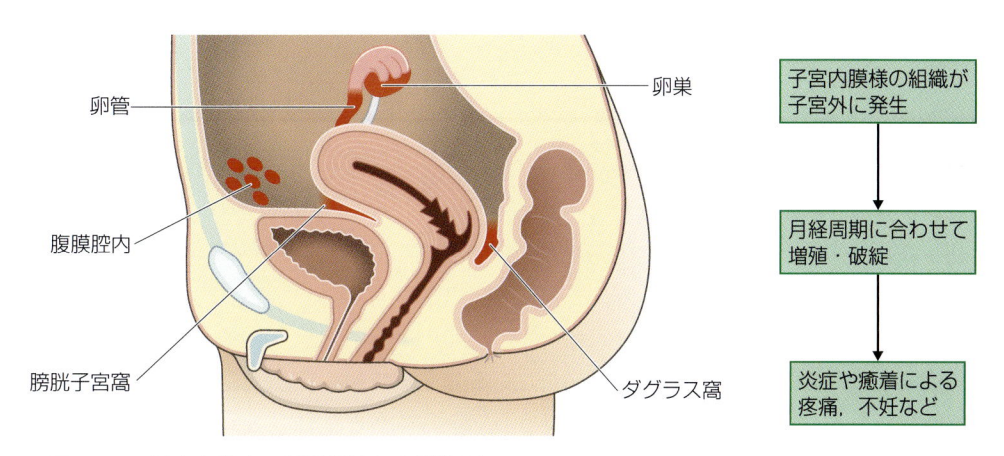

●図 6-19　子宮内膜症の好発部位と病態生理
子宮内膜症では，子宮内膜様の組織が腹膜や卵巣，ダグラス窩などに生じ，月経周期に合わせて増殖・破綻することで各種の症状を生じる。

やほかの臓器との癒着を引きおこし，不妊症や疼痛などの原因となる（●図6-19）。子宮内膜症患者の 50% に不妊症が合併する一方で，不妊症患者でも高率に子宮内膜症が診断されている。

　子宮内膜症の根治的治療には手術療法があるが，症状の改善を目的とした薬物療法も行われる。治療選択には患者の年齢や症状，これまでの治療歴などのほか，とくに成熟期に発症することから，不妊症の改善に関する患者の希望も大きくかかわってくる。ほかにも，長期の治療を要する場合の費用や症状・治療に伴う仕事の調整など，患者のかかえる問題は多岐にわたる。

　そのため看護師には，患者がかかえる身体的・心理的な苦痛に配慮した看護が求められる。患者が希望にそった治療の選択ができるように支援し，薬物療法が行われる場合は，長期的に症状をコントロールできるように支援する必要がある。

1　アセスメント

（1）患者プロフィール：年齢，既往歴，生活習慣，キーパーソン，家族背景，

社会的役割などの患者基礎情報，結婚歴・産科歴

(2) 全身状態の観察：貧血症状の有無や，それに伴う日常生活への支障の有無を確認する。

(3) 月経の状態：高頻度に月経困難症を合併するため，その有無と程度，月経期間，月経量について確認する。

(4) 下腹部痛・腰痛：腰痛や慢性の骨盤痛をきたすことが多いため，下腹部痛・腰痛・性交痛の有無と程度，周期性の悪化❶の有無を確認する。また，子宮と直腸が癒着している場合もあることから，排便時痛の有無も確認する。

(5) 検査結果：内診，超音波検査，血液検査，CT・MRI❷

(6) 今後の妊娠への希望の有無：妊孕性温存の希望の有無によって治療方法が異なるため，今後の妊娠の希望について把握する。

> ❏ **NOTE**
> ❶子宮内膜症による疼痛の症状は，月経時に強くなり月経の終了とともに緩和していくという周期性がある。
> ❷CT・MRIはがんとの鑑別のために行われる。

2　看護問題

(1) 月経時の下腹部痛や腰痛がある。

(2) 過多月経や過長月経による貧血症状がある。

(3) 性交時に疼痛があり，それに伴う性機能障害がある。

(4) 疾患の症状や経過に伴う，将来への不安がある。

3　看護目標

(1) 日常生活に支障のない範囲に，下腹部痛や腰痛をコントロールできる。

(2) 貧血症状を軽減できる。また，貧血によりおこりうる転倒リスクを理解し，予防行動をとることができる。

(3) 性交時の疼痛が軽減でき，性機能障害についてパートナーとの間で問題解決ができる。

(4) 不安を軽減，もしくは解消できる。

4　看護活動

▌観察

(1) 月経歴・結婚歴・産科歴・既往歴と，合併症の有無および内容

(2) 検査結果・治療内容とその経過，今後の方針

(3) 疾患・検査・治療に対する患者の受けとめ方

(4) 疼痛の有無や，ある場合の程度・部位，月経周期との関係

(5) 疼痛による ADL への影響の有無とその内容

(6) 疼痛に対して患者が行っている対処方法の有無とその内容，有効性

(7) 薬物療法を実施している場合は，服薬アドヒアランスの確認

▌援助

(1) 医師からの説明に対する理解の状況を確認する。理解が不十分な場合は補足説明を行う。医師から再度説明してもらうことも考慮する。

(2) 病状に関連した痛みや，処置・治療に伴う痛みがある場合は，痛みの種類や程度を確認し，医師の指示に従って適切な薬剤を投与する。

（3）疾患の進行度や患者の年齢，妊孕性の温存の希望に応じて，卵巣摘出術などの根治治療が選択されることがある。生殖器の摘出により，患者は女性性を喪失したと感じることがあるため，本人の思いを傾聴し，意向に即した意思決定を支援する。

（4）疾患の進行度によっては，自然妊娠が困難と予想される場合がある。患者の今後の妊娠への希望を確認するとともに，家族やパートナーと話し合う機会が得られるようにかかわる。

（5）ホルモン製剤や鎮痛薬を使用している場合，適切に服薬管理が行えているかを確認する必要がある。

（6）長期の治療・検査の継続に対する経済的な不安がある場合は，社会資源の情報提供や医療ソーシャルワーカーの介入を考慮する。

教育

（1）検査や治療の前には，説明書やパンフレットを用いて，十分な理解が得られるまで説明する。

（2）症状が軽度の場合は，月経周期や持続日数などの症状管理を患者自身が行えるように生活指導を実施する。また，鎮痛薬の適切な使用方法を説明し，用法・用量をまもって服用することを指導する。

（3）貧血症状を有する患者には，急な体動を避け，めまいやふらつきが生じていないことを確認してから次の動作に移るように指導する。

（4）手術療法を選択し，卵巣を摘出した場合には，ホルモンの欠落によって更年期様の症状を生じる場合がある。発現する可能性のある症状について説明し，日常生活に支障を生じる場合は相談・受診できることを説明する。

（5）疾患に伴う身体症状によって，患者が家族やパートナーとのかかわりに困難さを感じている場合は，患者に同意を得たうえで，周囲の人々に患者の病態を理解できるような指導を行う。

4　子宮筋腫患者の看護

　子宮の腫瘍性疾患には良性腫瘍と悪性腫瘍があり，代表的な良性腫瘍として子宮筋腫がある。ここでは良性疾患の例として，子宮筋腫を取り上げて解説していく。

　子宮筋腫は，エストロゲン依存性に増大する性質をもつため，成熟期の女性❶で問題になりやすい。子宮筋腫が発生すると，過多月経による貧血を生じたり，月経困難症や不妊症の原因になったりすることに加えて，巨大化した場合はほかの臓器を圧迫し，障害を引きおこす。

　子宮筋腫は，大きさや数，症状がさまざまであり，症状が強くなければ経過観察となる場合もある（◯図6-20）。しかし，患者は性活動が活発な年齢であることから，たとえ良性疾患であっても，子宮の疾患をもつことで不安を感じることになる。また根治療法として子宮を摘出することもあり，その場合には患者は大きな喪失感をおぼえることになる。

NOTE
❶エストロゲン分泌が低下する閉経後の女性では一般的に筋腫は縮小する。

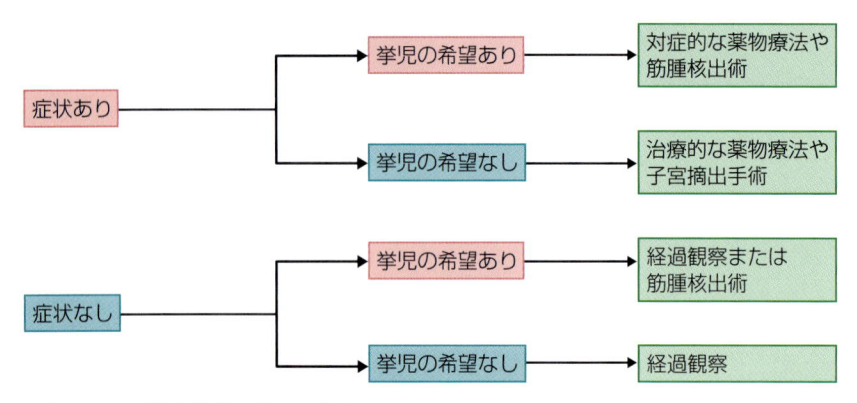

○図 6-20 子宮筋腫の治療の流れ
良性腫瘍である子宮筋腫では，症状の有無と挙児の希望によって，選択される治療が異なる。

　看護師は，患者の不安に配慮するとともに，検査や手術，薬物療法の際には，患者の受けとめ方を確認しながら，確実に診療を進められるように支援していく必要がある。

1 アセスメント

(1) 患者プロフィール：年齢，既往歴，生活習慣，キーパーソン，家族背景，社会的役割などの患者の基礎情報，結婚歴・産科歴
(2) 不妊症歴：子宮筋腫は不妊症の原因になることから，不妊の期間や，過去の治療の有無と内容を把握する。
(3) 腫瘍について：筋腫の種類と発生部位を確認する。
(4) 月経の状態：とくに過多月経と月経困難症に留意する必要があることから，月経周期，月経痛・月経量の程度を把握する。
(5) 不正性器出血：有無と程度，出血のきっかけを確認する。
(6) 腫瘍による圧迫症状：腫瘍の大きさによっては，圧迫による便秘，頻尿，下腹部膨満感や腫瘤感が生じるため，その有無と程度を確認する。
(7) 全身状態：倦怠感やめまい，不眠，食思不振，体重の変化などの有無と程度を確認する。
(8) 検査結果：内診，超音波検査，CT・MRI，血液検査

2 看護問題

(1) 過多月経，月経困難症による貧血症状がある。
(2) 疼痛，下腹部膨満感，排泄障害，腰痛などの骨盤臓器圧迫に伴う圧迫症状がある。
(3) 子宮を摘出した場合，術後の女性性の喪失感や性生活への不安がある。

3 看護目標

(1) 貧血症状が悪化しない。
(2) 症状のコントロールにより，疾患による身体的・心理的苦痛が緩和され

る。

(3) ボディイメージの変化を受容し，術後の身体状態の変化について正しく理解して，性生活への不安が軽減できる。

4 看護活動

■ 観察

(1) 月経歴・結婚歴・産科歴・既往歴と，合併症の有無および内容
(2) 検査結果・治療内容と経過，今後の方針
(3) 疾患や検査，治療に対する患者の受けとめ方
(4) 疼痛の有無と，ある場合は程度・部位，月経周期との関係
(5) 疼痛や貧血，圧迫症状による ADL への影響の有無とその内容
(6) 全身状態の把握
(7) 妊孕性の温存の希望の有無によって治療方法が異なるため，今後の妊娠の希望について把握する。

■ 援助

(1) 医師からの説明に対する理解を確認する。理解が不十分な場合は補足説明を行う。医師から再度説明してもらうことも考慮する。
(2) 病状に関連した痛みや，処置・治療に伴う痛みがある場合は，痛みの種類や程度を確認し，医師の指示に従って適切な薬剤を投与する。
(3) 貧血症状の有無や程度を確認し，日常生活に支障がなく過ごせるように生活指導を行う。
(4) 子宮に障害をもつことで，患者は女性性の喪失感にさいなまれることがある。そのため，良性疾患であっても検査・治療への不安や罹患への悲嘆が大きいことが予測される。患者の心理面に配慮した受容的な態度でかかわり，不安をやわらげるように努める。
(5) 疾患の進行度によっては，自然妊娠が困難と予想される場合がある。患者の今後の妊娠への希望を確認するとともに，家族やパートナーと話し合う機会が得られるようにかかわる。
(6) 保存療法としてホルモン製剤や鉄剤を使用している場合，適切に服薬管理が行えているかを確認する必要がある。
(7) 長期の治療・検査の継続により，経済的な不安がある場合は，社会資源の情報提供や医療ソーシャルワーカーの介入を考慮する。

■ 教育

(1) 検査や治療の前には，説明書やパンフレットを用いて，十分な理解が得られるまで説明する。
(2) 症状が軽度の場合は，月経周期や持続日数などの症状管理を患者自身が行えるように生活指導を実施する。またホルモン製剤や鉄剤の適切な使用方法を説明し，用法・用量内での服用を指導する。
(3) 貧血症状を有する患者には，症状の改善と予防のため，鉄を多く含む食材の紹介と食事指導を行う。また，急な体動を避け，めまいやふらつきが生じていないことを確認してから次の動作に移るように指導する。

（4）患者が手術療法を選択した場合は，術後の異常の早期発見と合併症予防に関するセルフケア指導を行う。

（5）子宮の摘出を選択し，術後の身体状態について家族やパートナーとのかかわりに困難さを感じている場合は，患者に同意を得たうえで，周囲の人々に患者の病態を理解できるような指導を行う。

5　子宮悪性腫瘍患者の看護

　子宮に生じる悪性腫瘍には，子宮頸がん・子宮体がん・子宮肉腫・絨毛性疾患などがある。悪性腫瘍の治療は，手術療法・薬物療法・放射線療法を，病態に応じて組み合わせて行っていく。

　悪性腫瘍に罹患した患者は，生命がおびやかされているという恐怖をかかえており，各種の検査や治療，手術に対する不安も強い。また，とくに子宮頸がんは30代後半に罹患年齢のピークがあり，妊孕性の温存を含めた治療選択を短期間で求められることになる場合が多い。

　看護師は，患者の病態や治療方針を正確に把握し，検査や治療を円滑に進めるための支援と，意思決定から治療までを通じて，さまざまな不安や苦痛をかかえる患者への心理的支援を行うことが求められる。

1　アセスメント

（1）患者プロフィール：年齢，既往歴，生活習慣，キーパーソン，家族背景，社会的役割などの患者の基礎情報，結婚歴・産科歴，挙児希望の有無

（2）不妊症歴：不妊の期間や，治療の有無と内容を確認する。

（3）腫瘍：種類，進行度，発生部位を確認する。

（4）月経の状態：月経周期，月経痛・月経量の程度を把握する。

（5）不正性器出血：有無と程度，出血のきっかけを確認する。

（6）圧迫症状の有無と内容：便秘，頻尿，下腹部膨満感や腫瘤感の有無と程度を確認する。

（7）全身状態：倦怠感やめまい・不眠・食思不振や，体重の変化などの有無と程度を確認する。

（8）検査結果：内診，超音波検査，CT・MRI，血液検査

2　看護問題

（1）疾患そのものや予後，検査・治療に対する不安がある。

（2）腫瘍による圧迫症状や，疼痛などの身体的苦痛がある。

（3）治療による女性性の喪失感や，治療に伴う合併症による新たな身体症状の出現に対する不安がある。

3　看護目標

（1）疾患・治療に対する不安が軽減され，治療に向けて精神的な準備ができる。

(2)疾患による身体的苦痛を最小限に緩和でき，日常生活が維持できる。

(3)子宮の腫瘍とその治療について正しい知識を得るとともに，治療方針を
　　みずからの意思で選択できる。

(4)治療を継続しながら家庭や社会における役割を遂行できる。

4 看護活動

観察

(1)月経歴・結婚歴・産科歴・既往歴，合併症の有無および内容

(2)検査結果・治療内容と経過，今後の方針

(3)疾患や検査，治療に対する患者の受けとめ方

(4)疼痛の有無と，ある場合には程度・部位，対処方法の有無とその内容お
　　よび有効性

(5)圧迫症状による ADL への影響の有無とその内容

(6)全身状態の把握

援助

(1)医師からの説明に対する理解を確認する。理解が不十分な場合は補足説
　　明を行う。医師から再度説明してもらうことも考慮する。

(2)病状に関連した痛みや，処置・治療に伴う痛みがある場合は，痛みの種
　　類や程度を確認し，医師の指示に従って適切な薬剤を投与する。

(3)病気の告知や病状の説明の際にはできる限り同席し，受けとめの状況を
　　確認する。また，患者や家族が医師に質問や相談をしやすいように支援
　　する。

(4)病気の告知や病状の説明のあとには，受けとめの状況を確認する。思い
　　の表出を促し，傾聴することは，患者の心理的負担の軽減につながる。
　　また患者が自分の思いを表出し，大切にしている自身の価値観を言語化
　　することを通じて，自分のライフスタイルや健康観に適した意思決定が
　　行えるように支援する。

(5)抗がん薬治療では，末梢神経障害や関節痛などの身体症状の出現に加え，
　　脱毛や色素沈着などの外見の変化が生じることがある。使用する薬剤に
　　よって出現する有害事象は異なるため，適切な薬剤の知識をもち，患者
　　に情報提供を行う。

(6)手術療法を選択した場合は，術後の異常の早期発見や合併症予防に関す
　　る指導が必要となる。術式に応じて生じる合併症の程度も異なり，術後
　　のリンパ浮腫や排尿障害を有する場合は，生活様式の再編成が求められ
　　ることがある。患者のライフスタイルを聴取し，患者自身が術後の生活
　　様式を再編成し，マネジメントできるように支援する必要がある。

(7)幼い子どもを育てている患者は，子どもへの病気の伝え方やかかわり方
　　への不安を感じやすい。そのような患者に対しては，子どもの発達段階
　　や性格に応じた話し方で，きちんと説明したほうがよいことを伝える。
　　施設によってはチャイルドケアチームがあったり，チャイルドライフス
　　ペシャリスト（CLS）が在籍していたりすることから，その活用も考慮す

る。

(8) 長期にわたる治療・検査の継続により，経済的な不安がある場合は，社会資源の情報提供や医療ソーシャルワーカーの介入を考慮する。

▍教育

(1) 検査や治療の前には，説明書やパンフレットを用いて十分な理解が得られるまで説明する。

(2) 身体機能の回復のために，リハビリテーションが重要であることを説明し，患者の状態に合ったリハビリテーションの方法を指導する。

(3) 治療に伴うリンパ浮腫や排尿障害などの合併症の管理について指導する。

(4) 抗がん薬治療や放射線療法に伴う有害事象について，出現する時期や持続期間，対応方法を説明する。

6 異所性妊娠患者の看護

　異所性妊娠は，受精卵が子宮内膜以外に着床したものである。異所性妊娠の多くは卵管に着床する卵管妊娠で，とくに卵管膨大部によくおこる。卵管妊娠では，腹腔内の大出血と激しい腹痛を伴う卵管破裂をおこし，出血性ショックにいたる場合もある。

　そのため，異所性妊娠が判明した患者には早急な対応が必要である。あわただしく診療が進むなかで，看護師には医師による検査・治療の適切な介助と，患者への援助が求められる。また，患者だけでなく，患者の急激な病態の変化に直面する家族への支援も行っていく。

1 アセスメント

(1) 患者プロフィール：年齢，既往歴，生活習慣，キーパーソン，家族背景，社会的役割などの患者の基礎情報，結婚歴・産科歴

(2) 妊娠週数は，初期妊娠においての異常かどうかの判断に用いられるため確認する。異所性妊娠歴や出産歴，人工妊娠中絶歴は異所性妊娠のリスク因子の1つであるため問診する。

(3) 最終月経や月経周期，月経量，月経困難症の有無を確認することで，異所性妊娠を早期に発見する。

(4) 検査データ：内診・直腸診，血液検査，超音波検査，CT・MRI

(5) 全身状態：ショックを示す指標となる，血圧低下・呼吸数の増加・頻脈・徐脈などの変化を確認する。また，性器出血の量・疼痛・吐きけ・めまい・全身脱力感を把握する。

2 看護問題

(1) 疾患や慣れない検査・治療に対する不安がある。

(2) 急激な病態の変化やショックに陥りやすく苦痛がある。

(3) 経過に伴う将来への不安がある。

3　看護目標

（1）検査や治療の内容を理解して迅速に受けられる。

（2）患者と家族が，検査や治療，身体的変化などに対する疑問点や不安を表出し，心理的ストレスを緩和できる。

4　看護活動

▌観察

（1）月経歴，月経量の程度，月経周期，既往歴，合併症の有無および内容

（2）検査結果・治療内容と経過・治療方針

（3）疾患・検査・治療に対する患者の受けとめ方

（4）腹痛の有無と，ある場合の程度・部位，安楽な姿勢がとれているか

（5）全身状態：倦怠感，めまい

（6）ADL

▌援助

（1）下腹部痛に対する鎮痛薬の使用と，体位の工夫や保温により，疼痛をやわらげる援助をする。

（2）出血性ショックに陥りやすいことから，全身状態を観察する。ショック状態となった場合は迅速に対応し，早期改善のための支援をする（◗205ページ）。

（3）治療は手術療法が主となり，迅速な対応が必要である。患者が手術の必要性の理解ができているか，不明なところはないかを確認する。

▌教育

（1）手術療法や薬物療法について，医師の説明だけではわからなかった内容があれば説明し，納得して治療を受けられるようにする。

（2）激しい下腹部痛に対しては，鎮痛薬を使用❶できることを説明する。

（3）薬物療法は，経過をみるために外来通院を要することや，副作用が生じることについて事前に指導し，体調に変化があれば報告するように説明する。

（4）急激な身体的変化に不安をもつ患者や家族に対しては，情報を提供することで不安を軽減できるように説明する。

（5）異所性妊娠に対する手術により，性生活への不安がある場合は，患者の思いに共感し，心理的な配慮をしながら，患者と家族へ保健指導を行う。

> **▭ NOTE**
> ❶鎮痛薬は血圧を低下させる作用もあるため，血圧低下時は使用しないことも適宜患者に伝えておく。

7　卵巣腫瘍患者の看護

　卵巣腫瘍は，上皮性腫瘍，性索間質性腫瘍，胚細胞腫瘍の3群に大きく分類される。また，その性質により良性，境界悪性，悪性に分けられる。治療は，手術療法・薬物療法・放射線療法を，病態に応じて組み合わせて行っていく（◗図6-21）。

　卵巣腫瘍では初期に自覚症状が生じにくいことから，進行してなんらかの

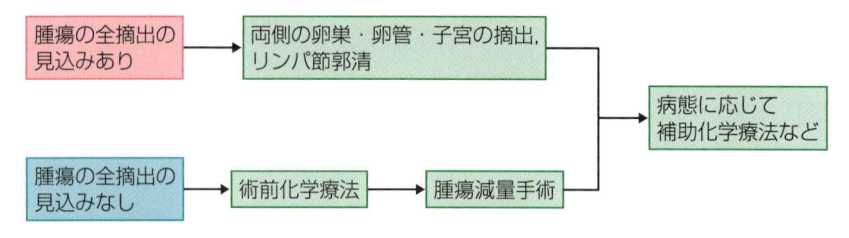

◐ 図 6-21　卵巣がんのおもな治療の流れ

症状があらわれてから受診する患者が多いという特徴がある。

　良性腫瘍であっても，大きくなると周辺臓器を圧迫し，頻尿や便秘，下腹部膨満感・腫瘤感を生じる。また，卵巣腫瘍茎捻転(けいねんてん)や卵巣出血といった早急な処置が必要な病態もある。

　悪性腫瘍も進行してから見つかることが多く，患者が家庭や職場などで果たしている社会的役割をふまえた心理的な支援や，時間が限られるなかでの治療選択の意思決定支援が欠かせない。

　看護師は，病態や治療方針を正確に把握し，治療を円滑に進めるための支援と，患者の心理的支援を行うことが求められる。また，良性・悪性を問わず，若年者が卵巣腫瘍に罹患した場合は，妊孕性を温存するかどうかに配慮した選択を支援することも重要である。

1 アセスメント

(1) 患者プロフィール：年齢，既往歴，生活習慣，キーパーソン，家族背景，社会的役割などの患者の基礎情報，結婚歴・産科歴，挙児希望の有無
(2) 腫瘍について：腫瘍の種類や状態によって治療が異なるため，腫瘍の種類や良性・悪性，進行度，発生部位について把握する。
(3) 圧迫症状：腫瘍による圧迫に由来する便秘や頻尿，下腹部膨満感や下腹部痛，腫瘤感の有無と程度を確認する。
(4) 全身状態：倦怠感，めまい・不眠・食思不振や，体重の変化などの有無と程度を確認する。
(5) 検査データ：内診・直腸診，超音波検査，CT・MRI，血液検査

2 看護問題

(1) 疾患そのものや予後，検査・治療に対する不安がある。
(2) 腫瘍による圧迫症状や，疼痛などの身体的苦痛がある。
(3) 治療による女性性の喪失感や，治療に伴う合併症による新たな身体症状の出現に対する不安がある。

3 看護目標

(1) 疾患・治療に対する不安が軽減され，治療に向けて精神的準備ができる。
(2) 疾患による身体的苦痛を最小限に緩和でき，日常生活が維持できる。
(3) 卵巣腫瘍とその治療についての正しい知識を得て，治療方針をみずから

の意思で選択できる。

(4)治療を継続しながら家庭や社会における役割を遂行できる。

4 看護活動

▌観察

(1)月経歴・結婚歴・産科歴・既往歴，合併症の有無および内容

(2)検査結果，治療内容と経過，今後の方針

(3)疾患・検査・治療に対する患者の受けとめ方

(4)疼痛の有無と，ある場合の程度・部位，対処方法の有無や内容，有効性

(5)圧迫症状による ADL への影響の有無と，ある場合はその内容

(6)全身状態の把握

▌援助

(1)医師からの説明に対する理解を確認する。理解が不十分な場合は補足説明を行う。医師から再度説明してもらうことも考慮する。

(2)病状に関連した痛みや，処置・治療に伴う痛みがある場合は，痛みの種類や程度を確認し，医師の指示に従って適切な薬剤を投与する。

(3)病気の告知や病状の説明の際にはできる限り同席し，受けとめの状況を確認する。また，患者や家族が医師に質問や相談をしやすいように支援する。

(4)病気の告知や病状の説明のあとには，受けとめの状況を確認する。思いの表出を促し，傾聴することは，患者の心理的負担の軽減につながる。また，患者が自分の思いを表出し，大切にしている自身の価値観を言語化することで，自分のライフスタイルや健康観に適した意思決定が行えるように支援する。

(5)抗がん薬治療により，末梢神経障害や関節痛などの身体症状の出現に加え，脱毛や色素沈着などの外見の変化が生じることがある。使用する薬剤によって出現する有害事象は異なるため，適切な薬剤の知識をもち，患者に情報提供を行う。

(6)手術療法を選択した場合は，術後の異常の早期発見や合併症予防に関する指導が必要となる。術式に応じて生じる合併症の程度も異なり，ライフスタイルの再編成が求められることがある。患者から話を聴き，患者自身が術後のライフスタイルを再編成し，マネジメントできるように支援する。

(7)長期の治療・検査の継続により，経済的な不安がある場合は，社会資源の情報提供や医療ソーシャルワーカーの介入を考慮する。

▌教育

(1)検査や治療の前には，説明書やパンフレットを用いて，十分な理解が得られるまで説明する。

(2)身体機能の回復のために，リハビリテーションが重要であることを説明し，患者の状態にあったリハビリテーションの方法を指導する。

(3)治療に伴うリンパ浮腫や排尿障害などの合併症の管理について指導する。

（4）抗がん薬治療や放射線療法に伴う有害事象について，出現する時期や持続期間，対応方法を説明する。

8　乳がん患者の看護

　乳がんの治療は，手術療法，薬物療法，放射線療法を組み合わせて行われる集学的治療である（◎図6-22）。そのため，乳がん患者はその治療の過程において，手術による乳房の喪失や形態の変化だけでなく，薬物療法による脱毛や爪の障害などの外見の変化，放射線療法による皮膚の変化といったさまざまなボディイメージに影響を及ぼす変化がおこる。

　また，それらの治療により，運動機能障害，知覚障害，妊孕性の障害，抑うつ症状などがおこることもある。患者はがんそのものへの不安に加えて，日常生活や役割の変化を余儀なくされることへの困難感を生じ，多くの葛藤をかかえている。

　看護師には，患者のかかえる葛藤を理解し，患者の身体的な支援と，心理・社会的な支援を行うことが求められる。

1 アセスメント

（1）患者プロフィール：年齢，既往歴，生活習慣，キーパーソン，家族背景，社会的役割などの患者の基礎情報，産科歴
（2）乳がんの病態：浸潤の有無，腫瘍の大きさ，組織型，悪性度（グレード），腋窩リンパ節転移の有無，サブタイプ，病期
（3）治療方針
（4）既往歴
（5）挙児希望の有無
（6）乳房のかたちへのこだわりや価値観
（7）社会背景，役割，キーパーソン，サポートをしてくれる人

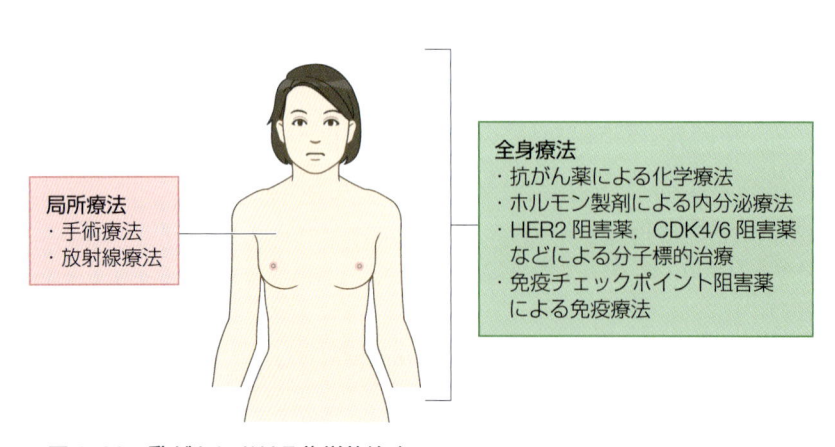

◎ **図6-22　乳がんにおける集学的治療**
乳がんの治療は，乳がん発生部位に対する局所療法と，転移に対する全身療法を組み合わせて行われる。

2 看護問題

(1) 病気そのものや治療に対する不安をかかえている。

(2) ボディイメージの変化への不安をかかえている。

(3) 親役割や社会的役割などの役割変化への葛藤をかかえている。

3 看護目標

(1) 病気の状態と治療方法を理解できる。

(2) 治療に伴うボディイメージの変化に対処できる。

(3) 役割変化への対応方法を見いだせたことを言語化できる。

4 看護活動

観察

(1) 症状：局所の痛みや皮膚の状態，局所以外の痛みの有無や程度

(2) 手術後の創部の状態

(3) 放射線照射部位の皮膚の状態

(4) 薬物療法の副作用

(5) 運動機能障害や知覚異常の有無や程度

(6) 上肢リンパ浮腫の有無や程度

援助

(1) 医師からの説明への理解の状況を確認し，理解が不十分な場合は補足説明を行う。医師から再度説明してもらうことも考慮する。

(2) 検査や診察の際に患者は，仰臥位になり，胸部を露出する。そのため，診察台や部屋の温度，羞恥心への配慮が必要である。また，事前の説明や準備の際の声かけを行い，不安をやわらげるようにする。

(3) 病状に関連した痛みや，処置・治療に伴う痛みがある場合は，痛みの種類や程度を確認し，医師の指示に従って適切な薬剤を投与する。

(4) 病気の告知や病状，治療方針の説明の際には，できる限り同席し，患者や家族の受けとめの状況を確認する。また，患者や家族が，医師に質問や相談をしやすいように支援する。

(5) 病気の告知や病状，治療方針の説明のあとには，受けとめの状況を確認する。患者に思いの表出を促し，傾聴することは，患者の心理的負担の軽減につながる。不安が強い場合は，腫瘍精神科などの専門医の診察を受けることも考慮する。

(6) 経済的な不安がある場合は，社会資源の情報提供や医療ソーシャルワーカーの介入を考慮する。

(7) 幼い子どもを育てている患者❶は，子どもへの病気の伝え方やかかわり方への不安を感じている。そのような患者に対しては，子どもの発達段階や性格に応じた話し方で説明したほうがよいことを伝える。施設によっては，チャイルドケアチームがあったり，CLS が在籍したりしていることから，その活用も考慮する。

📖 NOTE

❶乳がんの罹患率は 30 代から増えはじめ，40 代後半と 65〜74 歳の二峰性にピークがある。30〜40 代の時期は家庭内での役割を担っている患者も多い。

（8）抗がん薬治療により，妊孕性が失われることがある。治療の前に挙児希望があるかを必ず確認し，希望している場合は妊孕性温存療法が受けられるように支援する。

▌教育

（1）検査や治療の前には，説明書やパンフレットを用いて，十分な理解が得られるまで説明する。

（2）身体機能の回復のためにリハビリテーションが重要であることを説明し，患者の状態にあったリハビリテーションの方法を指導する（◖253ページ，図6-16）。

（3）手術により，乳房の喪失や形態の変化がある場合は，下着やパッドでの補正方法を指導する（◖251ページ，図6-13，図6-14）。

（4）抗がん薬治療による脱毛や皮膚・爪の変化がおこる場合は，症状の出現する時期や持続期間，対応方法を説明する。

（5）腋窩リンパ節郭清を行った場合は，患側上肢や上半身のリンパ浮腫が生じる可能性がある。そのため，セルフケアについて指導していく（◖212ページ）。

9　月経異常・月経随伴症状のある患者の看護

　月経の異常には，無月経や，月経周期・月経持続期間・月経量の異常，機能性子宮出血，月経困難症，月経前症候群などがある。器質的な異常が要因になる場合もあるが，内分泌系の異常によって生じる疾患も多く，患者には原因検索のためのさまざまな検査や，それに応じた治療が行われていく。

　月経異常をもつ患者は，生殖機能の低下を心配していることも多い。そのため，看護師は検査・治療の支援をするだけでなく，心理的な支援を行っていく必要もある。また，疼痛などの月経随伴症状が強い患者では，それが日常生活に直接的な影響を及ぼしていることもある。そのような患者に対しては，どのような苦痛があるかを把握し，効果的な対処ができるような支援を提供していくことが必要である。

　無月経には原発性無月経と続発性無月経がある。続発性無月経の原因の1つに過度のダイエットや激しい運動による体重減少があり，視床下部からのホルモン分泌が抑制されることで無月経になる。また，下垂体腫瘍のため血

---

plus　原発性無月経の患者の看護

　原発性無月経は性分化の過程の異常である場合があり，さまざまな疾患をあわせもっていることもある。子宮欠損症など，治療自体が困難で，生殖機能が果たせない場合は，女性性の喪失感による患者の悲嘆は大きい。看護師は，プライバシーに配慮しながら患者に寄り添い，安心・安全ななかで患者が思いを表出し，気持ちを整理して治療を受けることができるように支援していく。

中プロラクチン濃度が上昇することや，子宮内膜症や子宮筋腫の症状によっても続発性無月経がおこる。このように月経異常はその原因によって治療法も異なるため，病態を理解し，患者の身体的・精神的な支援をすることが求められる。

1 アセスメント

(1) 患者プロフィール：年齢，配偶者やパートナーの有無，患者の性格や傾向，疾患の理解度，既往歴・合併症の有無，治療内容，生活習慣，家族背景，社会的役割
(2) 検査結果：内診・直腸診，血液検査，血中ホルモン値，超音波検査，CT・MRI
(3) 月経困難症の場合は，腹痛・下腹部痛の程度，月経量の程度を把握する。
(4) 月経前症候群の場合は，頭痛・めまい・浮腫・体重増加・乳房痛・吐きけといった身体症状の有無と程度，抑うつ感・無力感・イライラ感・不安・集中力低下といった精神症状の有無と程度を把握する。

2 看護問題

(1) 疾患や検査・治療に対する不安がある。
(2) 生殖活動や女性性がおびやかされることへの不安による心理的ストレスが生じる。
(3) 疼痛・出血・ホルモンバランスの変化により日常生活に支障がある。

3 看護目標

(1) 検査・治療を適切に受けることができ，身体的苦痛が緩和できる。
(2) 日常生活が支障のない範囲で行えるように疼痛をコントロールでき，適切に薬剤を使用できる。
(3) 治療や経過に対する不安を表出でき，また軽減できる。

4 看護活動

▌観察

(1) 月経歴，月経量の程度，月経周期，最終月経
(2) 疼痛の有無，発生時期，部位，程度，種類
(3) 随伴症状の有無：不正性器出血，貧血，帯下，吐きけ・嘔吐，下腹部膨満感，排尿痛
(4) 検査の結果
(5) ADL
(6) 疾患・治療に対する患者の受けとめ方と理解度

▌援助

(1) 検査の介助では必要に応じて手順や方法の説明を行い，患者に理解を得る。
(2) 検査時は，陰部を露出することもあり，患者は羞恥心を強く感じる。と

くに思春期には抵抗感も強いため，緊張や不安を理解しながら寄り添った介助をしていく。

(3) 月経随伴症状は，子宮内膜症・子宮奇形・子宮筋腫といった器質的要因と，ホルモン異常・生殖器の未成熟といった機能的要因に分けられる。器質的要因の場合は手術が行われることがあり，術前から術後においては，オリエンテーションの内容やおこりうる合併症，安静度の制約，リハビリテーションの方法についての患者の理解を確認していく必要がある。また，栄養状態や排泄状況の確認を行うことや，病気の受けとめ方を把握していくことも重要である。機能的要因の場合はホルモン療法や対症療法として，鎮痛薬・抗不安薬・利尿薬が投与される。ホルモン療法は長期の内服になることもあり，胃腸障害や頭痛，めまい，倦怠感，抑うつ，浮腫，体重増加などの副作用がみられる。予測される副作用についても，患者へ説明していく必要がある。

(4) ホルモン異常による月経随伴症状の場合，大量の性器出血でショック状態になることもあるため，看護師はそのリスクを理解し，大量出血が生じた場合には迅速な対応が求められる。

(5) 月経時に日常生活を送ることが困難な強い腰痛や下腹部痛を生じる患者に対しては，患者の好む体位を把握したうえで，疼痛増強時に安楽な方法についての情報提供を行い，患者自身が実行できるように日ごろから確認していく。

(6) 身体的苦痛によるつらさだけでなく，日常生活を送れないことによる心理的ストレスを表出できるように，患者の気持ちに寄り添い，傾聴的・受容的態度で接していく。

(7) 患者は，腰痛・下腹部痛に加えて，薬物療法での副作用，検査・治療や疾患の予後に対してストレスを感じていると考えられる。患者とともに気分転換の方法を考える。

▌教育

(1) 腹痛・下腹部痛・腰痛に対しては，温罨法によってうっ血予防と循環血流量の増加による血行促進をはかることで，痛みが軽減できることを伝える。また，温罨法にはリラクセーション効果もあることも伝えるとよい。

(2) 手や足といった末梢を冷やすと，子宮が充血してしまい，月経痛を強める要因となる。そのため，身体の保温に留意した衣類の選択について指導する。

(3) 治療や検査の目的や内容，おこりうる副作用について十分に説明し，情報提供を行う。

(4) 患者に同意を得たうえで，周囲の人々に，患者の病態を理解できるような指導を行う。

(5) 過度な減量や運動は無月経の要因になるため，体型に関する不十分な，または誤った認識については正確な情報提供を行う。

(6) 生活リズムを規則正しくすることが，身体機能の正常化と恒常性の維持

につながることを説明し，実践できるように指導する。

10 更年期障害患者の看護

　更年期とは，生殖期から生殖不能期へ移行する期間であり，おおむね45〜55歳に該当する。この時期には卵巣機能の低下によるホルモン分泌の減少がおこる。その結果，さまざまな症状が出現し，それらを総称して更年期障害とよぶ。

　更年期は，家族や社会における役割の変化がおこる時期であり，それによる心理的な不安定さが，患者の心身へ影響を与える場合も多い。器質的疾患がなくても，役割の変化に適応ができないことで，自律神経失調症を中心としたさまざまな不定愁訴としてあらわれる。

　更年期はさまざまな生活習慣病を発症する時期でもあるので，更年期障害の症状と類似している疾患が背景にある場合もある。看護師は，更年期障害と決めつけた対応をするのではなく，別の疾患がひそんでいる可能性にも留意していく必要がある。

1 アセスメント

（1）患者プロフィール：年齢，配偶者やパートナーの有無，患者の性格や傾向，患者の理解度，既往や合併症の有無，治療内容，生活習慣，社会背景，社会的役割
（2）結婚歴，産科歴，婦人科歴，閉経の有無，最終月経，性行動
（3）全身状態：後述の身体症状と精神症状をアセスメントする。
（4）検査データ❶：内診，細胞診，超音波検査，乳房検査，血液検査

2 看護問題

（1）日常生活に支障をきたす心身の症状がある。
（2）身体の異常がみとめられない場合には，心身の苦痛について周囲の人にみとめてもらえないストレスや不安がある。
（3）心身の苦痛による QOL の低下がある。

3 看護目標

（1）更年期障害により生じた心身の苦痛を軽減できる。
（2）不安や心身の苦痛を表出することができ，ストレスを緩和できる。
（3）日常生活への意欲をもち，その人らしく過ごすことができる。

4 看護活動

観察
（1）月経歴・産科歴・既往歴
（2）検査結果・治療内容と経過・治療方針
（3）全身状態

NOTE
❶生活習慣病が発生しやすい時期でもあるため，更年期障害と同様の症状を示す身体的疾患の存在にも留意していく必要がある。そのため，内診や細胞診，超音波検査，乳房検査も必要に応じて行われる。

- 身体症状：ほてり，のぼせ，動悸，異常な発汗，肩こり，腰背部痛，しびれ，吐きけ・嘔吐，食欲不振，便秘，頻尿，性交痛，性器出血，頭痛，全身倦怠感，耳鳴など
- 精神症状：憂うつ，不安感，イライラ，めまい，孤独感，焦燥感，無気力，記憶力減退，不眠，疲労感

▌援助

(1) 疾患・検査・治療に対する患者の理解や思いを受けとめる。

(2) ストレスを表出しやすいように，傾聴的・受容的態度で接する。

(3) 患者が話しやすいように，プライバシーに配慮した環境を提供する。

(4) 不安やストレスが強い場合は，希望や必要に応じてカウンセラーや心理職のカウンセリングを受けられるようにする。カウンセリングを受けることを患者がいやがる場合は，無理せず日常生活に対する指導をする。

(5) 不眠が強い場合は，医師に睡眠薬の使用を含めた提案を行う。

▌教育

(1) 疾患・治療に対しての理解を聞きとり，正確な情報を提供する。

(2) 規則正しい生活をし，からだのリズムを整えるように指導する。

(3) 薬物療法が行われる場合は，薬の作用や副作用について患者がどのように理解しているかを聞きとり，自己判断で中断しないように指導する。なお，憂うつな気分や不安感，イライラ感といった精神症状が強い場合には，医師から抗不安薬が処方される場合がある。

(4) 患者が自身で薬を管理できないときは，家族へ用法・用量を指導し，支援を依頼する。

(5) 吐きけ・嘔吐，便秘，食欲不振といった消化器症状がある場合は，消化のよいものを摂取するように指導する。

(6) 肩こり・腰背部痛・関節痛などには，マッサージや入浴をすすめる。

(7) 性生活は，夫やパートナーを交えて指導する。性交痛がある場合は潤滑ゼリーの使用を提案する。

(8) 気分転換や，筋力の低下を防止するために，適度な運動をすすめる。

(9) 生活習慣病が症状の背景にある場合もあるため，定期検診を受け，生活習慣病の早期発見ができるように指導する。

11 萎縮性腟炎患者の看護

　加齢によるエストロゲンの分泌低下により，腟粘膜が萎縮して薄くなることで出血しやすくなったり，腟の自浄作用が低下したりすることで萎縮性腟炎がおこりやすくなる。そのため，萎縮性腟炎患者には，感染予防や症状の悪化を防ぐことと，適切に薬を使用できるような支援が必要である。

1 アセスメント

(1) 患者プロフィール：年齢，配偶者やパートナーの有無，患者の性格や傾向，患者の理解度，既往歴・合併症の有無，治療内容，生活習慣，社会

　背景，社会的役割

(2)帯下に関する症状の有無と，ある場合はその性状と量

(3)性交痛の有無

(4)点状出血❶の有無

□NOTE

❶腟が萎縮すると粘膜が薄くなったり，乾燥したりするため，少しの刺激でも出血がおこる。内診により，点状の出血がみとめられた場合，これを点状出血という。

2 看護問題

(1)腟の自浄作用が低下し，細菌が侵入するリスクが高くなる。

(2)身体症状の変化への不安がある。

(3)老年期の患者の場合，セルフケアが困難なことがある。

3 看護目標

(1)日常生活の指導を受けて，感染予防ができる。

(2)治療を正しく受けることによって，症状を緩和できる。

(3)身体状況の変化を正しく理解し，性生活への不安が軽減できる。

4 看護活動

▌観察

(1)月経の量・程度

(2)検査結果や治療内容，今後の方針

(3)疾患や検査，治療に対する受けとめ方

(4)帯下の有無・性状

(5)貧血症状の有無

▌援助

(1)患者の疾患に対する認識を受けとめる。

(2)気になるかゆみや，貧血によるふらつき，性交痛による夫婦生活の不安，日常生活への影響について確認する。

(3)外陰部の清潔の保持や，排泄後の温水洗浄便座の使用による感染予防ができているかを確認する。また，帯下の観察ができているかも確認する。

(4)セルフケアが困難なときは，家族によるサポートの程度を確認する。

▌教育

(1)薬剤の副作用が生じた場合でも，自己判断で中断しないように指導する。

(2)エストロゲンを含有する腟錠を使用する場合は，その使用方法を指導する。

(3)清潔な下着の着用やシャワー浴，排泄時の温水洗浄便座の使用といった外陰部の清潔を保つ工夫について指導をする。

(4)患者の希望にそいながら，パートナーを含めて性生活の指導を行う。

12 性感染症患者の看護

　性感染症は，性行為が感染の要因になる感染症であり，腟性交のように生殖器を感染経路とする場合だけでなく，キスや口腔性交，肛門性交によって

感染するものも含まれる。

　生殖器に関する疾患は，羞恥心によって周囲への相談ができずに，思い悩んで受診する患者も多い。また，性感染症はパートナーへの治療も必要である。看護師は，患者のプライバシーに配慮しながら，患者の受診行動を促し，継続的な感染症治療へとつなげられるように支援していく。

1　アセスメント

(1) 発熱，排尿時痛，下腹部痛
(2) 腟分泌物：粥状（じゅく）・ヨーグルト状・カッテージチーズ状・泡沫状（ほうまつ）などがあり，性状は原因によって異なる。また，においの程度を把握する。
(3) 外陰部の状態：発赤，腫脹，強い瘙痒感，潰瘍，痛みの有無を確認する。
(4) 薬剤の使用状況❶：抗菌薬，経口避妊薬，副腎皮質ホルモン薬，糖尿病治療薬，免疫抑制薬の内服の有無，血液製剤の使用の有無を確認する。
(5) 妊娠歴，既往歴，月経周期
(6) 性交渉の機会と程度：潜伏期間や原因微生物の特定のために確認する。
(7) パートナーの人数：パートナーの検査と治療が不可欠なために把握する。
(8) 職業：性風俗産業従事者であるかを確認するために把握する。

□ NOTE
❶原因疾患もしくは薬剤の副作用により，免疫抑制状態になっていることが要因になっていることもあるため，薬剤の使用状況を確認する。

2　看護問題

(1) 症状があった場合でも，羞恥心や知識不足により，早期の受診につながりにくい。
(2) 症状が緩和したときに患者の自己判断で内服薬を中断することによる，再発や二次感染のリスクがある。
(3) 生殖器に関する疾患は，パートナーに治療の必要性を伝えることをためらい，受診行動が遅れることがある。

3　看護目標

(1) 自己判断せずに，医師の指示通りに治療薬を内服できる。
(2) 疾患を正しく理解し，性生活への不安が軽減できる。
(3) 家族やパートナーが罹患しうることや，治療する必要性を理解できる。
(4) 患者に合わせた予防教育によって感染予防ができる。

4　看護活動

▌観察

(1) 腟分泌物の性状と量
(2) 外陰部の発赤・腫脹・潰瘍・痛みの有無
(3) 受診行動がとれているか
(4) 医師の説明に対する反応や言動

▌援助

(1) 問診の必要性を十分に検討したうえで，患者の価値観や個別性に向き合った情報収集を行う。

（2）病因や経過，治療についての患者の理解度や認識を確認する。

（3）情報収集時はプライバシーを尊重し，羞恥心に配慮した場所や時間の調整をする。

（4）感染予防を優先しすぎて，患者に不快感を与えないように留意しながら支援する。

▌ 教育

（1）感染防止のため，ほかの人と日常生活用品は共同使用しないことや，手洗いの励行，清潔な下着を使用することを指導する。

（2）性交渉により，いわゆるピンポン感染❶をおこすため，パートナーに対しては同じ時期に同じ内容の治療を行う必要性があることを説明する。

（3）早期に治療することで，早く治療効果が得られることを説明する。

（4）外用薬，とくに腟錠の取り扱い方法を指導し，継続して使用することが重要であることを説明する。また，自己判断で中断しないように指導する。

（5）治療中は性交渉を禁止することが望ましいことを説明する。

（6）正しいコンドームの装着方法について指導する。

（7）性感染症のなかには，無症状で自覚がない場合もある。不特定多数の人と性行為がある場合には感染のリスクが高まるため，早期発見のため定期的な受診を指導する。

NOTE

❶ピンポン感染

　性感染症はパートナーと同時に治療を行わないと相互に感染を繰り返すことになる。この状態を卓球の別称になぞらえてピンポン感染とよぶ。

🖊 work　復習と課題

❶ 少量の性器出血のある患者や，帯下・外陰部瘙痒感のある患者に求められる看護について説明しなさい。

❷ リンパ浮腫のある患者に対するリンパドレナージの手順を説明しなさい。

❸ 問診室・外診室・内診室に求められる環境について述べなさい。

❹ 内診を受ける患者の看護について，そのポイントを説明しなさい。

❺ 内性器・外性器の手術を受ける患者に対して求められる看護についてまとめなさい。

❻ 乳房の手術を受ける患者に対して求められる看護についてまとめなさい。

❼ 子宮内膜症患者の治療選択への支援について説明しなさい。

❽ 子宮の悪性腫瘍の患者に対して求められる看護についてまとめなさい。

❾ 乳がん患者の手術後のボディイメージの変化に対する支援についてまとめなさい。

❿ 性感染症患者に求められる看護について説明しなさい。

第 7 章

事例による看護過程の展開

A 子宮頸がん患者の看護

　ここでは，子宮頸がんに対して広汎子宮全摘出術を受ける予定であったが，将来子どもをもちたいと思い，術式を変更することになった思春期・若年成人(AYA)世代の患者について，術後の看護過程を展開していく。

　看護の視点として，術後の疼痛緩和や便秘，術後合併症予防に対するケアと，揺れる患者の気持ちへの意思決定支援が重要となる。

1 患者についての情報

1 患者プロフィール

- **年齢・性別**：A さん(29 歳，女性)
- **身体所見**：軽度の性器出血をみとめる。
- **妊娠・出産歴**：なし
- **診断名**：子宮頸がん I B1 期
- **既往歴**：なし
- **職業**：保育士
- **家族関係**：夫(30 歳，会社員)と 2 人暮らし。両親は健在である。
- **性生活**：病気が発覚してからは控えている。
- **排泄**：排尿は 5 回/日，排便は 1 日に 1〜2 回普通便あり
- **アレルギー**：なし

2 入院までの経過

　A さんは結婚して 1 年がたち，そろそろ子どもがほしいと思っていた。元来，月経周期は正常であり，気になる症状もなかったが，最近性交時に不正性器出血をみとめたため，心配になってレディースクリニックを受診した。腟拡大鏡診と生検にて CIN3 ❶，子宮頸部円錐切除術にて扁平上皮がん I B1 期相当であった。

　A さんは子どもがほしいとの気持ちをもっており，妊孕性を温存できる治療を希望したところ，大学病院を紹介された。

　大学病院の婦人科での診察では，CT や PET による検査が行われた。遠隔転移はみとめられず，妊孕性温存手術は可能と考えられたことから，広汎子宮頸部摘出術の予定となった。A さんと夫には，術中の迅速病理検査の結果によっては子宮全摘出術に移行する可能性があることや，広汎子宮頸部摘出術のほうが再発のリスクが高いこと，妊孕性が温存できても治療後に不妊治療が必要になることが外来で医師から説明された。

　A さんは妊孕性の温存を希望している一方で，夫は「子どもはほしいが，妻のからだのことを考えると，わるいものはすべて取ったほうがいいのではないか。」と，A さんのからだのことを第一に考え，再発のリスクの少ない子宮全摘出術のほうがいいという意見をもっていた。

　A さんは術式について決めかねることとなり，外来で時間を設けて，夫や A さんの両親，医療者も含めての話し合いを行った。A さんは最後まで子どもを望んでいたが，夫や A さんの両親は再発を心配し，子宮全摘出術を望んでいた。話し合いの結果，A さんは子宮全摘出術を受けることに決

NOTE

❶CIN 3 は上皮の 2/3 以上に異常細胞がみられる状態で，臨床的には前がん病変として取り扱われる。

めて，手術目的で入院した。

3 入院時の身体所見とおもな検査結果

- **血液検査**：白血球数（WBC）5,600/μL，赤血球数（RBC）280万/μL，ヘモグロビン値（Hb）10.8 g/dL，血小板数（PLT）29万/μL，活性化部分トロンボプラスチン時間（APTT）28.8秒，プロトロンビン時間（PT）100％，TP抗体陰性，HBs抗原判定陰性，HCV抗体陰性，HIV判定陰性
- **X線画像**：異常なし
- **心電図**：異常なし
- **CT・PET-CT**：転移なし

4 入院後の経過

入院後，看護師が手術のオリエンテーションを行ったときに，Aさんの表情が暗いことが気になった。話を聞いたところ，Aさんは「夫や両親との話し合いで，からだを大切にしてほしいと言われたのもあって，子宮全摘出術をすることにしたが，やはり子どもが好きなので，ほしい気持ちがある。手術が近づき，どうしたらいいのか悩んでいる。」と泣きながら語った。

そこで看護師は，医師に患者の思いを報告し，手術前日に夫も同席したうえで，再度医師と手術内容についての話し合いの場を設けることにした。医師からは，広汎子宮頸部摘出術は，子宮全摘出術よりは再発のリスクはあるものの，いまの病状なら子宮を残すこともできるとの説明があった。あらためて話し合った結果，夫もAさんの意向を受け入れ，妊孕性を温存できる広汎子宮頸部摘出術をすることに決めた。

看護師は，術後にリンパ浮腫や排尿障害が出現する可能性があることについて，術前に説明した。リンパ浮腫については，対応方法について動画やパンフレットを用いて指導を行った。排尿障害が生じた場合には自己導尿となる場合があることを説明した。Aさんは「脚がむくむのはいやですね。自己導尿になったらどうしよう。」と不安を話していたが，対処方法については理解できている様子だった。

5 手術後の経過

手術の経過は，手術所要時間は350分，術中輸液量2,500 mL，出血量580 mL，術中輸血量560 mLであり，Aさんは全覚醒にて帰室した。恥骨上縁から臍部まで約13 cmの切開創があり，硬膜外カテーテルから鎮痛薬が持続投与されていたが，帰室時にはNRS6❶の疼痛を訴えていた。AさんはPCAポンプを操作して，その後も5回，鎮痛薬のボーラス投与❷を行った。

手術後1日目午前の離床時には，鎮痛薬のボーラス投与を行ったものの，創部にNRS 8の痛みがあり，起き上がることができなかった。そのため，点滴で鎮痛薬を使用した。午後には痛みがNRS 2〜3に低下し，看護師と一緒に廊下を2周歩くことができた。飲水が開始となり，6時間ごとに鎮痛薬を内服したところ，以降は痛みをコントロールできた。

血液検査では，ヘモグロビン値が9.2 g/dLと減少した。また，術後も食事は常食を全量摂取できているが，飲水量は1日800 mLで，手術後3日間排便がない状況が続いていた。Aさんは，「創部の痛みもあり，いきみにくい。おなかがはっていて少し苦しい。」と訴えた。

手術後4日目に尿道留置カテーテルを抜去し，排尿ごとに残尿量を測定したところ，3回連続で残尿が50 mL以下であったため，医師の指示で残尿

NOTE

❶ NRS（numericalrating scale）は痛みの自覚症状を0から10までの数値で測定する際に用いられる。数値が大きいほど痛みが強い。

❷ボーラス投与

術後の疼痛管理では，持続的に薬剤を投与でき，かつ必要時に患者自身がボタン操作をすることで薬剤を追加投与できるPCA（patient controlled analgesia）ポンプを用いる自己調節鎮痛法が採用されることが多い。PCAポンプを用いた患者自身による追加投与をボーラス投与という。

測定は中止となった。陰部や下肢に浮腫が出現したが，A さんはリンパ浮腫についての知識を獲得できており，自身で下肢のリンパドレナージや下肢挙上，陰部にタオルをあてるなどの対応ができた。A さんは，「リンパドレナージは毎日続けられそうです。自己導尿もしなくてすんでよかったです。」と話した。

　手術後の経過は良好であり，夫は仕事を在宅ワーク中心に切りかえ，A さんをサポートできる状態であることから，手術後 12 日目に予定通り退院となった。

✔ 情報収集のポイント

- ☐ **手術に対する受けとめ**：将来的に子どもを望んでいるが，病気の再発の可能性や，夫と両親の意向を聞いて，術式をどうしたらいいのか決めかねている A さんの心境を理解する。
- ☐ **術後の痛み**：痛みがコントロールされ，離床することができているか，痛みをがまんせずに鎮痛薬を医師の指示のもとで使用できているかを確認する。
- ☐ **術後の排便状況**：術後は便秘がおこりやすいため，排便状況を確認する。
- ☐ **術後合併症**：リンパ浮腫や排尿障害が生じる可能性があるため，その観察を行う。

2　看護過程の展開

1　アセスメント

　下記の項目ごとに情報を整理し，アセスメントを行う。

▌健康に対する知覚・健康管理

　妊孕性温存手術は，妊娠の可能性を残すために，通常であれば切除する部分を残すことになるため，再発のリスクがある。また，妊孕性温存手術ができたとしても，その後に簡単に妊娠できる状態にはならず，多くは不妊治療が必要となる。さらに，妊娠したときの早産・流産のリスクが高まる。

　A さんは，妊孕性温存手術を希望して大学病院を紹介され，受診した。その後，医師より説明を聞き，A さん夫婦と両親をまじえて話し合い，子宮全摘出術を行うと決めて入院した。しかし，子ども好きの A さんには，将来の妊娠をあきらめきれない思いがあった。A さんの思いを大切にし，納得して手術が受けられるようにするために，再度話し合いの場を設ける必要がある。

▌活動

　術前の血液検査では，軽度の貧血をみとめていたが，自覚症状はなかった。手術中に 580 mL の出血があり，術後はヘモグロビン値が 9.2 g/dL と貧血が進行しているため，離床時に転倒に注意する必要がある。術後の病棟内での歩行時には，めまいやふらつきはなく離床できた。

▋ 排泄

　手術により，排尿障害が生じる可能性がある。尿道留置カテーテル抜去後，残尿を測定したところ，3回連続で50 mL以下であった。排尿障害が生じる可能性はなくなり，医師の指示により残尿測定は中止となった。

　また，麻酔によって腸の蠕動（ぜんどう）運動が減弱することや，創部痛，食事・水分摂取不足，運動量不足により排便障害が生じることもある。Aさんの排便はもともと1日に1〜2回と快便であったが，手術後は，創部の痛みによるいきみにくさがあり，手術後3日間にわたり排便がなかった。飲水量は1日800 mLで，食事は常食を毎食全量摂取していた。腹部膨満感があり，排便のコントロールをしていく必要がある。

▋ 疼痛

　Aさんには，恥骨上縁から臍部まで約13 cmの切開創があり，組織の損傷に伴う炎症による創部の疼痛があった。咳嗽時やベッドからの起き上がりのときなどといった体動時に疼痛が増強する可能性がある。離床していくために，疼痛コントロールを行うことが必要である。

▋ ボディイメージ

　術後合併症として，下肢リンパ浮腫や排尿障害が出現する可能性があり，脚のむくみや自己導尿への不安を述べていた。見た目の変化によって人前に出ることがいやになったり，好きな洋服が着られなくなることなどが精神的に苦痛となる女性は多い。Aさんも「脚がむくむのはいやですね。」と話していた。下肢リンパ浮腫については，術前から動画の視聴やパンフレットを使用しての説明を重ねて理解が得られていて，予防行動もとれるようになった。また，排尿障害に関しては，自己導尿の必要はなくなった。リンパドレナージを継続する意思と，自己導尿への不安が解消した様子が観察された。

▋ 性・生殖

　もともと，Aさんの月経周期は正常で，今回の疾患の発覚までは問題なく過ごしていた。自然妊娠を希望していたが，今回の手術により自然に妊娠する確率が下がることや，再発の可能性が残っていることから，術後医師からの許可がありしだい，早期に不妊治療を始められることを案内する必要がある。

▋ 家族との関係

　現在は夫と2人暮らしであり，夫は受診時に付き添うなど，関係は良好で，妊孕性の温存や術式について話し合うことができている。夫はAさんのからだを心配しているが，Aさんの意思を尊重したいと考えている。また，退院後は在宅ワークに変更し，Aさんのサポートができるように調整している。Aさんの両親は健康上の問題などはなく，電車で1時間ほどの場所に住んでおり，必要時はサポートを受けられる。

2　看護問題の明確化

　以上のアセスメントにより，次の看護問題を抽出した。

#1　組織損傷による急性疼痛がある。

#2　術後3日間排便がない。

#3　選択した治療を受けとめられていない可能性がある。

3　看護目標と看護計画

#1　組織損傷による急性疼痛がある。

▐ 看護目標

術後の急性疼痛が緩和する。

● **期限**

術後3日まで。

▐ 看護計画

● **観察計画**

（1）バイタルサイン（体温・血圧・脈拍・呼吸数）とその変化

（2）ペインスケールを用いて疼痛の部位や程度❶，痛みの特徴

（3）体位，表情，睡眠状況，食事摂取状況，活動状況

（4）発赤・腫脹・熱感などの創部の感染徴候の有無

（5）鎮痛薬の使用状況とその効果

● **実施計画**

（1）医師の指示に基づいて，鎮痛薬の使用と輸液管理を行う。

（2）痛みが増強する前や，体動前・就寝前に鎮痛薬を使用できるように，患者の生活に合わせて鎮痛薬の投与時間を検討する。

● **教育計画**

（1）早期離床の必要性と，そのために疼痛緩和が重要であることを説明する。また，早期離床は術後のイレウスの予防，呼吸状態の改善，深部静脈血栓症の予防につながることを説明する。

（2）痛みを表現する重要性と，ペインスケールの使い方を説明する。

（3）鎮痛薬の作用と副作用，用法・用量について説明する。

（4）PCAポンプによる硬膜外カテーテルからの鎮痛薬のボーラス投与の方法を指導する。

（5）起き上がるときや咳嗽時に，安楽で創部に負担をかけない方法を指導する。

> **NOTE**
> ❶疼痛の程度は本事例で使用しているNRSのほか，フェイススケールを使用して確認される場合もある。

#2　術後3日間排便がない。

▐ 看護目標

通常の排便パターンに回復する。

● **期限**

退院まで。

▐ 看護計画

● **観察計画**

（1）排便の性状・量・回数，排ガスの有無，腸蠕動音，腹痛や腹部膨満感の有無

（2）食事摂取量，飲水量，活動量

(3)腹部 X 線画像の所見

● **実施計画**

(1)疼痛による体動抑制がある場合には，疼痛緩和をはかる。

(2)体位を工夫し，腹部膨満感を緩和する援助を行う。

(3)腸蠕動を改善するための援助を行う。

(4)医師の指示に基づき，緩下剤を使用する。

● **教育計画**

(1)飲水量として，1日1.5〜2 L を目安に摂取するように指導する。

(2)離床の必要性と，1日の歩行距離の目標を指導する。

(3)下剤の作用と副作用，適正量の使用について説明する。

#3　**選択した治療を受けとめられていない可能性がある。**

▌ **看護目標**

治療方針についての意思決定をすることができ，安心して治療が受けられる。

● **期限**

退院まで。

▌ **看護計画**

● **観察計画**

(1)疾患や手術に対する受けとめ

(2)今後の家族計画についての A さんや夫の考え

(3)治療方針として，術式についてどう考えているかの確認

(4)表情や態度，行動変容の観察，睡眠状況

● **実施計画**

(1)A さんの治療に対する考えを聞く。

(2)夫の考えを確認する。

(3)必要に応じて医師とのインフォームドコンセントの場を調整する。

● **教育計画**

(1)不安に思っていること，気がかりなことはいつでも表出してよいことを説明する。

(2)必要時は医師との面談の場を設けることができることを説明する。

(3)患者会に関する情報提供を行う。

4　実施と評価

#1　**組織損傷による急性疼痛がある。**

▌ **実施**

A さんには，手術時に硬膜外カテーテルが挿入され，PCA ポンプにより鎮痛薬が投与されていた。翌朝までにボーラス投与を5回行い，術後1日目午前の離床時にもボーラス投与を行ったが，NRS 8 の痛みで起き上がることができず，点滴で鎮痛薬を投与することになった。午後には痛みが NRS 2〜3 にやわらぎ，離床してみると，病棟内を2周歩くことができた。

その後は6時間おきに鎮痛薬を内服し，術後2日目からはNRS1～3程度にコントロールできた。Aさんからは，「こんなに痛みどめを飲んで大丈夫なのですか？」との発言もあったため，看護師は早期離床の必要性と，そのためには疼痛コントロールが必要であることを説明した。

Aさんはそれを聞いて，「離床することは重要なのですね。」と話し，疼痛時は6時間以上あけて鎮痛薬を内服することができていた。起き上がりの際や咳嗽時などには一過性に疼痛が増強するため，腕の力を使う起き上がり方や，咳嗽時に腹部を押さえることで疼痛が軽減できることを指導した。

▌評価

鎮痛薬の内服と，起き上がり時や咳嗽時の対策法を指導したことで，Aさんは活動低下をまねくことなく経過した。

痛みをがまんせずに鎮痛薬を使用することで離床することができ，創部の早期回復や術後のイレウスの予防，呼吸状態の改善，深部静脈血栓症の予防につながることへの理解も得られた。適正な範囲内で鎮痛薬を使用して疼痛を緩和することができ，術後の急性疼痛は解決された。

#2　術後3日間排便がない。

▌実施

看護師はAさんに，術後に便秘が生じやすい理由について説明を行った。また，便秘の予防と対策として，病棟内を1日あたり10周以上歩くことと，水分を1日あたり1.5～2L摂取することを指導した。

術後1日目は，疼痛により歩行は2周にとどまった。飲水も1日かけて800mLと目標量は摂取できていなかった。腸蠕動音は微弱であるものの，排ガスは十分に得られていた。

術後2日目には，疼痛のコントロールができたことで，病棟内を10周することができた。術後3日目には15周歩行でき，飲水量も1.5Lに達した。しかし排便はなく，創部痛により腹圧が十分にかけられないため，便意があってもがまんしていた状態であった。

術後3日目まで排便がなかったため，看護師は医師に下剤の処方について相談した。弱い腹圧で排出しやすいように緩下剤が処方されたため，排便時の姿勢や使用方法を指導し，内服を開始した。飲水の励行と歩行の継続も行い，術後4日目にブリストル便形状スケール5❶，中等量の排便が得られた。その後も緩下剤を便の性状に合わせて調整し，ブリストル便形状スケール4もしくは5で，中等量の排便が連日1回以上得られるようになった。

▌評価

麻酔の影響によって腸の蠕動運動が減弱することや，疼痛による活動量の低下などにより，Aさんは術後に便秘となった。しかし，具体的な活動量や飲水量，また排便状況に応じた緩下剤の使用方法について指導したことで，通常の排便パターンに回復したため解決した。

□NOTE

❶ブリストル便形状スケールは，便の性状を分類するもので，1～7の数値で判定される。4は表面がなめらかでやわらかいソーセージ状の普通便，5ははっきりとしたしわのあるやわらかい半固形の便である。

#3　選択した治療を受けとめられていない可能性がある。

▮ 実施

Aさんは，入院時に妊孕性の温存への迷いを表出していた。手術前日に，夫の同席のもとインフォームドコンセントの場がもたれ，妊孕性の温存が可能な術式に変更した経緯があった。

術後，体調が落ち着いたタイミングで，看護師はAさんが手術に対してどのように受けとめているかの確認を行った。Aさんは，「手術前はすごく，たくさん悩みました。なんで20代なのに私ががんになったのかと思い，気持ちが落ち込んだりもしました。でも，入院時に看護師さんが話を聞いてくれて，手術前にもう一度先生から説明をしてもらうことができました。そして夫と再度相談したうえで決めた手術なので，再発のリスクはありますが，いまは前向きにとらえています。せっかく子宮を残したので，不妊治療もがんばりたいです。」と話した。

Aさんの表出を看護師は共感的に傾聴し，前向きにとらえることができている点について，ポジティブなフィードバックを行った。再発のリスクに対しては，定期的に受診をすることなどの情報提供を行った。

その後，Aさんからは「不妊治療の経験談や，私と同じような治療をした人の話も聞いてみたい。」との表出があったため，患者会についての情報提供を行った。

▮ 評価

病気になることや手術などの治療を受けることは，患者にとって生活を一変させる大きなできごとであり，身体面だけではなく，精神面や社会面にも大きく影響することである。そのため，看護師は患者の意思を尊重したかかわりが重要となる。

今回の事例では，Aさんの治療に対する思いについて，手術前から表情の変化に気づいて思いを引き出し，医療者の間で共有して，再度医師とのインフォームドコンセントの場を調整したことにより，Aさんは納得して治療にのぞむことができた。そして，術後もAさんの体調にあわせて，体調がよいときに術後の受けとめや今後への思いについて話を聞く場を設けたことで，Aさんは前向きにとらえることができたと考えられる。

3　事例のふり返り

この事例では，AYA世代の子宮頸がん患者の看護展開を行った。この世代の患者は，結婚や妊娠，出産について考える年代であり，Aさんもまさに妊娠を考えていたところに病気がわかり，子どもがほしい気持ちと病気を治したい思いの間で気持ちが揺れ動いていた。

Aさんの表情や様子から気持ちの変化を読みとり，Aさんが納得できるまで医師や家族との話し合いの場を設けたことで，Aさんの思いが尊重され，子どもがほしいという希望をもちながら，前向きに治療にのぞむことができた。

　Aさんは今後，病気の経過をみていきながら，外来にて不妊治療をしていくことになる。Aさんが安心・納得して治療を選択し，治療を受けられるように，外来と連携しながら今後も支援していく必要がある。

B 乳房全切除術を受けた患者の看護

　ここでは，乳がんに罹患し，乳房全切除術を受けた患者について，術後から退院までの看護過程を展開していく。

　看護の視点として，術後の疼痛緩和と創部のケア，手術による外見の変化が及ぼす女性特有の身体・心理面への配慮や，退院後の生活に向けての援助が重要となる。

1 患者についての情報

■1 患者プロフィール

- **年齢・性別**：Bさん（65歳，女性）
- **病名**：左側乳がん　病期ⅡA（T2N0M0）
- **既往歴**：高血圧
- **内服薬**：降圧薬
- **職業**：なし（専業主婦）
- **家族背景**：夫（67歳）と2人暮らし。夫はすでに退職しており，健康状態は良好で，ADLは自立している。子どもは2人いて，長男（37歳）と長女（35歳）は，それぞれ結婚して遠方に住んでいる。孫3人は小学校と幼稚園に通っている。
- **嗜好**：喫煙歴なし
- **信仰・価値観**：信仰している宗教なし

■2 入院までの経過

　Bさんは左側乳房に約2cmのしこりを自覚して病院を受診した。超音波検査とマンモグラフィで，カテゴリー4の石灰化❶と指摘され，詳しい検査のため，吸引針生検を受けた。その結果，乳がんであると判明し，またPET-CTでは乳房以外の臓器への転移はないことがわかり，病期ⅡA（T2N0M0）の乳がんであると診断された。

　Bさんには，2種類の治療方針が示され，医師からは「1つは乳房を切除する乳房全切除術です。もう1つは乳房温存療法で，乳房部分切除術後に放射線治療を追加する方法です。どちらの場合でも，手術中に腫瘍から最も近いセンチネルリンパ節を調べて，転移が見つかれば腋窩リンパ節も切除することになります。」と説明された。また，乳房全切除術は胸に大きな傷ができ，ふくらみがなくなるので外見的に左右差が生じること，一方で乳房部分切除術は，傷は小さいが温存した乳房にがんが残る可能性があるため，術後に通院して放射線治療を続ける必要があり，照射した部位の皮膚の炎症と放射線性肺炎がおこる場合があることの説明があった。

　Bさんはどちらの治療を選ぶかについて悩んだが，家族と相談した結果，乳房全切除術を選択し，入院することになった。

NOTE

❶マンモグラフィの結果は1〜5の5段階に分類される。数字が大きいほど悪性の可能性が高いという判定であり，4は悪性の疑いがあるため早急な精密検査が必要なカテゴリーである。

3 手術までの健康状態

- **日常生活動作**：ADL は自立している。利き手は右手である。
- **栄養状態**：身長 156.0 cm，体重 58.0 kg。病気を知ってから食欲がなく，常食の半分量の摂取しかできていない。
- **排泄**：排尿は日中 6 回・夜間 0 回，排便は 1～2 日に 1 回，ブリストル便形状スケール 4 中等量
- **バイタルサイン**：血圧 138/94 mmHg，脈拍 74/分（整），呼吸数 16 回/分，Spo_2 96%，体温 36.5℃
- **睡眠状況**：1 日 5～6 時間で，最近熟眠感がない。
- **感覚機能**：視覚・聴覚ともに問題なし。
- **ストレスコーピング，自己知覚，自己概念**：これまで大きな病気をしたことがなかったため，「なぜいま，自分が病気になったのか。」という思いがある。女性として，手術によって外見的に乳房を失うことに対して，「もう若くないけれど，やはり胸がなくなることは悲しい気持ちです。」と話している。夫の定年退職後，一緒に旅行することを楽しみにしていたが，医師から治療の選択肢を説明され，気持ちが揺れていた。家族とも相談した結果，術後再発の不安をかかえながら放射線治療をするよりも，乳房全切除術を行ったほうが，この先の生活を自分らしく送れると思うようになり，乳房全切除術を受ける決断をして入院した。はじめての全身麻酔の手術に対して漠然とした不安がある。性格は「まじめで心配性」と B さん自身が表現しており，深く考えて悩むこともあるが，これまでも家族に相談しながら意思決定してきたという。

4 手術前までの検査データ

- **視診**：乳房の形の左右差なし，乳頭からの分泌物なし
- **触診**：左側乳房に石のようにかたく，いびつで境界不明瞭なしこりあり
- **マンモグラフィ**：点状の石灰化あり
- **超音波検査**：境界不明瞭で不整形な 21 mm 大の低エコー腫瘤あり
- **MRI**：左側乳房上部外側に 22 mm 大の腫瘤あり
- **吸引針生検**：サブタイプ分類ルミナル A
- **PET-CT**：遠隔転移なし
- **胸部 X 線撮影および心電図**：正常
- **肺機能検査**：正常
- **血液検査**：赤血球数（RBC）4 万/μL，白血球数（WBC）6,000/μL，ヘモグロビン（Hb）14 g/dL，血小板数（PLT）22 万/μL，ヘマトクリット（Ht）41%，血糖 105 mg/dL，血中尿素窒素（BUN）14 mg/dL，血清クレアチニン（Cr）0.65 mg/dL，CEA 1.5 ng/mL，CA15-3 8 U/mL

5 入院から手術までの経過

　入院時，看護師が B さんに疾患や治療に関する受けとめを確認したところ，B さんは，「乳がんと聞いて，はじめはショックだったけれど，からだのほかの部分に転移する前に見つかったので，よかったと思うようになりました。手術後の生活のイメージがわかないけれど，まずはわるいところを取り除くことに専念します。」と話した。また，「手術後の痛みが心配で，腕がどれくらい動かせるようになるのかも心配です。」と表出した。

　手術前日には，センチネルリンパ節をみつけるための検査が行われた。その後，術前オリエンテーションが行われ，B さんは看護師とともに，手術前

日から当日にかけてのスケジュールを確認した。Bさんには，手術前日の就寝後から禁食となり，手術当日の起床後から禁飲食の制限があることや，手術後には点滴・酸素マスク・心電図モニター・SpO$_2$モニター・ドレーン・尿道留置カテーテル・下肢静脈血栓症予防用間欠的空気圧迫装置などが装着されていること，ベッド上安静になることが説明された。

6 手術後の経過

　手術当日には，予定通り乳房全切除術が全身麻酔によって行われ，所要時間は90分で，術中輸液量820 mL，出血少量，尿量300 mLであった。手術中のセンチネルリンパ節の検査では，周辺のリンパ節への転移がないことが確認されたため，リンパ節郭清（かくせい）は省略された。

　手術直後のBさんの全身麻酔からの覚醒状況は良好で，病室へ帰室した。手術当日のBさんのバイタルサインに異常はなく，尿の流出状況は良好であった。ドレーンからの排液は淡血性で排液量に問題はなく，創部からの出血の徴候もなかった。夜間に創部痛が増強したが，看護師が鎮痛薬を点滴投与したあとは，眠ることができた。

　術後1日目には，離床が進められ，それに伴って創部痛が増強したが，鎮痛薬を内服したところ，軽減した。看護師はBさんに，痛みはがまんせずに，鎮痛薬を使用してコントロールすることが，術後の離床や創の治癒によい影響をもたらすことを説明し，Bさんも納得した様子であった。また，ドレーンを固定しているテープは，看護師が毎日交換した。

　術後2日目に医師がガーゼ交換の際に創部を診察したところ，創部の発赤や腫脹はみとめられなかった。Bさんは創部を見ることをこわがったが，看護師が退院までに少しずつ慣れていけるようにサポートしていくことを伝えると，「家では自分で創を観察しないといけないので，少しずつがんばります。」と答えた。

　術後3日目にはシャワー浴が開始となり，看護師はBさんに創部の洗浄方法を指導した。Bさんはこの日にはじめて創部を見て，落ち込んだ様子を見せたが，しばらくすると今後の生活についての前向きな質問もするようになった。ドレーンの排液は日ごとに淡血性から漿液性へと変化し，排液量も減少した。

　術後6日目にはドレーンが抜去され，経過は良好だった。術後7日目，ドレーン抜去部からの滲出（しんしゅつ）液はほとんどなく，Bさんは退院となった。

✔ 情報収集のポイント

☐ **手術に対する受けとめ**：乳房全摘出術に伴う外見の変化に起因して，身体・心理・社会的な困難感をかかえることがある。Bさんが自分らしく生活できるように気持ちの変化を理解する。

☐ **術後の痛み**：痛みをがまんせずに鎮痛薬を使用しているか，日常生活に支障が生じていないかを確認する。

☐ **術後合併症**：ドレーンの排液の量や性状を確認するとともに，術後の感染予防のために創部を清潔に保つことができているかを確認する。

2 看護過程の展開

1 アセスメント

　下記の項目ごとに情報を整理し，アセスメントを行う。

■ バイタルサイン

　Bさんは術後の創部痛に伴い，血圧が上昇することが懸念される。手術当日は降圧薬を内服し，鎮痛薬で疼痛コントロールをはかる必要がある。

　また，Bさんは不安をいだくと睡眠に影響しやすい傾向にあることから，はじめての手術に対する不安や創部痛の増強により，睡眠が妨げられる可能性がある。睡眠状態の変化は日中の活動にも影響を及ぼすため，安心できる声かけや疼痛の軽減が必要である。

■ 疼痛への対応

　Bさんの乳房全切除術では，左前胸部に大きな創ができる。手術に伴う組織の損傷や，炎症物質による化学的刺激，ドレーン類による機械的刺激により，とくに深呼吸や咳嗽，体位変換や歩行などの腕を動かす動作の際に，疼痛が生じる可能性がある。またBさんは右利きであり，食事の際に箸を持つことや，文字を書くことへの影響は少ないと考えられるが，ベッドからの起き上がりや，腕を大きく動かす更衣や入浴の際には，疼痛が増強することが考えられる。

　そのため，手術当日から積極的に疼痛を軽減する介入が必要であり，痛みが最小限になるような日常生活動作を指導する必要がある。

■ 栄養状態

　BさんのBMIは23で，標準体型である。しかし，病気を知ってからは食欲がなく，入院時は常食 1,800 kcal のうち，半分量の摂取しかできていない。術後は疼痛の増強に対する不安や，ドレーン挿入に伴う体動の抑制により，活動量が低下しやすく，さらなる食欲低下をきたしやすい。術後の栄養状態は創の治癒にも影響するため，食事摂取の必要性について指導する必要がある。

■ ストレスコーピング，自己知覚，自己概念

　Bさんは，手術で左側乳房を失うことについて納得して乳房全切除術にのぞんでいるが，「胸がなくなるのは悲しい気持ち」と術前に話しており，術式や治療方針を決める過程でとまどいがあった。乳房全切除術では，術後に切除後の傷を見ることになるため，女性性の象徴としての乳房を失うことで，女性としてのアイデンティティの喪失感をいだきやすい。

　そのため，Bさんがボディイメージの変化を，時間の経過とともに受け入れ，退院後の生活を自分らしく送るための支援が必要である。また，創部を受容することは，傷をしっかり洗浄して清潔を保つことにつながり，次に述べる感染予防と，異常の早期発見にもつながる。

▌感染予防

　手術後は創部やドレーン刺入部からの細菌などの侵入のリスクがあるため，創を清潔に管理し，感染徴候を観察して予防する必要がある。

2　看護問題の明確化

　以上のアセスメントより，優先度の高い看護問題を次のように抽出した。

#1　組織損傷による急性疼痛がある。

#2　創部の感染をおこす可能性がある。

#3　ボディイメージの変化を受容できない可能性がある。

3　看護目標と看護計画

#1　組織損傷による急性疼痛がある。

▌看護目標

　術後の創部痛が緩和する。

● 期限

　術後3日まで。

● 長期目標

・痛みがコントロールされ，日常生活に支障が生じない。

● 短期目標

・疼痛が緩和したことを言葉で表現できる。

・くつろいだ表情や体位で過ごすことができる。

・疼痛の緩和方法について理解できる。

▌看護計画

● 観察計画

（1）疼痛の部位

（2）疼痛の程度：NRSやフェイススケールなど

（3）バイタルサインの変化：血圧・心拍数・呼吸数など

（4）創部の感染徴候の有無：腫脹・発赤・熱感など

（5）鎮痛薬の使用状況とその効果

（6）睡眠状況

（7）食事摂取状況

（8）活動状況，痛みをやわらげる姿勢がとれているか

● 実施計画

（1）疼痛の部位や程度をモニタリングし，疼痛の誘因を把握する。

（2）医師の指示に基づいて鎮痛薬を使用する。

（3）痛みが強くなる前や就寝前などに，予防的に鎮痛薬を使用する。

（4）疼痛による障害の程度を活動状況からアセスメントする。

● 教育計画

（1）早期離床のために，疼痛緩和が必要であることを説明する。

（2）使用する鎮痛薬の効果・使用方法について説明する。

（3）疼痛が増強した際には，がまんせずに報告するよう指導する。

（4）体位変換や起き上がる際に，創部に負担をかけない動き方を指導する。

#2　創部の感染をおこす可能性がある。

▌看護目標
創周囲の感染をおこさない。

● 期限
退院まで。

● 長期目標
・感染の徴候や症状がみられない。

● 短期目標
・体温が 37.0℃ 前後で経過する。
・ドレーン刺入部と創部に発赤や腫脹，膿性の滲出液をみとめない。
・感染予防の必要性がわかり，感染徴候の早期発見ができる。
・感染予防のために創部の洗浄と保湿によるケアができる。

▌看護計画

● 観察計画
（1）バイタルサイン
（2）創部とドレーン刺入部の腫脹・発赤・熱感・圧痛の有無
（3）創部からの滲出液の有無と性状
（4）ドレーンからの排液の性状・臭気
（5）検査データ：白血球数（WBC），C 反応性タンパク質（CRP）
（6）テープによる瘙痒感や表皮剝離の有無
（7）食事摂取状況
（8）感染予防行動のモニタリング

● 実施計画
（1）術後 48 時間以降から創部を直接観察し，感染徴候がないかを連日モニ
　　タリングする。
（2）術後 48 時間以降にガーゼを外したのち，シャワーで創部を洗浄する。
（3）ドレーンを固定するテープを毎日交換し，皮膚トラブルを防ぐ。

● 教育計画
（1）創部に発赤・圧痛・滲出液があるときは報告するように指導する。
（2）シャワーで創部を洗浄するときには，泡だてた石けんを手のひらにのせ，
　　創に沿って円を描くようにやさしく洗浄する。石けんをよく流したあと，
　　タオルでこすらずに水分のみを軽く押しぶきすることを説明する。
（3）毎日シャワー浴を行い，創部を清潔に保ち，クリームで保湿する。

#3　ボディイメージの変化を受容できない可能性がある。

▌看護目標
外見の変化を受け入れる。

● 期限
退院まで。

● **長期目標**
- 手術にともなう身体の変化を正しく認識し，受容する。

● **短期目標**
- 創部を自分で見ることができる。
- 創部に触れることができる。
- 外見の変化に対応するための情報を得ることができる。

┃ 看護計画

● **観察計画**

　■ **術前**
（1）手術の術式に関する本人と家族の受けとめ方
（2）価値観・信念・自分の身体への思い
（3）これまでのストレスへの対処方法
（4）不安・無気力・抑うつ・怒り・パニックといった受容の過程で生じる症状の有無

　■ **術後**
（1）創部を見る前後の表情と言動
（2）睡眠状況・食事摂取量
（3）乳房を見られない，触れられないなどの創の受けとめの状況

● **実施計画**
（1）患者との信頼関係を築き，患者の背景や役割を理解する。
（2）患者自身が気持ちを言葉にできるように声をかける。
（3）ボディイメージの変化について，心の準備ができるように声をかける。
（4）プライバシーが確保できる場所をつくる。
（5）医師がガーゼをはずすときに同席し，本人が創をどのように受けとめているのかを聴取する。
（6）手術直後は皮膚の色調が変化し，変形があるが，術後の経過とともに形態が落ち着くことを説明する。
（7）外見上の変化について，整容方法をともに考える。
（8）外見上の変化に対応するために，下着やパッドなどの情報提供ができることを説明する。

● **教育計画**
　創を実際に見ることへのとまどいや困難を感じるときには，自分だけで悩みをかかえこまずに，看護師に相談するように説明する。

4　実施と評価

#1　組織損傷による急性疼痛がある。

┃ 実施

　Bさんは手術当日に創部の疼痛が増強したため，看護師は点滴で鎮痛薬の投与を行った。また術後1日目に，はじめて離床するときのベッドからの起き上がり動作では，左腕に力を入れると一過性に創部痛が増強した。
　そこで看護師は，電動ベッドで背もたれの角度を調整しながら，端座位に

なる方法を説明した。また体勢をかえるときなどには，右手で左腕全体を下から支えながら動くことで，疼痛を軽減できることを説明した。

　これらの方法を術後のリハビリテーションにも応用して，痛みのない範囲でゆっくりと動かすように声をかけた。疼痛はがまんせずに看護師に相談してよいことを伝え，痛みが強くなる前に，鎮痛薬を早めに内服する必要があることを指導した。さらに疼痛が増強しやすい夜間に向けて，就寝前に鎮痛薬を内服することを促した。

▌評価

　日常生活動作に合わせて疼痛の増強を軽減できる方法を指導し，鎮痛薬を内服する時間を調整したことで，睡眠時間の確保と，活動低下の防止につながった。痛みはがまんせずに，鎮痛薬を使用してコントロールすることが，術後の離床や創の治癒によい影響をもたらすことをBさんに説明しながら介入したことで，Bさんとともに疼痛の軽減に取り組むことができ，疼痛は日常生活に支障が生じない程度になった。

#2　創部の感染をおこす可能性がある。

▌実施

　手術後約48時間まで，創部はガーゼでおおわれており，テープで圧迫固定されている。その後に，創部の観察のために医師がはじめてガーゼを外して，ドレーン刺入部を透明な防水フィルムで保護し，ドレーンチューブをテープで固定した。それ以降は，看護師がフィルムの上からドレーン刺入部の感染徴候の有無を確認し，ドレーンチューブを固定するテープは毎日交換した。ドレーンからの排液の性状を確認し，色調や臭気の確認を行い，感染徴候の早期発見に努めた。

　排液の色調は日ごとに淡血性から漿液性へと変化し，排液量も減少した。皮膚とドレーンを固定するためのテープは長時間貼付すると瘙痒感や発赤などを生じやすいため，毎日交換した。

　術後3日目にはシャワー浴が開始となったため，看護師は創部の洗浄方法を説明した。Bさんには創に直接触れてもらい，その場所や大きさを一緒に確認した。創部の感染予防のためには，毎日シャワーでよく洗浄して清潔に保ち，乳房全体をクリームで保湿する必要があることを説明した。術後6日目にドレーンが抜去され，抜去したところも同様に洗浄することを指導した。

▌評価

　毎日，創部の感染徴候の有無を確認し，はじめてのシャワー浴では，実際に洗浄方法とクリームの塗り方を指導した。保清・保湿を継続したことで，創部とドレーン抜去部の感染や周囲の皮膚にトラブルをおこすことなく経過し，感染徴候はみられなかった。

#3　ボディイメージの変化を受容できない可能性がある。

▌実施

　Bさんは，手術により乳房を失うことに対して，「もう若くないけれど，

やはり胸がなくなることは悲しい気持ち」と表現しており，手術を決意するまでの過程で，術式に対する気持ちの葛藤が強かった。このことから，術後2日目にはじめてガーゼを外すときには，傷を見る心の準備ができているかの確認を事前に行い，ベッドサイドに付き添った。

Bさんは「傷を見るのがこわい。」と話したため，看護師は，現時点で急いで直視する必要はないことを説明して，できるだけ傷が視界に入らないようにガーゼを外し，退院までに少しずつ慣れていけるようにサポートしていくことを伝えた。それに対してBさんは，「大きな傷があることを頭ではイメージしていても，自分のこととして受け入れるのがこわかった。家では自分で創を観察しないといけないので，少しずつがんばります。」と話した。

術後3日目に，Bさんに直接創に触れてもらい，まずは創の大きさを認識できるように支援した。次に，シャワーでの洗浄方法を指導する際に，創部の観察項目について説明していると，Bさんは「感染をおこさないように，しっかり洗えるようにならなくては」と緊張しながらも，創を見ることができた。そして，「本当に胸がなくなったのだと実感しました。でも落ち込んでばかりはいられないし，家族も待っているから」と涙ぐんで話した。

しかし，創部の観察が十分にできるようになると，「夫と温泉に行きたいけれど，いつから大丈夫ですか？　おしゃれして出かけるときに，胸の大きさが違うから下着はどうしたらいいですか？」と退院後の生活に向けての質問をするようになった。看護師は，下着選びのポイントとパッドによる左右差の補正についての指導を行った。

▌評価

女性としてのボディイメージの変化に伴う不安や葛藤，恐怖という揺れ動く感情に共感し，その変化に合わせて声かけや説明，指導のタイミングをはかったことで，段階的に受容の過程をたどる支援につながった。

3 事例のふり返り

乳房全切除術の術後管理では，疼痛を積極的にコントロールすることが重要である。疼痛の増強は不安感を助長させるため，術前から不安の強い患者には，とくに介入が必要となる。本事例では，看護師は，疼痛コントロールの必要性を十分に説明し，Bさんの理解を得られたことで，適切に鎮痛薬を使用できた。そのことが，睡眠や食事，活動によい影響をもたらしたと考えられる。

Bさんの手術部位は利き手とは反対側であり，文字を書くことや，食事や歯みがきなどの生活動作に支障はないことから，起き上がり動作の指導と退院後の生活を見すえたリハビリテーションなどの生活指導を行った。

乳房は女性性において象徴的にとらえられることも多い。乳房全切除術を受けることは，女性としてのボディイメージを変化させ，不安や葛藤，恐怖という感情を引きおこしやすいが，その程度は個人差が大きい。そのため，術前，術後，創部のガーゼ交換のとき，シャワー浴のときなど，タイミング

をはかって，患者の気持ちを傾聴し，表出を促す介入を通して，患者自身が
ありのままを受け入れていく受容過程に寄り添うことが大切となる。

動画一覧

1 上肢・下肢のリンパドレナージに
共通する動作

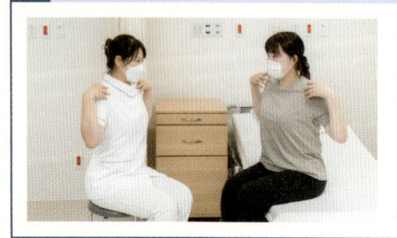

▶ 214 ページ

2 上肢のリンパドレナージ
（左側の手術をした場合）

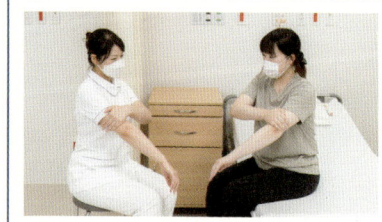

▶ 215 ページ

3 下肢のリンパドレナージ
（左側の手術をした場合）

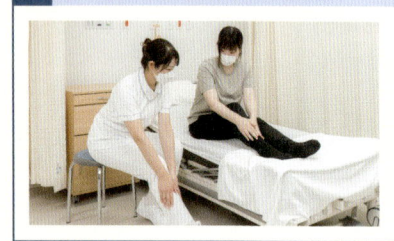

▶ 215 ページ

＊本書に掲載されている動画では，侵襲を伴う看護技術や，日常生活のなかでは見ることのない身体の部位などを扱っていることがあります。
＊動画は予告なく変更もしくは削除されることがあります。無断での複製・送信は著作権法上の例外を除き禁じられています。
＊動画再生や視聴には大量のデータ（パケット）通信を行うため，携帯・通信キャリア各社の回線を使用した場合は通信料が発生します。発生
したデータ通信料については，当社は一切の責任を負いかねます。あらかじめご了承ください。
＊QR コードは，（株）デンソーウェーブの登録商標です。

索引